日文研叢書

「いやし」としての音楽

江戸期・明治期の日本音楽療法思想史

光平有希 著

臨川書店

まえがき

　人間は太古の時代から音・音楽を、治療や健康維持・促進の手段として用いており、最初期の頃より儀礼や呪術の中で音楽の治療的効果を求めていた。とりわけ西洋では、既に古代から楽器や旋法のエートスを利用した音楽療法の治療原理が模索されており、続く中世でも、神への祈りや交流の場で宗教音楽と融合することで音楽療法は継承されていった。リズム・振動・メロディー・ハーモニーが人間にある種の緊張や弛緩をもたらすと解明されたルネサンス期には、早くも分析的な音楽療法論が展開されるようになる。音楽の心理的効果が徐々に明らかとなった 18 世紀には、実証的な音楽療法が大きく発展し、多数の音楽療法関連著作も輩出された。そして、19 世紀以降、音楽療法実践の方法論が確立する中で、各国の文化土壌に根差した音楽療法論が広く展開されるに至る。

　では、日本における音楽療法史はいつ始まったのか。これまでは、日本音楽療法の幕開けは戦後、西洋の音楽療法を受容したことに起点があるとの認識があった。しかし、戦前の日本において、本当に音楽療法は存在しなかったのであろうか。しかれば、音・音楽を治療や健康維持に用いるという考え方自体、日本で存在し始めたのはいつからなのか――。

　こうした疑問を解決すべく、筆者はとりわけ医学分野に着眼し、各時代に刊行された著書、新聞、雑誌、そして実践記録といった一次史料の調査分析に乗り出した。調査を進めていくと、江戸期以降、日本の医学分野では予防医学や各種疾病に対する治療の一環として、体系的な音楽使用の模索が、既に行われていたことが明らかとなった。その長きに亘る模索は、明治前期で「理論」への発展性が見られ、明治後期には本格的な「実践」にまで推し進められている。そして同時代、音楽を用いた治療法につけられた名称は、正

しく「音楽療法」であった。

　現在、戦前の日本における音楽療法の多くは、残念ながら殆ど語られる機会を得ていない。しかしながら、古くから日本でも「癒し」、そしてさらに治療的意味合いを色濃く持つ「療し」として音楽が用いられ、戦前から音楽療法の地盤は着実に築かれていた。こうした音楽療法のために奔走した先人の足跡から得る学びが、今後の音楽療法や医療のみならず、人間と音楽との関わりを考える際の、ささやかでもその一助になればと切望する。

凡　例

1. 括弧の用法

　　　　『　　　　　』……………書名、雑誌名

　　　　「　　　　　」……………和文引用文、雑誌論文の和題名、強調語句

　　　　（　　　　　）……………生没年、補足的説明等

　　　　［　　　　　］……………翻刻文及び訳文の補い

　　　　〈　　　　　〉……………曲名

2. 留意したいくつかの事柄

　　・同一人物名が複数回出てくる場合、基本的に2度目以降は歴史学の慣例に倣い、
　　　江戸期の人物に関しては名前、明治期の人物に関しては苗字で表記することとす
　　　る。

　　・史料を翻刻する際は、題名も含め、基本的に旧字体を新字体に、旧仮名を新仮名
　　　に改めて掲載することとする。さらに、読解を円滑にするため、西洋の固有名詞
　　　以外の片仮名に関しては、平仮名に変換すると共に、適宜、句読点を補った上で
　　　表記することとする。ただし、日本側史料において片仮名で表記している人名な
　　　ど、その限りではない。

　　・年号の表記に関して、日本側史料については西暦の後に括弧書きで和暦を附し、
　　　海外側史料については西暦のみ附すこととする。なお、括弧に記載した人物の生
　　　没年、及び著作の刊行年に関しては、日本側史料・海外側史料共に西暦のみで表
　　　記する。

　　・用語に関して、現代においては差別的意味合いを含むためにあまり用いられるこ
　　　とのないものについても、歴史研究の目的上、原語のまま表記することとする。
　　　また、患者名に関しては、新聞記事など刊行物に掲載されているものについては
　　　実名を挙げるが、未刊行史料に記載されているものについては、実名を伏せるこ
　　　ととする。

序　　論

1. 研究の背景及び先行研究

　「音楽療法」Music Therapy は、一般的に 20 世紀以降のアメリカで理論化・体系化された、音楽を用いた比較的新しい治療法であると考えられる傾向にある[1]。しかし、音あるいは音楽を、治療や健康を促進・維持する手段として用いるという広義の意味での音楽療法の歴史は、東西において古代まで遡ることができる。そして、各々の時代を経て発展してきた音楽と医学との関係の歴史を紐解いていくことは、現代音楽療法思想の形成過程に深く関わっていることにおいても重要な研究課題である。しかしながら、音楽療法分野では、アメリカなどの現代西洋音楽療法を模倣した実践に重きを置く研究が大半であり、その基盤である歴史研究に関しては、未だ発展途上の現状にある。

　一方、近年の日本における音楽療法に目を向けてみると、複数の実践者から、西洋音楽療法の模倣ではなく、日本独自の音楽療法の在り方について模索する必要性が論じられているのも、また事実である[2]。こうした中で、日本独自の音楽療法思想史及び近代における西洋音楽療法の受容過程についての研究も重要な課題であると筆者は考えるが、残念ながらこれまでは、殆ど行われてこなかった。

1　桜林仁「音楽療法」浅香淳編『新音楽辞典　楽語編』音楽之友社、1977 年、113-114 頁。
　　塩谷百合子「音楽療法の歴史と現状」『洗足論叢』第 21 号、1992 年、179-193 頁。
　　篠田知璋「音楽療法の歴史とわが国における展望」『日本バイオミュージック研究会誌』第 3 巻、
　　　　1989 年、5-11 頁。
　　高御堂愛子「音楽療法の歴史と概要」『一宮女子短期大学紀要』第 29 号、1990 年、115-131 頁。
　　筒井末春「音楽療法の歴史と発達」『人間総合科学』第 2 号、2001 年、71-81 頁。
　　村井靖児『音楽療法の基礎』音楽之友社、1995 年、19-45 頁。
　　渡辺恭子『芸術と芸術療法』風間書房、2013 年、68-72 頁。

　現段階において、音楽療法史研究は国内外で全体を俯瞰する研究はなされ
ておらず、基本的文献も代表的なものは、ドロシー・M. シュリアンとマッ
クス・シェーン編『音楽と医療』(1948)、W. F. キュンメル『音楽と医療』
(1977)、ペレグリン・ホーデン編『医療としての音楽』(2000) の 3 文献に
留まっている[3]。また、上記の先行研究では古代以降、現代に至る音楽療法
の歴史が記されているものの、記述の大部分が西洋に偏っているほか、各時
代における複数の音楽療法関連文献、あるいは事例の網羅的紹介に終始して
いる。さらに、これらの先行研究は、いずれも音楽学的な観点からの考察が
際立っており、音楽療法史研究には必要不可欠な医学史及び思想史上の観点
からの詳細な内容分析までは至っていない傾向にある。

　他方、日本における先行研究としては、いくつかの論文に留まる。例えば、
音楽学者の村井満恵は、東大寺の修二会を例に、念仏による音楽療法の存在
を示唆するほか[4]、精神科医であり音楽療法士でもある牧野英一郎は、日本
の伝統文化の中で、音や音楽が、病気治しや癒しと関連する行為を広義に
「日本的音楽療法」あるいは「日本人の感性になじむ音楽療法」と定義した
上で、古くから伝わる伝統芸能や文学、民俗的風習の中に存在する音楽と医
療との関連について言及し、その音楽的特徴を実際の音楽療法実践に役立て
る糸口を模索している[5]。牧野は、「『梁塵秘抄口伝集巻十』に見られる今様
の力」、「『ホオズキを吹くと咳が治る』といった習俗や各種の治療儀礼」、

　2　Rika Ikuno. "Music Therapy Growth in Japan," in *Contemporary Voices in Music Therapy*. Ed. by
Carolyn Kenny. Oslo: Oslo Academic Press, 2002. pp. 187-192.
　　牧野英一郎「日本人のための音楽療法―伝統的な音との関わり方を出発点として―」『日本バ
イオミュージック研究会誌』第 6 巻、1991 年、62-71 頁。
　　牧野英一郎「日本人の感性になじむ音楽療法―現場の「あれ？」から伝統を確認し日本音楽的
な技法を提案する―」『日本音楽療法学会誌』第 13 巻第 1 号、2013 年、43-55 頁。
　3　Dorothy M. Schullian and Max Schoen. (Eds.) *Music and Medicine*. New York: H. Schuman, 1948.
499p.
　　W. F. Kümmel. *Music und Medizin—Ihre Wechselbeziehungen in Theorie und Praxis von 800 bis 1800*.
München: Verlag Karl Alber Freiburg, 1977. 462p.
　　Peregrine Horden. (Ed.) *Music as Medicine—The History of Music Therapy since Antiquity*. Aldershot:
Ashgate, 2000. 401p.
　　なお、以上の文献は日本における音楽療法の歴史について触れていない。
　4　村井満恵「音楽療法的に観た東大寺修二会の古代的世界」『音楽文化研究』第 1 号、2001 年、
129-142 頁。

「祇園祭や春日若宮おんまつりのような芸能に見られる病気治し」、「読経・祝詞・真言・イタコの経文といった仏教・神道・修験道・民俗宗教の病気治し儀礼の音響」などを日本の文化土壌に根付いた音楽療法として、様々な文献から掘り起こしており[6]、同研究は本書の重要先行研究である。

　文献以外の視聴覚資料としては、音楽療法士の藤本禮子が創造学園大学の授業科目「音楽療法概論」で、日本の音楽療法史的エピソードとして、江戸期に見られる、念仏を唱えながら歌い踊る歌念仏や、貧しい村宿の民に鬱積した感情を唄と踊りに託して発散させた「ええじゃないか」などを、日本における音楽療法の1つの形として紹介している[7]。

　上記で列挙した日本における各先行研究では、日本でも古くから音楽療法が民俗的風習の中で根付き、追求されてきた様子が紹介されている。しかし、これらの先行研究では、いずれも単発的に見られる音楽療法事例の紹介に終始しており、当時の医学思想と関連付けた詳細な文献研究及び比較研究をとおし、音楽療法の背景にどのような思想があったかということに焦点を当てて検討されてはいない。

　また、当時の医学思想と関連付けて論じられているものとしては、井上正の「貝原益軒の音楽教育思想」という論文がある。その中で、井上は貝原益軒の音楽教育思想に焦点を当てて論じているが、一部、益軒の記述には音楽療法的内容が含まれていることに言及している[8]。また、前述した牧野は、1891（明治24）年に刊行された神津仙三郎の『音楽利害』に着目し、「音楽療法からみた『音楽利害』と『音楽衛生論』」という論文の中で、現代音楽療法への応用の可能性を主眼として、ヘクトール・ショメーが著した『音楽衛生論』との影響関係に限定して検討を行っている[9]。しかし、この2つの

5　牧野英一郎「日本的音楽療法試論」『国立音楽大学音楽研究所年報』第14集、2000年、21-33頁。
　　牧野英一郎「日本文化と音楽療法講義―クラシックモデルから、多くの日本人に受け入れられるモデルへ―」『国立音楽大学音楽研究所年報』第20集、2006年、49-89頁。
6　前掲「日本的音楽療法試論」22頁。
7　これに関しては、以下のサイトで視聴が可能である（2018年4月現在）。
　　https://www.youtube.com/watch?v=WQz Ceo 16 ZZg
8　井上正「貝原益軒の音楽教育思想」『帝京大学文学部教育学科紀要』第30号、2005年、22-23頁。

研究においても、詳細な思想的内容の分析にまでは踏みこまれているとはいい難い。

　このように、日本の音楽療法に関して論じられる史的研究は少ない状況が続いている。しかしながら、東西音楽療法の歴史を紐解くことは、人間の医療行為の背景にある思想的要素の解明にも繋がると筆者は考える。それ故、これまで音楽療法史上の各要点と考えられる古代ギリシアや近世イギリスの音楽療法を中心として研究する傍ら、日本の伝統芸能の中に見られる音楽療法の様相についても研究調査を行ってきた[10]。

　その研究過程で、先行研究で触れられているような伝統芸能や儀礼だけでなく、明治期以前の伝統医学に音楽的記述が見られることが判明した。漢方医学書では記述が殆ど見当らなかったものの、江戸期に刊行された養生書の中でいくつかの言及を見つけることができたのである。これを受けて、江戸期に焦点を当て網羅的な調査を遂行したところ、江戸期養生論の中では予防医学としての音楽効能が論じられていることが分かり、医学的見地からの体系的な音楽療法思想の萌芽は、既に江戸期に存在していたことが明らかとなった。その後、日本音楽療法思想は、西洋医学及び西洋音楽療法思想が流入してきた明治期に転換期を迎えると考えられるが、この転換期に日本側が西洋音楽療法をどのように受容したのか、その解明に着手することは、日本音楽療法史上の重要な課題である。それゆえ筆者は、この課題に取り組むことによって、日本音楽療法思想の形成過程及び独自性を明らかにしようと考えた。

　9　牧野英一郎「音楽療法からみた『音楽利害』と『音楽衛生論』」『国立音楽大学音楽研究所年報』第 17 集、2003 年、15-46 頁。

　10　光平有希「ピュタゴラスの音楽療法について―イアンブリコス『ピュタゴラス伝』を手懸かりに―」『エリザベト音楽大学研究紀要』第 30 号、2010 年、27-40 頁。

　　　光平有希「R. バートンの音楽療法に関する一考察―『メランコリーの解剖』第 2 巻を中心に―」『音楽学』第 56 巻 1 号、2010 年、52-65 頁。

　　　光平有希「楽器を用いた古代ギリシアの音楽療法」公益信託松尾金藏記念奨金基金編『明日へ翔ぶ 2―人文社会学の新視点―』風間書房、2011 年、185-202 頁。

　　　光平有希「呉市川尻町の堀越祇園社祇園祭」『広島民俗』第 78 号、2012 年、34-41 頁。

　　　光平有希「『日本的音楽療法』の視点から見た広島県呉市川尻町堀越祇園社の祇園祭」『エリザベト音楽大学研究紀要』第 32 号、2013 年、51-64 頁。

　　　光平有希「『医療音楽』にみるリチャード・ブラウンの音楽療法思想」『総研大文化科学研究』第 10 号、2014 年、251-271 頁。

　なお、江戸期から明治期にかけての西洋の文化や科学、そして思想の受容に関しては、音楽療法以外の分野において、既に多くの研究が存在している。例えば、音楽史では、塚原康子『十九世紀の日本における西洋音楽の受容』が挙げられる[11]。塚原は、19世紀の日本における西洋音楽の受容問題を、日本音楽史の近代を特徴づける新しい音楽活動がいかに形成されたかという視点から捉え、音楽活動成立の音楽外的条件である場・人・制度と音楽知識の検討を通じて、西洋音楽活動の形成過程を明らかにした。その中で、西洋音楽と既存の伝統音楽との並存性及び重層性を指摘している。

　また、音楽と同じく文化的・思想的要素が強く反映される美術史において、江戸期及び明治期を扱った先行研究としては野呂田純一『幕末・明治の美意識と美術制作』が挙げられる[12]。野呂田は、江戸期の文化土壌上に展開された明治初期の日本美術には、日本と西洋美術の折衷が認められるとした上で、本格的な西洋化が進んでいったのは明治後期以降であったことを指摘している。

　そのほかにも、医学史の観点からの論考もある。例えば北中淳子が、明治期以降、神経病としての「神経衰弱」確立の背景について、「鬱の病」という論文を著わしている[13]。同論文で北中は、江戸期には伝統医学における「鬱証」あるいは「気鬱病」という概念が既にあり、この時期には西洋医学における神経衰弱の概念を受容する地盤を形成していたことを明らかにしている。また、衛生学の受容研究としては、瀧澤利行の「学校保健指導の体系化に関する考察（2）—修身科・生徒心得の養生観と『衛生訓練』の成立・展開を中心に—」という論文が挙げられる[14]。同論文では、明治期における修身科・生徒心得に示された「養生」観の分析と、それに引き続いて成立したと思われる「衛生訓練」の展開の概観を主題として考察している。その結

11　塚原康子『十九世紀の日本における西洋音楽の受容』多賀出版、1993年、640頁。
12　野呂田純一『幕末・明治の美意識と美術制作』宮帯出版社、2015年、495頁。
13　北中淳子「鬱の病」栗山茂久・北澤一利編『近代日本の身体感覚』青弓社、2004年、361-390頁。
14　瀧澤利行「学校保健指導の体系化に関する考察（2）—修身科・生徒心得の養生観と『衛生訓練』の成立・展開を中心に—」『東京大学教育学部紀要』第27巻、1987年、447-456頁。
　　なお、瀧澤は以下の博士論文「近代日本における養生思想の展開」においても、近代と前近代との連続性について指摘している。
　　瀧澤利行「近代日本における養生思想の展開」東京大学博士学位論文、1992年、269頁。

果、明治期における修身科・生徒心得を通じた健康指導及びそれに続行した「衛生訓練」が、その総論のみならず実践内容においても、江戸期の伝統的養生論の影響を受けていることを指摘している。

　さらに、思想史の観点からの著作もいくつかある。例えば、松田宏一郎が『江戸の知識から明治の政治へ』において、荻生徂徠や福沢諭吉などの思想家の著述を分析対象とし、その思想的構造や特徴的な思想が持つ意義を考察している[15]。その中で松田は、江戸期から明治期への時代の転換、すなわち「伝統と近代」を断絶と見なさず、あくまでも連続性があることを論証している。また、渡辺和靖は『明治思想史—儒教的伝統と近代的認識論—』において、江戸期から明治期の儒学思想の変容について論じている[16]。その結果、明治期を江戸期以前の日本における「学問的伝統」対「近代的である西洋的な哲学」という対立構造の中で捉えるのではなく、明治期において西洋哲学を論じた日本の哲学者による議論に、儒教的な思考原理が有効に働いていたことを明らかにしている。

　このように、既に多くの領域で江戸期から明治期までの間における、西洋の文化や科学、思想の受容に関する研究が行われており、そこでの共通認識として、前近代と近代の文化や科学、思想は連続的に発展していることが明らかとなっている。これを受け、本書では、これまで研究されてこなかった音楽療法思想史において、同時期にどのような変遷過程を辿っているのかを検証し、上記の先行研究と同様の成果が得られるかどうかについても解明していきたい。

15　松田宏一郎『江戸の知識から明治の政治へ』ぺりかん社、2008 年、288 頁。
16　渡辺和靖『明治思想史—儒教的伝統と近代的認識論—』ぺりかん社、1978 年、370 頁。
　　そのほか、杉山雅夫も「知の普遍性と限界—明治期における西洋知の受容と伝統—」において、明治期の知識人がどのように江戸期以前の伝統知から西洋知への越境を試みたのかについて検討をしており、その結果、明治期の西洋知は江戸期以前の伝統知の上に受容され、和洋折衷の思想期を経て、完全な西洋知へと移行することが明らかとなっている。
　　杉山雅夫「知の普遍性と限界—明治期における西洋知の受容と伝統—」『大阪府立大学紀要（人文・社会科学）』第 63 号、2015 年、47-63 頁。

2. 本書における「音楽」及び「音楽療法」の定義

　本書での研究対象を明確にするためには、対象とする「音楽」及び「音楽療法」という用語について定義する必要がある。「音楽療法」における「音楽」というと、とかく「西洋音楽」というパラダイムに陥ってしまう可能性が高い。例えば、『音楽療法事典』には、現代音楽療法の分野において用いる「音楽」について、以下のように定義されている[17]。

　　　音楽療法の基本要素は、音楽に含まれ治療効果をもつ構成要素である。どの音楽でもはっきり識別しうる構成要素、すなわち響き、リズム、メロディ、強弱法、形式がともに働いて、原初的な音楽作品、神話音楽が産みだされる。

　以上のように、同事典では「音楽」が、「響き」「リズム」「メロディー」「強弱法」「形式」を構成要素とする楽曲を指し示す、かなり狭義の意味合いを持つ用語として限定されていることが分かる。同書における「音楽」の定義は、古くから西洋音楽の3要素とされてきた「響き」「リズム」「メロディー」の上に、「強弱法」や「形式」が付加されることにより、西洋楽曲としての意味合いをさらに色濃くしている。

　前述したように、「音楽療法」は一般的に20世紀以降に理論化・体系化された音楽を用いた比較的新しい治療法であると考えられる傾向にある。この傾向の一環として、これまで、日本における音楽療法の幕開けは、戦後1950年代後半、アメリカなどの西洋音楽療法を模倣することから始まったとの認識が主流を占めてきた[18]。この認識を含め、西洋を重視する姿勢に影響を受け、「音楽」自体の概念も「西洋音楽」に偏った見方が一般化している。しかし、本研究では江戸期・明治期の日本における音楽療法を対象として考察するため、この「音楽」の扱いには留意が必要であると筆者は考える。

17　ハンス・ヘルムート、デッカー・フォイクト他編『音楽療法事典』阪上正巳他訳、1999年、人間と歴史社、44頁。

『日本音楽大事典』によると、今日、我々が用いている「音楽」という呼称は、西洋における一連の同族語 Music（英）・Musik（独）・Musique（仏）に対応するものであり、今のように「音楽」が様々な音楽的形態を全て包括する名称として用いられるようになったのは、明治期以降のことであるという[19]。音楽学者である吉川英史や細川周平なども同様の指摘をした上で、元来存在していた日本における「音楽」という用語及び概念の起源は、古代中国に由来しており[20]、そこでは長きに亘って「楽」という用語が使用されていたとする[21]。そして平安期以降、日本でも固有の土着文化の上に培った「音楽」の概念が発展していく中で、その時に用いられた用語は、「楽」「もののね」「うたまい」「あそび」などが主流であり、現在、西洋音楽を含む包括的な名称として用いられている「音楽」という用語ではなかった[22]。本書の第 1 章では、貝原益軒などが江戸期において論じた予防医学と音楽との関連性について考察するが、彼らが用いた用語も「音楽」ではなく、「楽」である。

　音楽美学者の国安洋は、「あそび」や「うたまい」とは、口鼓や自然音などの「音」も広く含んだ概念であると述べている。また、実質的な「楽」と

18　これらの認識に関しては、例えば以下のような先行研究において示されている。
　　筒井末春「本邦における音楽療法の歴史と発達」『人間総合科学』第 3 号、2002 年、107-124 頁。
　　坪井康次「わが国の音楽療法と音楽療法士認定の動向」『日本医師会誌』第 122 号、1999 年、1197-1199 頁。
　　日野原重明「音楽療法の向かうべき道」『日本音楽療法学会誌』第 2 巻第 1 号、日本音楽療法学会、2002 年、3-8 頁。
　　山口勝弘「音楽療法【歴史】」日本音楽教育学会編『日本音楽教育事典』音楽之友社、2004 年、197 頁。
　　確かに、蜂矢英彦『音楽療法』（1958）や山松質文『ミュージックセラピー』（1966）など昭和後期には音楽療法著作が多数刊行されたが、昭和前期以前の音楽療法の存在が知られていない故に、そこには歴史的な断絶が窺える。
19　国安洋「音楽—音楽という言葉—」平野健次・上参郷祐康・蒲生郷昭監修『日本音楽大事典』平凡社、1989 年、9 頁。
20　諸橋轍次『大漢和辞典』巻十二、1959 年、220 頁。
21　Hosokawa Shūhei. "音楽 Ongaku, Onkyō/Music, Sound," in *Review of Japanese Culture and Society*. Vol. 25. 2013. p. 9.
　　吉川英史「『音楽』という用語とその周辺」『東京藝術大学音楽学部年誌』第 2 集、1975 年、42-43 頁。
22　*Ibid*., pp. 10-11.
　　同上、40 頁。

は、『礼記』「楽記篇」によると、人身や動物などの「声」が変化し、形式を持った「音」を組み合わせて演奏したものであった[23]。さらに、音楽学者である田中直子は「もののね」を、楽器が醸し出す音色や感性的な肌合いのほか、その音色がその場で聞こえてくる自然音や、聴覚以外の感覚によって捉えた様々な状況及び雰囲気も含めたものであるとしている[24]。このような背景を受け、日本では古くから神楽、雅楽、声明、琵琶楽、能楽、尺八楽、箏曲、地歌、浄瑠璃、長唄、端歌、小唄、あるいは民謡や民俗芸能を含め、『音楽療法事典』で示された5つの要素全てを含まない「音」を用いる芸能が多数発展してきた。また、日本とりわけ江戸期においては、歌川広重『道灌山虫聞図』に見られるように、野山に虫を聞きに行く「虫聞き」という行楽で心を和ませていたほか、自然音を人工的に共鳴させる庭園内の仕掛けである「水琴窟」で心落ち着かせる場面も度々見られる[25]。

　このように、日本人は自然音などの「音」にも反応を示し、芸術として捉える傾向にあることから、日本における音楽療法を歴史的に考える際には、上述した現代音楽療法における「音楽」の定義で示されたような、構成要素が揃った楽曲、あるいは西洋的な「音楽」という用語が用いられているものに限定するのではなく、より広義に、その素材としての「音」をも含むものとして捉える必要がある[26]。

　さらに、西洋音楽学の中でも「音楽」の定義について、狭義の定義とは異

23　国安洋「日本の古代における音楽と『遊び』」横浜国立大学編『横浜国立大学教育紀要』第27号、1987年、128-130頁。
　　　これに関しては、山口修や前述の吉川も同様の指摘をしている。
　　　前掲「『音楽』という用語とその周辺」43-47頁。
　　　山口修「音楽―漢語としての音楽―」平野健次・上参郷祐康・蒲生郷昭監修『日本音楽大事典』平凡社、1989年、9頁。
24　また田中は、「もののね」には「物事の根、音」という含意があり、鳴り響く音響以外の「物事の調和」まで広く含んだ用語であると論じている。また、「もののね」と音楽療法との関係については、前述した牧野も言及している。
　　　田中直子「環境音楽のコト的・道具的存在性―日本の音文化から―」小川博司他編『波の記譜法・環境音楽とはなにか』時事通信社、1986年、143-146頁。
25　鳥越けい子「『音の文化』を発掘する『音の風景』の思想―《ねりまを聴く、し・ず・け・さ10選》を中心に―」小島美子・藤井知昭編『日本の音の文化』第一書房、1994年、62-63頁。
　　　前掲「日本的音楽療法試論」26-28頁。

なる見解が示され始めている。例えばジョン・ブラッキングは、西洋で示されるような狭義の「音楽」に該当する概念のない地域としてアフリカに言及しており、同地の民族音楽について論じる際、「音楽」を「人間によって組織づけられた音響」と広義に定義している。このように「音楽」を西洋の基準に沿って捉えない姿勢は、民族音楽学において既に見受けられる[27]。これは、同様に西洋で示される狭義の「音楽」に該当する概念がなかった時代の日本も研究の対象とし、西洋に主眼を置くのではなく、日本における音楽療法を検討する本研究にも相通じる観点である。

　また、レーモンド・マリー・シェーファーの論じる環境音楽学でも、環境音と楽音における二項対立を解消し、あらゆる音響が「音楽」の対象となることが指摘されており、ここでも広い視座から「音楽」が定義されていることが分かる[28]。民族音楽学及び環境音楽学のように、非西洋音楽をも対象とし、社会や文化との関連性が重要課題となる分野においては、同じ音楽を扱う領域であっても、『音楽療法事典』のように「音楽」の定義において構成要素を重視する狭義の見方からは逸脱している。これらの分野と同様に、本研究における日本音楽療法の思想変遷の考察にあたっても、「音楽」は社会及び文化との関連文脈の中で論じられるべきであると筆者は考える。

　以上、これまでの論を総合的に鑑み、本論文における音楽療法の「音楽」とは、楽音のみならず、自然音や人声などの「音」をも広義に包含することによって、「音楽」と治療のより広い範囲を検討対象とすることとする。

　次いで、本書における「音楽療法」についての定義も行いたい。一般的に「音楽療法」というと、20世紀以降に西洋諸国で体系化された理論を用いて、音楽療法士という専門職が主体となり、アセスメントを行って実践の計画を

26　また、「音」に反応を示す傾向は、日本のみならず前述した古代中国の『礼記』、あるいは『呂氏春秋』における礼楽思想などでも顕著に見られる。
　　呂不韋『呂氏春秋』中巻、楠山春樹訳、明治書院、1997年、121-122頁。（新編漢文選　思想・歴史シリーズ 2　所収）
　　竹内照夫『礼記』中巻、明治書院、1977年、564-568頁。（新釈漢文大系第28巻　所収）
27　J. ブラッキング『人間の音楽性』徳丸吉彦訳、岩波書店、1978年、217頁。
28　鳥越けい子『サウンドスケープ―その思想と実践―』鹿島出版会、1997年、212頁。

練り、実践を経た後はカンファレンスをとおして評価を行う、といった一連の流れに即した実践に対して用いられることが多い。しかし、「音楽療法」とは、日本音楽療法学会の「ガイドライン 11」によると「心身の障害の軽減回復、機能の維持改善、生活の質の向上、問題となる行動の変容などに向けて、音楽を意図的、計画的に使用すること」と示される[29]。そのほか、フランスの音楽療法研究家ジャック・ジョストによると、「音楽を治療の目的に利用すること」と定義されており、ガイドライン及びジョストの記述からは、比較的「音楽療法」を広義の意味合いを含んだ用語として捉えていることが分かる[30]。

　前述したように、音楽を治療や予防医学に用いるという考え方は、古くから東西で広く存在しており、それらは現代における体系化された音楽療法理論に即した実践とは言い難いものの、上記の広義の意味合いとしての「音楽療法」には該当していると考えられる。したがって、本書では「音楽療法」について、「音楽を聴取することや、演奏すること、また、音楽を伴った身体活動を、治療あるいは予防医学の手段として用いること」という広義の意味として捉え、さらに「対象者」「治療方法」「治療効果」が認められるものに対して用いることとしたい。

　ただし、ジョストは、例えばリラクゼーションのような、さらに広い意味における音楽の適用及び効果・効能全般を意味するものとしては、「音楽療法」とは分けて考えるべきであると明示する[31]。したがって、本書においても、予防医学として用いられる音楽を、上述のとおりに広義の「音楽療法」に位置づけてはいるが、予防医学と治療との区別をはっきりさせるために、音楽の持つ心身への効果・効能について言及しているものに関しては、「音楽の効能」や「音楽効能説」という用語を用いて論じることにしたい。

29　日本音楽療法学会「ガイドライン 11」。（2011 年 4 月制定）
30　ジャック・ジョスト『音楽療法と精神音楽技法―フランスにおける実践―』永田丕訳、春秋社、
　　2001 年、7-8 頁。
31　同上、8 頁。

3.　本書の目的及び研究方法

　本書では、江戸期及び明治期における日本音楽療法思想の形成過程と独自性を、江戸期の養生論と明治期の西洋医学受容との関係の中で解明することを目的とする。とりわけ、日本音楽療法史上の転換期と考えられる江戸期・明治期音楽療法思想の特徴は何であるかということを課題として設定し、音楽療法の思想史的局面に焦点を当てて考察を行う。江戸期を本書の出発点にしている理由は、江戸期よりも前に体系的な医学と関連した音楽療法論・音楽効能説の記述が日本側文献の中に見当たらないからである。また、明治後期を本書の帰着点として設定する理由は、同時代より後の音楽療法の記述には科学的要素が色濃くあらわれて来るため、思想的要素が排除される傾向にあるからである。

　前述した音楽療法史に関する先行研究は、いずれも音楽療法関連文献、あるいは事例紹介に終始しているほか、音楽学的な観点からの考察が強調されている。それに対して、本書では、まず各史料について、内容分析をはじめ、医学史・音楽史・比較文化史の様々な側面から研究する学際的手法を用いることとする。また、江戸期及び明治期における日本音楽療法の特徴を明らかにするため、本書では日本に留まらず、中国や西洋の史料をも研究対象として、国際的な視野に立ち、日本側史料と海外側史料の比較研究を通じて検討を行う。

　さらに、現代音楽療法は科学的要素の強い分野である一方で、その基盤には精神的要素が根付いている故に、精神疾患やストレス問題など、科学的に立証しにくい病気の治療にも適用されることが多い。その治療の際、精神と密接に関連している個々人の思想のみならず、治療に関連する各国特有の文化土壌や各時代の思想的背景をも考慮することは必要不可欠である。したがって、本書では、音楽療法関連記述の網羅的収集及び分析だけではなく、その背景にある思想に着目し、検討を進めることとする。

　さて、医学史分野の著作『江戸時代における機械論的身体観の受容』では、著者のフレデリック・クレインスが史料調査、典拠同定、比較分析という研

究方法を用いることにより、江戸期における西洋医学受容の様相を詳細に考察している[32]。その結果、クレインスは同時代日本では西洋医学思想をそのまま受容せず、東洋医学の枠組みの中で捉えていたという結論に至る。このことから、本書では『江戸時代における機械論的身体観の受容』の方法論を採用した上で、さらに、江戸期のみならず明治期も含めて考察することによって、江戸期及び明治期音楽療法思想史においてどのような結果が出るのか検証を試みたい。

　具体的には、江戸期に刊行された養生書を網羅的に調査した上で、その各史料の典拠を同定し、思想的基盤であると考えられる古代中国養生論に遡って比較分析を行う。次に、江戸期養生論における音楽理論の位置づけや変遷過程の分析を行うことにより、その思想的基盤を解明し、音楽を予防医学として用いるという思想の形成過程を明らかにする。

　明治期に関しては、養生書及び衛生書のほか、それ以外の書籍並びに音楽関連雑誌、医学関連雑誌、衛生関連雑誌記事と新聞記事を対象とし、広い範囲で調査を行う。そして、これらの史料に含まれる音楽療法関連記述の和漢洋の典拠を同定し、それらの記述の内容とその典拠の内容とを比較分析することで、西洋音楽療法の受容過程及び西洋と日本における音楽療法の相違点を明らかにする。

　以上の各研究成果をもとに、江戸期及び明治期における日本音楽療法思想の形成過程及び独自性について総合的に論じることとする。

4.　本書の構成

　本書は、序論と結論を除き3章で構成される。これまで調査した結果、江戸期には儒学者で儒医でもある貝原益軒、明治前期には音楽行政官の神津仙三郎、明治後期には精神科医の呉秀三が、それぞれの時代で量・質共に突出

32　フレデリック・クレインス『江戸時代における機械論的身体観の受容』臨川書店、2006年、442頁。

した記述や実践記録を残している。筆者はこの 3 人の活躍時期が、各々の時代精神と重なっていると考える。したがって、本書では益軒・神津・呉にそれぞれ 1 章を当て、その中で彼らの著作あるいは実践記録を中心に分析を進めた。

　まず、第 1 章では江戸期日本で刊行された養生書に焦点を当て、貝原益軒の養生論を中心として検討を深めた上で、その前後の様相も概観することにより、江戸期における予防医学としての音楽の特徴を検討する。その際、江戸期養生論の基盤ともいえる、古代中国養生論における音楽と医療との関連性について検討し、古代中国養生論の源泉が江戸期養生論における音楽の効能への言及にどのような影響を与えたのかについて検討する。また、江戸期養生論における音楽の効能に対する思想の特徴を、より浮き彫りにするために、同時代のイギリスにおける音楽療法思想との比較を試みる。

　次いで、第 2 章ではまず明治期における養生書及び衛生書、そして明治前期の雑誌・新聞記事に見られる音楽療法論について検討する。また、同章では、1891（明治 24）年に、西洋における音楽療法論及び音楽効能説について、1 つの巻を割いて著わされた神津仙三郎『音楽利害』を論の中心に据える。『音楽利害』の刊行は、西洋音楽療法思想の受容における 1 つの重要な分岐点であると考えられるため、本書ではそれ以前を明治前期と区切った上、第 2 章では明治前期における各日本側史料と、典拠である和書・漢書・洋書とを比較検討することにより、明治前期における西洋医学及び西洋音楽療法受容の過程と、明治前期音楽療法思想の特徴を明らかにする。

　最後に、第 3 章では神津の著した『音楽利害』が刊行された後の 1892（明治 25）年以降の書籍、雑誌及び新聞記事に見られる音楽療法論を対象として考察を深める。この時期には、実践に主眼が置かれ、組織単位での西洋における音楽療法実践が紹介されるのみならず、日本においても実際に東京府巣鴨病院医長の呉秀三が行った音楽療法実践の記録が残っている。したがって、同章では呉の音楽療法実践を論の中心に据え、日本における西洋音楽療法の展開実態を解明していくと同時に、同時代のほかの記述の分析も行うことにより、明治後期における音楽療法思想の変遷及び特徴を明らかにす

る。

　以上の考察により、本書では江戸期及び明治期における日本音楽療法思想
の形成過程及び独自性を明らかにしていきたい。

第 1 章

江戸期日本養生論にみられる予防医学としての音楽
—貝原益軒の養生論を中心に—

第1節　江戸期に刊行された養生書における音楽

　これまでの先行研究では、日本でも古来より伝統芸能などの中で音楽療法が行われてきたということが指摘されており、これについては、既に序論で触れたところである。その上で筆者は、このような伝統芸能や儀礼だけでなく、近代以前の伝統的な医学においても音楽療法が用いられていたのかどうかについて関心をもち、早速、調査に取りかかった。

　調査の過程で、まず中世の著作、とりわけ梶原性全（1266-1337）の『頓医抄』（1303）[1]及び『万安方』（1315）[2]、そして『医心方』（12世紀頃）[3]にあたった。しかし、音楽療法についての記述は発見できなかった。そこで次に、江戸期における漢方医学に目を向けた。というのも、江戸期の儒学者であり、儒医でもあった貝原益軒（1639-1714）が音楽を重視していたことがよく知られているからである[4]。まず、『近世漢方医学書集成』（1979-1984）[5]を中心に、いわゆる後世派や古医方学派の漢方医学書を網羅的に調査したが、音楽の効能や音楽療法についての記述を突き止めることができなかった。しかし一方で、前述の貝原益軒の『養生訓』（1713）[6]では、音楽の効能について触れられていることが明らかとなったため、次いで江戸期の養生書を調査することにした[7]。

　調査にあたっては、国際日本文化研究センター図書館のほか、江戸期の養

1　梶原性全『頓医抄』科学書院、1986年、758頁。
2　梶原性全『万安方』科学書院、1986年、1752頁。
3　丹波康頼撰『医心方』第1巻-第6巻、オリエント出版社、1991年。
4　貝原益軒『音楽紀聞』1702（国立国会図書館所蔵）。
　　井上正「貝原益軒の音楽教育思想―熊沢蕃山との比較を通して―」『帝京大学文学部教育学科紀要』第30号、2005年、19-26頁。
5　大塚敬節・矢数道明責任編集『近世漢方医学書集成』第1巻-第116巻、名著出版、1979年-1984年。
6　貝原益軒『養生訓・和俗童子訓』岩波文庫、1961年、212頁。
7　江戸期養生書については、主に以下の文献を参考にして収集を行った。
　　富士川游『日本医学史』形成社、1972年、280-729頁。
　　藤浪剛一『日本衛生史』日新書院、1942年、183頁。
　　吉元昭治『養生外史―日本篇―』医道の日本社、1994年、305頁。

生書を多数所蔵している北里大学東洋医学総合研究所附属図書館、京都大学附属図書館、杏雨書屋、国立国会図書館など複数の機関で、江戸期に書かれた養生書 105 冊を調査した。調査した著作については、巻末の［リスト I］（243 頁）に列挙し、音楽に関して記述のある著作については「○」で示している。

　［リスト I］に挙げた養生書のうち、音楽についての言及は 18 冊に認められた。その 18 冊の音楽に関する内容を調べたところ、今大路玄朔『延寿撮要』、稲生恒軒『いなご草』、著者不詳『通仙延寿心法』、高井伴寛『婬事養生解』、中神琴渓『生々堂養生論』、本井子承『長命衛生論』には、音楽のもたらす悪い影響について書かれていることが判明した。そのうち、例えば今大路玄朔『延寿撮要』や稲生恒軒『いなご草』では、歌や淫声が心に悪影響を及ぼすとして、排除する姿勢を見せている[8]。

　その一方で、竹中通庵『古今養生録』、貝原益軒『養生訓』、芝田祐祥『人養問答』、柳井三碩『寝ぬ夜の夢』、八隅景山『旅行用人集』『養生一言草』、鈴木朖『養生要論』、平野元良『養生訣』、伊東如雷『囁養茶話』、三雲『能毒養生辨』、水野義尚『養生辨』、沼義信『簡易養生記』には、音楽の持つ良い影響について言及が見られることが分かった[9]。そのうち、『古今養生録』と『養生辨』には、良い影響と悪い影響の双方についての記述がある。さらに、貝原益軒『養生訓』、芝田祐祥『人養問答』、八隅景山『養生一言草』、鈴木朖『養生要論』では、明確に健康促進・維持のために音楽が心身に与える音楽の効能についての言及が見られ、なおかつ記述内容も比較的具体化している。

　では、これら養生論に見られる音楽記述に時代区分はあるのであろうか、この点について少し考えてみたい。通常、養生書刊行の第 1 ピークとされる

8　今大路玄朔『延寿撮要』出版科学総合研究所、1976 年、49-50、53 頁。
　　稲生恒軒『いなご草』第 1 冊、1690 年、7-8 頁（国立国会図書館蔵）。
9　良い影響としては、例えば柳井三碩『寝ぬ夜の夢』では、楽によって心にゆとりがもたらされると述べられるほか、水野義尚『養生辨』では、心を転導するのに三味線の音楽が有用であることが述べられている。なお、これらに関しては、以下の文献を参照のこと。
　　柳井三碩『寝ぬ夜の夢』教育新潮研究会編『日本衛生文庫』第 4 巻、1917 年、127 頁。
　　水野義尚『養生辨』教育新潮研究会編『日本衛生文庫』第 4 巻、1917 年、112 頁。

正徳・享保期には、竹中通庵『古今養生録』、貝原益軒『養生訓』、芝田祐祥『人養問答』が該当し、次いで、第 1 ピークからおよそ 100 年を経た享和から嘉永期にあたる養生書刊行の第 2 ピークには、柳井三碩『寝ぬ夜の夢』、八隅景山『旅行用人集』『養生一言草』、鈴木朖『養生要論』、平野元良『養生訣』、伊東如雷『囁養茶話』、三雲『能毒養生辨』、水野義尚『養生辨』、沼義信『簡易養生記』が著されている。

　このように養生書における網羅的な音楽記述の調査結果からは、江戸期には伝統芸能だけでなく、伝統的な医学上でも、主流ではないにしても、音楽効能説への言及が多少行われたことが窺える。そこで問題となるのは、まず養生論とはどういうものであったのか、「養生」は古代中国古典において用いられている用語であるため、江戸期日本における養生論は古代中国の養生論をそのまま受容したものであるのか、それとも日本独自のものであるのかという点である。上記の問題に関し、これまでの先行研究では、古代以降、江戸期に至る日本の養生論は、各々の理論的基盤や主たる内容的系統から、おおむね 3 つの時期に分けられている。すなわち、古代中国の『黄帝内経』あるいは道教系養生論の影響が濃厚であった「古代・中世期養生論」、後世派及び古医方学派の影響が強くあらわれるようになった「江戸期前・中期養生論」、道教や後世派あるいは古医方学派の影響から次第に離脱し、多様な思想的背景を持つに至った「江戸期後期養生論」である[10]。

　しかし、これらの先行研究においては、養生論と音楽との関連性については言及されていない。では、そもそも中国古代において、音楽が健康に寄与することについては言及されていたのか、もし、されていたならば江戸期日本の養生書で論じられている音楽効能説も古代中国のものを無修正に受け入れたものなのか、それとも独自に発展したものであったのか。そして、その音楽効能説とはどのようなものであったのか、という複数の点がさらなる問

10　汲田克夫「わが国における養生観の歴史的展開」『愛媛大学紀要［教育科学］』第 5 部、1966 年、11-28 頁。
　　瀧澤利行「養生思想の展開とその公衆衛生的機能―健康文化形成のための理論的基礎―」『日本公衛誌』第 44 巻第 12 号、1997 年、911-912 頁。

題である。以上、複数の質問への答えを探るために、本書第 1 章では、前述
した貝原益軒『養生訓』を中心に、典拠を同定した上で、その内容を典拠の
内容と比較しながら分析することとしたい。また、芝田祐祥『人養問答』、
八隅景山『養生一言草』、鈴木朖『養生要論』における音楽効能説について
も順次考察を深めていく。

　さらに第 1 章では、江戸期養生書における音楽の思想源流を探った上で、
同時代に発展していた近世イギリス音楽療法との比較分析も行うことにより、
江戸期において論じられた、養生のために音楽を用いるという思想の特徴を
解明する。

第2節　江戸初期にみられる音楽効能説へのまなざし

　日本に「養生」の概念と思想が成立した時期は定かではないが、その起源は中国に由来すると考えられる。また、「養生」という用語の初出も不詳であるものの、この用語に対応する概念が古代中国より用いられていることは確かである。それは、例えば江戸期日本の養生書に大きな影響を及ぼした『老子』（前3世紀頃）[11]、『荘子』（前3世紀頃）[12]、『抱朴子』（317頃）[13]などの中国古典に見ることができることからも明らかである。

　また、医学分野においても、「養生」は重要な概念であり、その影響は古代中国の医学思想が集約されている後漢時代の『黄帝内経』（8世紀頃）にあると考えられる[14]。『黄帝内経』は、『素問』と『霊枢』の2つから構成されており、特に『素問』では、養生論について触れた部分が多く見受けられる。その『素問』「上古天真論篇」では、次のように書かれている[15]。

　　　上古の人のほとんどは、養生に道理をわきまえ、陰陽にのっとり、術
　　数に合わせ、飲食には節度があり、労働と休息にも一定の規律があり、
　　妄りに動くことをしなかった。それゆえに肉体と精神とは、とても健や
　　かで盛んであり、彼らが当然享受すべき年令まで生きて、百歳をすぎて
　　世を去ったのである。

　上の文章は、健康維持にとっての「養生」の重要性を説いている。また、『黄帝内経』では、上記にもあるとおり「節制を守る」ことが全体をとおして重視されるほか、天地自然は人間生命の源泉であって、人と自然との間に

11　蜂屋邦夫訳『老子』岩波書店、2008年、236頁。
12　福永光司訳『荘子―内篇』吉川幸次郎監修、朝日新聞社、1966年、116-121頁。（新訂中国古典選7　所収）
13　葛洪『抱朴子』本田済訳、平凡社、1994年、3-94頁。（中国古典文学大系8　所収）
14　著者は伝説の聖王、黄帝に仮託されるが、特定することはできず、古医書を承けて成立したとされる。成立時期については諸説あるが、前漢から、遅くとも後漢初めまでにかけて編纂されたと見なされており、秦漢以前の医学の集大成と考えられる。
15　石田秀実他訳『黄帝内経素問』上巻、東洋学術出版社、1991年、30頁。

不可分の関係があり、四季気候変化のリズムに順応すれば健康を保つことができるが、これに逆らえば病気になる、という「天人相応の思想」も見られる。また、先の記述において注目すべきは、「養生」の具体的な内容に言及しているところである。中でも、ここで着目されている「労働と休息の一定の規律」という部分が将来的に、規則正しい一定のリズムを重視する音楽療法に繋がっていくのではないかと考えられる。この背景には、『黄帝内経』の中で語られる「静」と「動」の双方を重視する思想が関係しており、『黄帝内経』では、規則正しい自然のリズムに従い、静と動を重んじた生活こそが「養生」の基礎とされている。なお、周知のとおり『黄帝内経』は日本へ伝達され、現在に至るまで日本の漢方医学に多大な影響を及ぼしている。

　数多く存在する『黄帝内経』に関する先行研究の中に、王文尤と魏玉亭によって著わされた「《黄帝内経》里的音楽医療思想」という論文がある。同論文では、『黄帝内経』には実際に音楽療法の記述が含まれているとの言及が見られる[16]。したがって、その記述を確認するべく、『黄帝内経』の内容を調査してみた。しかしながら、音楽療法に該当する内容は認められず、王及び魏が論じた「五音」が音楽療法としても用いられたという記述は、原文には見当たらない。しかしながら、『霊枢』「五音五味篇」では、「五音」を病気の診断に用いることに言及した記述を特定することができたため、以下、その内容について分析してみたい。

　『黄帝内経』において、「気」は健康上の診断的意義を担っており、顔面・目・舌・身体の色などより、五臓の盛衰、気血の虚実、邪気の深浅を診て、いずれの「気」に悪影響が及んでいるのかを診断するものとして役立てていた。そして、「五声」「五音」「五臭」といった、体内の各気、中でも各臓と呼応する音や臭いなどを診ることで、健康状態を判断したのである。では、「五声」「五音」「五臭」は何に依拠するのかを考えてみると、それは「陰陽五行説」が基礎理論となっている。

　「陰陽五行説」とは、対立する二元「陰陽」に世界を還元し、全事象の状

16　王文尤・魏玉亭『科技信息』第 11 期、2010 年、565 頁。

［表1　『黄帝内経』に見られる五行思想］

分類 五行	四季	方位	五味	五臓	五臓 所病	五臓 所悪	五臓 所主	五臓 所蔵	五精 所井	五色	五音	五虫
木	春	東	酸い	肝	話	風	筋	魂	憂	青	角	麟
火	夏	南	苦い	心	噫	熱	脈	神	喜	赤	徴	羽
土	中央	中央	甘い	脾	吞	湿	肉	意	畏	黄	宮	保
金	秋	西	辛い	肺	咳	寒	皮	魄	悲	白	商	毛
水	冬	北	鹹い	腎	欠	燥	骨	志	恐	黒	羽	价

（石田秀実他訳『黄帝内経素問・霊枢』をもとに筆者作成）

　態を「陰陽」であらわそうとする「陰陽説」と、「木・火・土・金・水」の五元素によって自然現象や人事現象の一切を解釈し説明しようとする「五行説」とを組み合わせて、全ての現象を説明しようとする理論である。「陰陽説」と「五行説」は、それぞれ発生基盤を異にしたものであったが、後に融合され、この説は中国のあらゆる思想や医学に影響を与えるほか、日本に至っては陰陽道の基礎理論ともなった。この「陰陽五行説」は、『黄帝内経』では、筆者が作成した上の表のように五行と人体などを対応させている。

　上記に見るのが、内経医学で最も多く使用した専門化された概念である。肝・心・脾・肺・腎のように、外界と直接通じ合わないものを五臓と内経医学は定義し、四季や方位、味、色など様々なものをこの5つの分類と対応させて医学に用いていた。音もその例外ではなく、「木」に対応する音として「角」、「火」に対応する音として「徴」、「土」に対応する音として「宮」、「金」に対応する音として「商」、「水」に対応する音として「羽」が配置される[17]。

　これらの音は、陰陽五行説で分けられた五臓とも対応するとして、『黄帝内経』では「五音」を診察及び治療に役立てることが提唱されている。『黄帝内経』では複数の箇所に亘って「五音」について触れており、『霊枢』「邪客篇」では、「天に五音あり、人に五臓あり。天に六律あり、人に六腑あり」

17　小曽戸洋『漢方の歴史―中国・日本の伝統医学』大修館書店、1999 年、54 頁。

として、「五音」と臓器をそれぞれ対応させている[18]。また、この「五音」は聞診として役立てられ、患者がそれぞれの音を発し、強弱や発声に何かの異常が見られた場合、それはその音と呼応する臓器の異常として判断され、治療箇所が検討されていた。それについては、『霊枢』「五音五味篇」でも言及が見られるため[19]、以下の記述を例として、具体的に「五音」を用いた診断方法について検討してみたい。

　火音の右徴の類型に属する人は、右手の太陽小腸経の上部を治療し調えるべきである。金音の左商と火音の左徴の類型に属する人は、左手の陽明大腸経の上部を治療し調えるべきである。火音の少徴と土音の大宮の類型に属する人は、左手の陽明大腸経の上部を治療し調えるべきである。木音の右角と大角の類型に属する人は、右足の少腸胆経の下部を治療し調えるべきである。火音の大徴と少徴の類型に属する人は、左手の太腸小腸経の上部を治療し調えるべきである。水音の衆羽と少羽の類型に属する人は、右足の太陽膀胱経の下部を治療し調えるべきである。金音の少商と右商の類型に属する人は、右手の太陽小腸経の下部を治療し調えるべきである。水音の桎羽と衆羽の類型に属する人は、右足の太陽膀胱経の下部を治療し調えるべきである。土音の少宮と大宮の類型に属する人は、右足の陽明胃経の下部を治療し調えるべきである。木音の判角と少角の類型に属する人は、右足の少陽胆経の下部を治療し調えるべきである。金音の鈦商と上商の類型に属する人は、右足の陽明胃経の下部を治療し調えるべきである。金音の鈦商と木音の上角の類型に属する人は、左足の太陽膀胱経の下部を治療し調えるべきである。

　上記のうち、まず冒頭の「火音の右徴の類型に属する人は、右手の太陽小腸経の上部を治療し調えるべき」という部分を考えてみよう。前記の［表1］の五行思想に基づくと、「火」は「五音」でいう「徴」に該当するもの

18　石田秀実他訳『黄帝内経霊枢』下巻、東洋学術出版社、2000 年、314 頁。

19　同上、259-260 頁。

であるため、ここでいう「火音」とは「徴」と同義である。この「徴」に属する人の全体的な特徴としては、以下の事柄が挙げられる[20]。なお、[　　]の中は筆者による注記である。

　　　かれら [「徴」に属する人] の皮膚は赤みを帯び、背脊は広く、面は痩せ、頭は小さく、肩背脾腹の各部の発育がよく、手足は小さく、歩行はゆったりとしており、思考は敏捷で、歩くときには肩を揺らし、背部の肉づきがよく、人となりは気概があり、財を軽んじ、信心は薄く、憂慮は多く、物事を観察し分析することに長け、外見は愛らしく、性情は忙しなく、長寿を全うすることができず、たいていは急死します。この類型の人は、春夏の温暖な気候には耐えられますが、秋冬の寒涼な気候には耐えられません。秋冬には外部に感受してすぐに病気になります。手の少陰心経に属し、性格の特徴は誠実な人柄です。

このように「徴」に属する人は、頭や足は比較的小さいものの、肩背脾腹の発育がよく、誠実な人柄で、物事を観察し分析することには長けているけれども、財を軽んじ信心が薄い上、憂慮が多い面もあるという。そして彼らは寒さに弱く、天寿を全うできないまま急死することが多いと述べられており、ここでは外見や性格、体質について詳細に言及されていることが分かる。また、注目したいのは「徴」を発する人たちは「手の少陰心経」に属しているという点である。「手の少陰心経」とは、[図1] のように、心経に属する手を流れる陰経の経絡である[21]。

　経絡とは、気血栄衛、つまり気や血液といった人体に必要不可欠な物質が流れる通り道であり、健康維持にはこの経絡中の気血の流動を促進することが望まれる。「手の少陰心経」は特に「心」、つまり心臓への効能をもたらす

20　同上、238-239頁。
21　少陰心経の経絡として直行するものは、心系から肺に行き、さらにそこから腋窩にある極泉穴に出て、ここから上腕の内側を下って肘に行く。肘の内側で少海穴を過ぎて前腕を下っていき、霊道・通里・陰郄をとおって尺骨茎状突起の先にある神門穴に出る。ここから掌の小指の内側を通過して、最後に小指の爪の内端の少衝穴に出る。手の少陰心経はこのような流注をとおって、手の小指の先で手の太陽小腸経と交わっていく。

経脈であり[22]、心臓は五行でいうと「火」に属する。し
たがって、「五音」での聞診の結果、「徴」（「火」）に類
すると診断された人は、「心」に何かの異常があるため、
「手の少陰心経」を治療することが必要と考えられた。
また、「心」とは、心臓はもとより心包と共に「神」に
通じており、この部分が病むと精神活動にも影響すると
いわれている。さらに、「心」は血脈を司るため、前述
したように胸の痛みなどの心臓疾患はもちろんのこと、
血液疾患の鍼灸治療でも重視される部分である。

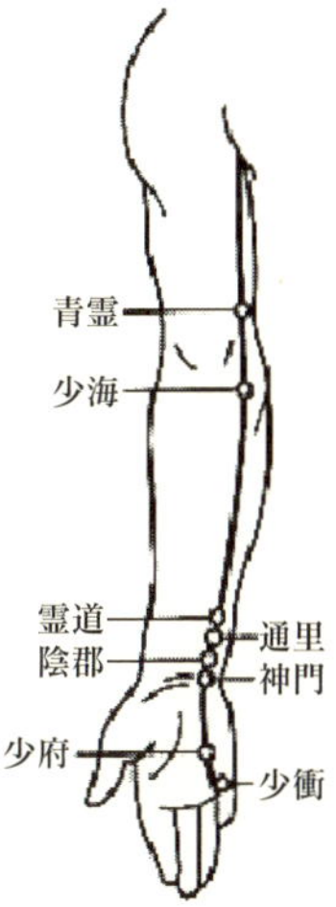

[図1　手の少陰心経]

青霊
少海
霊道
陰郄
少府
通里
神門
少衝

（筆者作成）

さて、これまで概観してきた「徴」は、さらに「少陰
心経」の上下左右の各部位に振り分けられ、「上徴」「質
徴」「少徴」「右徴」「判徴」と 5 つの箇所に細分化され
る[23]。このうち、総称として用いられる「上徴」のほか、
「手の少陰心経」の左手の上方は「質徴」、右手の下方は
「少徴」、右手の上方は「右徴」、左手の下方は「判徴」といった具合に、そ
れぞれの治療範囲が割り当てられる[24]。その中で、今回の分析対象である
「右徴」については以下のように記されている[25]。

> 右の上方は、火音中の右徴に属する類型の人で、右手の太陽系の上に
> 比類され、その性格の特徴は向上しようとする気概をもっていることで
> す。

ここでは、まず「右徴」の特徴として、「向上しようとする気概をもって
いる人物」であると明記されている。つまり、「徴」の中でさらに細分化さ
れた「上徴」「質徴」「少徴」「右徴」「判徴」を見分ける際には、性格の特徴

22　「手の少陰心経」は、心臓のほか、小腸への効能もある。また東洋医学では、心臓と小腸が表
　　裏一体の密接な関連にあるものであると考えられている。
23　前掲『黄帝内経』下巻、265 頁。
24　同上、239 頁。
25　同上、239 頁。

もまた、その判断基準となるのである。

　また、先の記述では、前述したとおり「右徴」が「右の上方」、つまり「右手の少陰心経・上部」に該当すると述べられており、それが太陽系の上部とも合致するとさらなる言及も認められる。「手の少陰心経」の経絡は、心系から肺に行き、さらにそこから腋窩にある極泉穴に出て、上腕の内側を下って肘に向かう。次いで、肘の内側で少海穴を過ぎて前腕を下り、霊道・通里・陰郄を通って尺骨茎状突起の先にある神門穴に出た後、掌の小指の内側を通過して、最後に小指の爪の内端の少衝穴に出ていく。「手の少陰心経」はこのような流注をとおり、手の小指の先で手の太陽系の上部である「太陽小腸経」と交わっていくため、ここでは「右手の少陰心経・上部」が、太陽系の上部と合致すると述べられているのである。

　ここで再度、「五音五味篇」の記述に目を向けると、「火音の右徴の類型に属する人は、右手の太陽小腸経の上部を治療し調えるべき」と述べられており、[図 2] のような太陽小腸経の上部を治療することが勧められている。これは、これまで述べてきた治療脈絡箇所の理由と一致しており、この「太陽小腸経」も、心と小腸の治療に優れた効能を発揮するとして重視される部分である。ここでは「徴」の強弱や発声になんらかの問題がある患者のうち、性格の特徴で判断された「右徴」に類する人には、[図 2] の「右手の太陽小腸経の上部」を治療することによって、主に心臓や頭部の調子を整えるよう勧めているのである。

　このように、『黄帝内経』では、「五音」を診断に用い、そこから病気の根源を見つけるのみならず、「気」の流動を重視した経絡を中心として、治療部位を検討することも提唱している。これに関しては、『難経』でも「聞きてこれを知る者は、その五音を聞きて、以てその病を別かつ」とあり、この診断法が道教経典を含み、広く中国古典医学の中で根付いていたことが窺える。

　さらに、『素問』の「金匱真言篇」と「陰陽応象大論篇」では、角・徴・宮・商・羽が臓器の肝・心・脾・肺・腎に対応していること、そして各音が憂・喜・畏・悲・恐といった感情と連動することが強調されている[26]。また、

後代になると『黄帝内経』の註解本が多く出る中で、唐の医者・王冰（710-804）による註解では、「金匱真言篇」での五音思想に関して、各音の持つ感情への効能について既に具体的に言及されており、この視点は音楽療法思想成立のためには重要なものである[27]。以上のように、『黄帝内経』では養生を念頭に置きながら、診断のために「五音」

[図2　手の太陽小腸経]

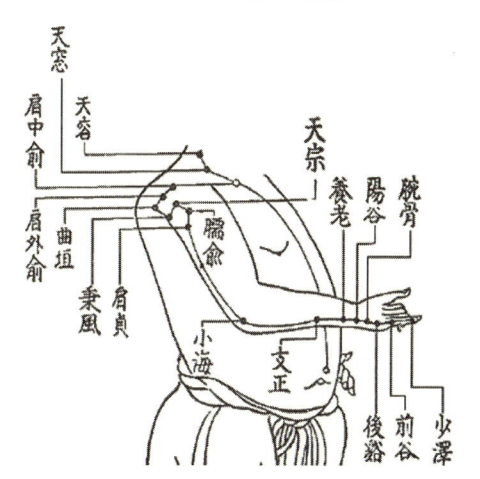

（滑寿『十四経発揮』をもとに筆者作成）

を用いることが検討されていたことが分かる。また、抽象的な診断法のみならず、具体的な感情への影響にまで言及する姿勢も見られる。ここでは、音楽療法の実践とまでは至っていないものの、「五音」の持つ診断や心身への効能が模索され、これが音楽療法に繋がる様相を呈している。

　『黄帝内経』が日本に伝わったのは、平安時代以前に遡ると考えられ、『素問』『霊枢』を分類、再編纂した唐の楊上善（8世紀頃）によって著された『黄帝内経太素』（8世紀頃）に集註を加えた小野蔵根（9世紀）の『集注太素経』（833頃）は、その1つの証拠である。ただ当時、それらの業績は秘伝書として子弟間で伝写されるのみであり、さらに「五音五味篇」及び「五音」の診断についての記載は認められない。古代中国医学思想に詳しい石田秀実によると、当時は『素問』や『霊枢』ではなく、もっぱら『太素』が重宝がられたり、脈診の記述が簡略化されており、こうした風潮は、医経の医学理論よりも、方剤と病証を記す実用書に、医家のまなざしを移させていく状況

26　前掲『黄帝内経素問』上巻、81-132頁。
27　王冰註『黄帝内経素問』冊1、臺灣中華書局、1965年、14-19頁。

を導いていったという[28]。

　鎌倉・室町・安土桃山と続く時代には、宋・元・明の新しい医学の潮流が導入されつつも、日本では依然として『黄帝内経』が受け入れられていた。また、この時代は宋の医書校訂事業の影響を受けて、『太素』ではなく、『素問』『霊枢』によって『内経』医学を語るという特徴が見られるが、それらの多くは中国の医方書に引用されたものによって、断章的に『内経』を講ずるものであった[29]。つまり、『内経』全体の理論体系を見据えて、総合的な分析を加えていくという作業は、あまり熱心に行われていなかったのである。その後、こうした流れの中にも、田代三喜（1465-1544）や曲直瀬道山（1507-1594）などによる李・朱医学輸入により、医学理論の根本になっている書や医経にまなざしを移そうという動きが盛んになり、『内経』を中心とした医経を講義し、注釈を加える仕事の芽が多少見られるようになる。

　吉田宗恂（1558-1610）には、『素問講義』（1603）があったが、この中にも「五音五味篇」への言及は見られない[30]。そのような『黄帝内経』の注釈書の中で、竹中通庵『黄帝内経霊枢用語集註』（1706）では、「五音五味篇」の内容が紹介され、そこでは「五味」と並び、「五音」が診断のために重要である旨が述べられている[31]。

　竹中通庵の生涯については、その多くを知る手がかりがないものの、前述した石田が影印版の解説で、各著作の成立年や序文の内容、また弟子の回顧録を総体的に考察した結果、通庵の生年は 1620（元和 6）年から 1630（寛永 7）年頃、元和の終わりから寛永年間の初期であると推定している。そしてその後、通庵は生地である美濃から京へ上り、そこで饗庭東庵（1615-1673）の門に入って医経を学び、高弟として名を馳せたという[32]。東庵は、曲直瀬

28　石田秀実「〈解説〉竹中通庵『黄帝内経素問要語集註』」石田秀実他監修・解説『黄帝内経素問要語集註』第 1 巻、オリエント出版社、1990 年、463 頁。
29　同上、463 頁。
30　同上、463 頁。
31　竹中通庵『黄帝内経霊枢要語集註』第 2 巻、石田秀実他監修・解説、オリエント出版社、1990 年、21-26 頁。
32　前掲「〈解説〉竹中通庵『黄帝内経素問要語集註』」465-467 頁。

玄朔 (1549-1632) の弟子であるため、通庵はその再伝の弟子ということになり、曲直瀬流の医学を隔世的に学んだものと筆者は考える。その後、通庵は志を抱いて江戸に赴き、1659 (万治 2) 年に太医令である半井瑞堅 (17 世紀) の門を叩き、翌年から半井家の家塾で『黄帝内経』を講ずることになる。そして、その後『黄帝内経素問用語集註』(1706)、『黄帝内経霊枢用語集註』『黄帝内経素問用語意翼』(1741) を執筆するに至る[33]。

　通庵は『黄帝内経』の用語註釈本以外にも、『古今養性録』という養生書を著わしており、同書には本章第 1 節の調査結果で示したとおり、音楽に関する記述も含まれている。そこには、例えば以下のような記述がある[34]。

　　　毎日自ら歌い、美味しくよく噛んで、生食は荒々しく飲み込まず、また [食べるときには] 言語を慎み、言語を朗読する際には常に声を気海に置くべきである。

　上記で通庵は、音楽、その中でも歌うことを勧めており、音楽の良い影響に触れられたものとしては、[リスト I] で示した調査済みの近世養生書の範囲内において、この著作が初出と考えられる。『古今養性録』とは、前述の『黄帝内経』を中心として、554 部の古代中国医学書などに見られる養生の関連箇所を抜出して編纂された著作である[35]。上記の箇所は、唐の医者で

33　同上、467 頁。
34　竹中通庵『古今養性録』自然と科学社、1985 年、149 頁。
　　なお、『古今養性録』に関しては、筆者による書き下し文を掲載する。
35　これらの中には重複も若干存在するが、例えば『周易』、『尚書』、『毛詩』、『礼記』『周礼』、『大戴礼』、『左伝』、『論語』などの経書の本文や注疏、また、『戦国策』、『国語』、『史記』、『漢書』、『後漢書』、『三国志』、『晋書』、『梁書』、『北史』、『隋書』、『唐書』などの正史を始めとして、更に『逸周書』、『玉燭宝典』、『四時纂要』、『四時摂生消息論』、『四時宜忌』などの史書、『孟子』、『荀子』、『老子』、『荘子』、『墨子』、『韓非子』、『孫子』、『公孫尼子』、『呂氏春秋』、『淮南子』、『申鑑』、『大玄経』、『白虎通』、『孔子家語』などの諸子の書、『楚辞』、『文選』、『劉鰓梁文』、『岱中散集』などの集部の書、そして、『広雅』、『広韻』などの辞書類、『陸象山語録』、『性理大全』など広い範囲の書名が見られる。さらに、『百川学海』、『漢魏叢書』などの叢書、『説郛』などの輯佚書、『太平御覧』、『冊府元亀』、『錦繡萬花谷』、『歳華紀麗』、『居家必用事類全集』、『事林広記』、『山堂肆考』、『三才図絵』、『唐類函』、『太平広記』、『文苑英華』、『通典』などの類書、またはそれに類する書、『鶴林玉露』、『遵生八牋』など雑家の宋から明にかけて成立した書名が見える。これによっても通庵が如何に養生に心を用い、多くの文献を読み、博学であったかが窺える。

道士である孫思邈（541 頃-682 頃）『備急千金要方』（650 頃）からの抜粋であり、この引用は典拠の記述と一致している。一方、耳から入る音に関しては『淮南子』（前 2 世紀頃）を引用して、以下のように危惧する言及も見受けられる[36]。

　　　　耳目が声色の楽に淫すれば、五臓は搖動して安定しない。その五臓搖動し安定しなければ、血気は滔蕩として休むことはない。血気滔蕩して休むことなければ、精神は外に出て行ってしまってこれらを守らない。

　ここでは目と並び耳から入った淫声により、五臓が不安定になり、それは血気を乱し、最終的には精神の乱れにも繋がる様子が描かれている。そのほか、通庵は『老子』を引用しながら同書でも五音思想に触れているが[37]、養生との関連性については言及していない。

　以上、通庵以前に書かれた養生書には、音楽の悪影響に目が向けられてきたのに対して、通庵の記述では悪影響の可能性を提示しながらも、他方では健康寄与の可能性をも示唆しており、この内容がその後に展開される音楽効能説の萌芽と捉えることができる。

　では、この音楽効能説の萌芽は、どのように開花するのであろうか、［リストⅠ］において、音楽効能説として初出する貝原益軒『養生訓』の思想を次節では考察してみたい。

36　前掲『古今養性録』、142 頁。
37　同上、127 頁。

第 3 節　貝原益軒の養生論における音楽思想

1. 貝原益軒の音楽思想

　1630（寛永 7）年に生まれ、1714（正徳 4）年に没した貝原益軒は、黒田藩に仕えた儒者であり、教育思想家としても多くの教訓書を残している。また、儒医としても活躍するほか、音楽に対する造詣も深く、楽書『音楽紀聞』の著作もあるように、楽理的知識も豊富であった。益軒は、35 歳の頃より古楽の指導を受けはじめ、結婚後は、夫人の東軒（1652-1713）たちと琵琶や胡琴などによる合奏を楽しんだようである。42 歳の時より古楽への関心はさらに深まり、60 歳の賀宴を催した際には、益軒自ら琵琶を弾き、夫人が箏を奏したという。さらに、61 歳から箏と篳篥を弾き始め、宮中の楽人である山井近江守（生没年未詳）について古楽を深めたとされている[38]。

　以上は、益軒の音楽における実践記録からの情報である。では、彼の音楽思想とはいかなるものであったのだろうか。益軒が 72 歳の時に著わした『音楽紀聞』（1702）を参考に検討したい。益軒は自身の音楽的基盤について、次のように書いている[39]。

　　　凡音楽道をしらんと思わば、礼記の楽記を熟読すべし。又尚書論語の
　　　楽を説ける所と其本註と、及儀礼経伝通解曲礼全経等、併せて、周程朱
　　　子の楽説を考え見るべし。

　益軒の思想は、古代中国儒教の礼楽思想の基盤である『礼記』の中の「楽記篇」（成立年不詳）や、『論語』（成立年不詳）などを中心とするものであり、

38　益軒と音楽との関係に関しては以下の文献を適宜参照した。
　　益軒会編『益軒全集』第 1 巻、益軒全集刊行部、1911 年、11-71 頁。
　　井上忠『貝原益軒』吉川弘文館、1989 年、56-330 頁。
39　『音楽紀聞』に関しては以下の国立国会図書館所蔵の写本を参照した。
　　貝原益軒『音楽紀聞』1702 年。（国立国会図書館所蔵）

［図 3　貝原益軒の座像］

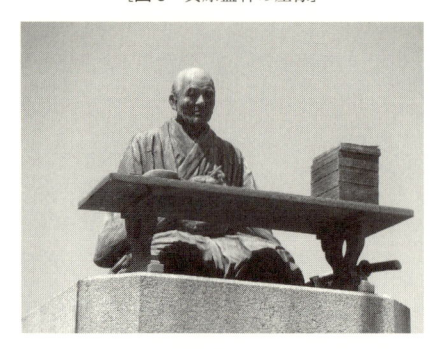

（福岡市中央区・金龍寺〈筆者撮影〉）

ここから益軒の音楽思想の根底には、やはり儒教的な音楽観があることが分かる。では、益軒の考える礼楽思想とはどのようなものなのだろうか。これに関して、益軒は次のように述べる[40]。

　　聖人礼楽を作りて、人に教え給うは、本なき事を作り出し給うにあらず。凡礼は、天地の序なり。序とは、次第あるをいう。陰陽の気、時節にしたがいて次第あるは、天地の礼なり。楽は、天地の和なり。和とは、陰陽の気、時にしたがいて和同するをいう。これ天地の楽なり。聖人、天地の序と和とに本づきて、礼楽を作り給う。

　ここから、人倫上の礼楽は、天地の秩序と調和の理に倣ったものであり、「天人合一の思想」、つまり天地の理が、人倫上の「礼」と「楽」になることを示したものであることが分かる[41]。そこで、天地の理について益軒は「楽記篇」を基盤に次のように説く[42]。

　　楽記曰く、天高く地下く万物散殊して、礼制行わる。是礼の本なり。流れて息まず、合同して化して楽興る。是楽の本なり。ひそかにおもうに、此数句は即是礼楽のよりて出る所、本源をとけり。是天地の礼楽なり。至言というべし。（中略）楽者天地の和也。礼は天地の序也。又曰く、大楽は天地の和を同じくし、大礼は天地と節を同じくす。是等はすべて礼楽の本をといいけり。聖人天地に礼楽の道理あるを見、これに

40　貝原益軒『貝原益軒　室鳩巣』岩波書店、1990 年、136 頁。（日本思想大系 34　所収）
41　これに関しては以下の文献を参照した。
　　丸山眞男『日本政治思想史研究』東京大学出版会、1952 年、25 頁。
　　井上正「貝原益軒の音楽教育思想」『帝京大学文学部教育学科紀要』第 30 号、2005 年、23-24 頁。
42　前掲『音楽紀聞』。（国立国会図書館所蔵）

のっとりて礼楽を作りたもう。天地自然の道理にもとづきしたがえるなり。

　上記より、天地自然の世界には、全てのものが散在しているが、それらを秩序づけるのが「礼」、そしてそれらが流動してやまないものを調和するのが「楽」であることが分かる。要するに、この思想は天地自然の理を示したものであり、「礼」と「楽」の形而上の源泉を示したものなのである。その上で益軒は、現実における「礼」と「楽」とはいかなるものかについて、以下のように論じる[43]。

　　　礼は、心の恭敬を本として、万事身の行の上に節文あるをいう。楽とは、心の和楽を本として、昔聖人の作りたまえる歌舞八音の音楽の文あるをいう。

　ここでは、「楽」を本と文として捉えている様子が窺える。では、その相関性についてはどのように考えていたのであろうか。益軒は『音楽紀聞』の冒頭で、以下のように「楽記篇」を引用して言及する[44]。

　　　楽記に楽者楽也。人情の免るること能わざる所也といえり。春の鴬、秋の蝉、凡もろもろの鳥さえずり、虫の声までも自然に吟声を発するは、是和気より出る所、即ち楽也。

　上記で益軒は、楽音のみならず、自然界の音までも「楽」と捉えており、音楽は楽しむものであり、楽しい心が自然に音楽となってあらわれることが示唆されている。つまり、楽しい心（本）が音楽（文）となってあらわれるのである[45]。このことから、内的な感情が音声となって外に表現されるのであり、本と文との関係は表裏一体であることが分かる。そして、本と文との関係について益軒は以下のようにも語る[46]。

43　前掲『貝原益軒　室鳩巣』136 頁。
44　前掲『音楽紀聞』。（国立国会図書館所蔵）
45　前掲「貝原益軒の音楽教育思想」23-24 頁。
46　貝原益軒『慎思録』図書刊行会編『益軒全集』第 3 巻、図書刊行会、1973 年、98 頁。

　　　本無ければ即ち立たず。文無ければ即ち行われず。故に礼楽は本と文とを兼ねて全備とす。

　上記のように益軒は記述し、ここでは、両者の関係を平等の立場で説いている。そして、その中心になるのは本であることを、以下のように主張する[47]。

　　　　文有り者は其れ末也。礼楽を以て身を修る者は、恭敬和楽平行して相悖はいらざる也。文の如き者は又其助け也。

　上記では、本が中心であり、文は本を助ける存在として示されている。したがって、音楽は和楽に従い、支えることが重要な役割になるのである。これらのことから、音楽は天地自然の調和に共感する和楽の心の表現に専念することが求められるのである。では、それを満たす音楽とはいかなるものなのであろうか。それについて益軒が出している１つの答えは以下のようになる[48]。

　　　　心の和をみちびくそなえり、後代の淫楽の心をとらかすは大に同じからず。

　上記のように、益軒は淫楽に言及し、当時の一般の俗楽を拒否している。また、排除すべき俗楽について、具体的に以下のように述べる[49]。

　　　小唄、浄瑠璃、三線の類、淫声をこのめば心をそこなう。

　このように益軒は、俗楽の中でも特に小唄や、浄瑠璃、三味線[50]の類は避けるべきであると述べている。では、益軒の推奨した音楽とは一体どのようなものなのであろうか。それは、益軒が学び、その価値を認めていた古楽

47　同上、89 頁。

48　前掲『貝原益軒　室鳩巣』136 頁。

49　貝原益軒『和俗童子訓』益軒会編『益軒全集』第 3 巻、益軒全集刊行部、1911 年、217 頁。

50　益軒は同書の別箇所で三味線を避けるべきとの言及をしているため、ここではいわゆる沖縄・奄美地域の楽器「三線」ではなく、一般的な三味線のことを指していると考えられる。

（雅楽）であった。しかし、一般の人々にとって当時、古楽は身近な存在ではなく、その代替案として益軒は以下のような提案をしている[51]。

　　　只、三百編以下の古詩を吟誦し、心思を和楽するのみ楽の本を得たるなるべし。万の事、本あり、文あり。楽を以ていわば、和楽の心は楽の本なり。歌舞は、音は、楽の文なり。只心を和楽にして古詩を熟読し、時に吟詠せば、是楽の本をつとむというべし。

　上記で益軒は、古楽にこだわらず三百編以下の古詩、つまり儒学の教育内容に含まれている『詩経』（前 10 世紀頃-前 8 世紀頃）を吟詠して心を和楽にすれば良いとする。同様の内容は、『楽訓』（1709）の中で「いにしえの郢曲早歌の類声おかしく」[52]、つまり民衆も日常的に用いることのできる朗詠の「郢曲」や、鎌倉時代から室町時代に流行した中世歌謡の一種である「早歌」を歌うことを勧める部分にも見られる[53]。

　ここまでは、益軒の音楽思想の基盤について考察してきた。その結果、益軒の音楽思想は特に『礼記』「楽記篇」の影響を受けており、古代から伝わる伝統的な礼楽思想を重んじながらも、用いる音楽としては当時の日本における民衆でも触れることのできるものをも考案する、独自の姿勢が垣間見られることが明らかとなった。

　さて、益軒が養生論の中で音楽について言及するにあたっては、音楽思想と並び、彼の持つ養生観もその基盤形成を担っている。では、益軒の養生観とはいかなるものであったのだろうか、次項で考察してみたい。

51　前掲『音楽紀聞』。（国立国会図書館所蔵）
52　貝原益軒『楽訓』益軒会編『益軒全集』第 3 巻、益軒全集刊行部、1911 年、617 頁。
53　なお、「郢曲」や「早歌」の解釈に関しては、以下の文献を参照した。
　　平野健次「郢曲」平野健次・上参郷祐康・蒲生郷昭監修『日本音楽大事典』平凡社、1989 年、87 頁。
　　横道万里雄「早歌」平野健次・上参郷祐康・蒲生郷昭監修『日本音楽大事典』平凡社、1989 年、453 頁。

2. 貝原益軒の養生観

　益軒の養生観への見解が強くあらわされている著作『養生訓』の冒頭で、益軒は養生の重要性について以下のように論じる[54]。

> 　人の身は父母を本とし、天地を初めとす。天地父母のめぐみをうけて生まれ、又養われたるわが身なれば、わが私の物にあらず。天地のみたまもの、父母の残せる身なれば、つつしんでよく養いて、そこないやぶらず、天年を長くたもつべし。是天地父母につかえ奉る孝の本也。(中略) 況大なる身命を、わが私の物として慎まず、飲食色慾を恣にし、元気をそこない病を求め、生付たる天年を短くして、早く身命を失う事、天地父母へ不孝のいたり、愚なるや。人となりて此世に生きては、ひとえに父母天地に孝をつくし、人倫の道を行い、義理にしたがいて、なるべき程は寿福をうけ、久しく世にながらえて、喜び楽しみをなさん事、誠に人の各願う処ならずや。如此ならん事をねがわば、先古の道をかんがえ、養生の術をまなんで、よくわが身をたもつべし。

　ここでは、身体とは天地父母から受けたものであり、その天地父母の生成の本意に従って身体の養生を図ることは、儒教の求める「孝」の徳の実践にあたるとする。そして、天地父母の生成の本意に従って生きること、つまり天地の真理を体得した聖人の教えを学び、それを実践することこそが、人として生きることの意義であるという益軒の認識が示されている。ここから、益軒の養生観の根底には儒学思想があるということが分かる。では、その実践とは具体的にどのようなものであろうか。同じく『養生訓』で、益軒は次のように言及する[55]。

> 　養生の術は、先ずわが身をそこなう物を去るべし。身をそこなう物は、内慾と外邪となり。内慾とは飲食の慾、好色の慾、睡の慾、言語をほし

54　貝原益軒『養生訓』益軒会編『益軒全集』第3巻、益軒全集刊行部、1911年、476-477頁。
55　同上、477-487頁。

いままにするの慾と、喜怒憂思悲恐驚の七情の慾をいう。外邪とは天の四気なり。風寒暑湿をいう。内慾をこらえて、すくなくし、外邪をおそれてふせぐ、是をもって元気をそこなわず、病なくして天年を永くたもつべし。

[図4　貝原益軒『養生訓』]

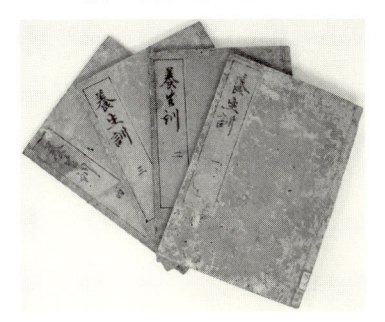

（所蔵：国際日本文化研究センター図書館）

　上記で益軒は、飲食や好色のほか、睡眠や言語に関する各慾と、人間の持つ感情のうち「喜・怒・憂・思・悲・恐・驚」といった七情を内慾に分類している。他方、天候に関連する「風・寒・暑・湿」といった四気を外邪とする。そして、内慾を制し、外邪を防ぐことで健康の根幹である「元気」が保たれ、これが養生に繋がるという考えを提示している。では、この中で、内慾に含まれる七情、及び外邪の四気とはいかなるもので、どこから派生したものなのであろうか。

　まず、七情に関しては、益軒の音楽思想に影響を与えた「楽記篇」を含む『礼記』を検討してみたところ、確かに『礼記』にも七情に言及している部分があった。しかし、『礼記』では七情を「喜・怒・哀・懼・愛・悪・欲」に分類しており、益軒の述べる「喜・怒・憂・思・悲・恐・驚」という七情とは「喜」「怒」以外、異なっている。益軒における七情「喜・怒・憂・思・悲・恐・驚」の源泉は、益軒が医学の底本として熟読を勧めた前漢時代の『黄帝内経』などで言及されているほか、四気についても同じく『黄帝内経』などの中国医学古典にその拠り所が認められた[56]。ここから、益軒の考える養生の実践においては、『礼記』のような儒教経典ではなく、中国医学古典からの影響が強いということが分かるであろう。その背景には、益軒における受容の度合いに関して、儒教経典と中国医学古典との差はあまりなかったものの、儒医でもあった益軒の中国医学古典に関する豊富な知識による選別から、養生の実践においては中国医学古典からの影響が強くなったと

考えられる。

さて、『養生訓』は、益軒が『養生訓』以前に刊行した『頤生輯要』（1682）という著作を底本としており、『頤生輯要』には多くの中国医学古典からの引照も見られる[57]。したがって以下、『養生訓』と『頤生輯要』双方について検討してみたい。

『頤生輯要』は、益軒が 53 歳の頃から編纂されたものであるのに対し、『養生訓』は 83 歳の著作であり、両者の間には長期の時間的隔たりがある。また、『頤生輯要』は、益軒が古代中国の養生論を中心に、古今の養生論に関する漢籍の記事を原文のまま抄出編纂した資料集であるのに対し、『養生訓』は和文で書かれ、一般の知識層から広く庶民までをも対象にした啓蒙書という異なった性格を有する。

56　『黄帝内経』によると、七情とは人間の精神情志活動のことであり、正常な状況では生理的な活動範囲にあるため、発病には至らない。ただし、突然激しい精神的な痛手を受けたり、長期にわたって続いたりすると、生理活動で調節できる範囲を越えてしまい、体内の陰陽、気血、臓腑の機能失調が引き起こされて病気となる。そして、この七情が病気の内因にあたる（『素問』「挙痛論」「陰陽応象大論」）。また、『黄帝内経』では一括して「喜・怒・憂・思・悲・恐・驚」について論じておらず、喜は『霊枢』「本神篇」、怒は『素問』「陰陽応象大論」と『霊枢』「本神篇」、憂は『霊枢』「本神篇」、思は『霊枢』「挙痛篇」、悲は『素問』「宣明五気論」「痿論」「挙痛論」と『霊枢』「本神篇」、恐は『素問』「調経論」「玉機真蔵論」と『霊枢』「本神篇」「経脈篇」、驚は『素問』「挙痛論」で主に論じられている。さらに、四気については『素問』「至真要大論」「五運行大論」「熱論」などで述べられる六気（六淫）をもととしており、松宮光伸によれば、益軒は、日本の風土を考慮し、より一般的な感覚に合わせて「風・寒・暑・湿」という 4 つを挙げているという。これに関しては、以下の文献を参照のこと。
　　貝原益軒『養生訓』松宮光伸訳注、日本評論社、2008 年、13 頁。
　　なお、『黄帝内経』については以下の訳本を適宜参照した。
　　石田秀実他訳『黄帝内経素問』上巻、東洋学術出版社、1991 年、490 頁。
　　石田秀実他訳『黄帝内経素問』中巻、東洋学術出版社、1992 年、448 頁。
　　石田秀実他訳『黄帝内経素問』下巻、東洋学術出版社、1993 年、623 頁。
　　石田秀実他訳『黄帝内経霊枢』上巻、東洋学術出版社、1999 年、546 頁。
　　石田秀実他訳『黄帝内経霊枢』下巻、東洋学術出版社、2000 年、538 頁。
57　『養生訓』「後記」には次の説明がある（貝原益軒『養生訓全現代語訳』伊藤友信訳、講談社、2002 年、430 頁）。
　　　　右にしるせる所は、古人の言をやわらげ、古人の意をうけて、おしひろめし也。又先輩にきける所多し。みずから試み、しるしある事は、臆説といえどももしるし侍りぬ、是養生の大意なり。其条目の詳なる事は、説きつくしがたし。保養の道に志あらん人は、多く古人の書よんでしるべし。大意通じても、条目の詳なる事をしらざれば、其道を尽しがたし。愚生、昔わかくして書をよみし時、群書の内、養生の術を説ける古語をあつめて、門客にさづけ、其門類をわかたしむ。名づけて頤生輯要という。養生に志あらん人は、考がえ見給うべし。ここにしるせしは、其要をとれる也。

　『頤生輯要』の冒頭に附された益軒の「養生論叙」や巻五末尾に附された
弟子竹田定直（？-1745）の「後序」からは、生来、体質虚弱であった益軒
が、読書の際、折に触れて書き抜いておいた数百条にのぼる養生関係の記事
の抄録を、門人であった竹田定直の手を借りて整理し、益軒が最終的に校閲
を加えて完成したことが分かる[58]。ここで注目に値するのは、「楽」と養生と
の関連について言及する「楽志」という一篇を益軒が付け加えたことである。
この点は、養生においても益軒が「楽」を重んじていたことを顕著に示して
いるであろう。

　さて、『頤生輯要』は、その書物の性質からして、益軒の養生に関する考
えを直接表明したものではない。また、全体の構成は「総論」「養心気」「節
飲食」「戒色欲[付末嗣]」「慎起居」「四時調摂」「導引調気」「用薬」「灸法」「養
老」「慈幼」「楽志」といった 12 篇からなっている。引用された書物は、四
書五経諸子を初めとして、専門の医書や養生書に至るまで広範囲に亘ってお
り、引用部分の取捨選択には、益軒の養生観が反映されていると考えられる。
では、この中で、どのような養生観が見られるのであろうか。

　まず、中国養生論の伝統下では、道教的養生術の要素が重要な部分を占め
ているのであるが、益軒は故意にその部分を排除している。そして、理由に

58　実際に行われた編纂の経緯はこれとは相違していたようであり、竹田定直が書き上げた『摂生
　　精要』という書を、益軒が友人に回覧して好評を得ていたが、書名に「せ」の音が 3 つ連続し
　　て読みにくいという批判があったために、『頤生輯要』と改題した上、さらに自ら改訂を加え
　　て、出版したと井上忠らは指摘している。なお、これに関しては以下の文献を参照のこと。
　　前掲『貝原益軒』132 頁。
　　九州史料刊行会編『益軒資料』第 4 巻、九州史料刊行会、1957 年、88-94 頁。
　　また麥谷邦夫は、定直宛ての書簡の中で益軒がかなり細かい指示助言を与え、かつ出版元の手
　　配をしていることは事実であるが、本書の内容が竹田定直の『摂生精要』をベースにしている
　　ことは、「養生論叙」では全く触れられていないという。その上で、ただ「後序」の中で一箇
　　所「前稿」に言及するという形で、『頤生輯要』らしきものの存在が暗示されていると述べる。
　　しかし、益軒には『慎思録』に長文の養生論が収められていることや、『玩古目録』に本書に
　　採用された各種医方書の多くが載せられていることなどからも明らかなように、定直の『摂生
　　精要』と益軒の抄録とは共通する点が多かったのであり、すでに原稿が存在していた定直の
　　『摂生精要』に手を加えるという形で編纂されたものと考えることは可能であるとの見解を示
　　している。なお、これに関しては以下の文献を参照のこと。
　　麥谷邦夫「中国養生文化の伝統と益軒」横山俊夫編『貝原益軒—天地和楽の文明学』平凡社、
　　　1995 年、242 頁。

ついて益軒は、『頤生輯要』の冒頭に附された「養生論叙」の中で、君子の養生とは、方外術士が肉体を錬成し気を盗んで、ただ長生を求め、欲望を逞しくしてその私的な存在としての人生の充足を求めるものとは異なると論じる。その上で、中華の養生を説くものは、その多くが方外術士であり、それゆえ、養生の書には多く根拠のないでたらめの説が述べられるため、熟考が必要との毅然とした態度を示すに至っている[59]。益軒はこのような基本的認識に従い、『頤生輯要』には、道教的な影響もみられるものの、古代中国養生論で重んじられる、服気、服食、僻穀といった一般的な道術を初めとして、錬丹、胎息といった、より道教的な養生術及び房中術の具体的技法は、殆ど取り上げていない。

　それに対し、同時代の中国では、明代の文人で朱子学に精通していた高濂（1573-1620）でさえも、『遵生八牋』（16 世紀-17 世紀）の中心をなすのは「延年却病牋」であり、その主要部分は、益軒が排除した気功に関するものである。つまり、『頤生輯要』で見せる道教的養生術に対する益軒の態度は、同時代の中国医学書とも異なっているといえるであろう。さらに、捕食に関して益軒は、『頤生輯要』「四時調摂」で中国と日本との思想の違いについて、日本風土に合わないものは取捨選択し、全て享受するものではないという姿勢を顕著に示している[60]。

　『頤生輯要』に見られるこのような記述は、益軒における古代中国養生論の受容方法の特徴を示していると考えられる。前述した通庵『古今養性録』

59　貝原益軒『頤生輯要』益軒会編『益軒全集』第 7 巻、益軒全集刊行部、1911 年、753 頁。
60　これに関しては、麥谷も以下の文献で同様の指摘をしている。
　　前掲「中国養生文化の伝統と益軒」245 頁。
　　また、益軒は『養生訓』において「用薬」に関して論じる際、「薬剤一服大小の分量、中華の古法を考え，本邦の土宜にかないて、過不及なかるべし」といい、日本の用薬量が中国に比べて少ないことに言及している。その理由として、日本人は生まれつき体質が虚弱で、肉などを食べないこと、日本は中国に比べて薬剤の産出が少ないこと、日本の医者は中国の医者に多く及ばないため、多量の薬剤を、自信をもって処方できないことの 3 つを挙げている（前掲『養生訓』568 頁）。これは、時代、地理、風俗の相違を重視し、中国の学問を鵜呑みにしない益軒の態度が顕著に見られる部分であろう。さらに益軒は、医を学ぶ者の心得を説いて、「医を学ぶに、ふるき法をたずねて、ひろく学び、古方を多く考うべし。又、今世の時運を考え、人の強弱をはかり、日本の土宜と民族の風気を知り、近古、わが国先輩の名医の治せし迹をも考えて、治療を行なうべし。」と『養生訓』「択医」でも述べている（同上、560 頁）。

も益軒の『頤生輯要』と同じく、古代から続く中国養生論を基に編纂された
ものである。しかし、従来における中国の養生書の伝統を継承し、それに即
して自著を構成した通庵の養生観と、「理に合わざる」ものを認めず、取捨
選択しながら自流の養生観も示すという益軒の養生観の間には、古代中国養
生論の受容の仕方において大きな相違がある。

　一方、『養生訓』における養生観は、『頤生輯要』の養生観からどのように
展開されているのであろうか。『養生訓』は、「総論上」「総論下」「飲食上」
「飲食下」「飲酒」「飲茶附煙草」「慎色慾」「五官」「二便」「洗浴」「慎病」「択
医」「用薬」「養老」「育幼」「鍼」「灸法」の 15 篇からなる。この構成は、
『頤生輯要』を踏まえてはいるものの、必ずしも同一ではない。それは『頤
生輯要』があくまでも中国の養生論を集成、あるいは整理したものである
のに対して、『養生訓』は、日本人の実生活に即した項目立てが行われている
からである。その結果、『頤生輯要』にあった「慎起居」「四時調摂」「導引
調気」などの項目が削られ、「色慾」に関する記事が減らされて「求嗣」も
削られる。その一方、飲食の部から、「飲酒」「飲茶」を独立させ、さらに煙
草に関する記事を付録し、日常生活における衛生と密接な、「二便」「洗浴」
「慎病」「鍼」などの項目が新たに立てられている。

　また、益軒は『養生訓』の中で『黄帝内経』及び『神農本草経』（1 世紀頃
−2 世紀頃）、『千金方』（650 頃）をはじめとする医学書を熟読することを勧め
ているが[61]、他方、諸書には偏説が多いため、多くの医学書を集め、広く異
同を考案し、その長所をとり短所を捨てて医療を推進すべきとの苦言を呈し
ている[62]。この益軒の姿勢は、江戸前期より隆盛を誇った古医方学派の姿勢
とも相通じるものである[63]。

　さらに、益軒の養生観において欠くことのできない重要な概念が、「元気」

61　益軒は『黄帝内経』『神農本草経』『千金方』のほか、『難経』『金匱要略』『甲乙経』『病原候
　　論』『外台秘要』『衛生宝鑑』『三因方』『和剤局方証類』『本草除例』『丹渓心法』『医経小学』
　　『玉機微義』『医書大全』『袖珍方』『医方選要』『医案』『医林　集要』『医学綱目』『医学正伝』
　　『医学入門』『名医類案』『名医方考』『医学原理』『鍼灸聚英』『医宗必読』『薬性解』『内経知
　　要』などを読むことを勧める（同上、561 頁）。
62　同上、562 頁。

である[64]。益軒は、1714（正徳4）年に著わした『自娯集』「陰陽論」の中で、「元気」について『易経』（成立年不詳）を典拠として挙げ、「元気」をもとにした気一元論をあらわし、「元気」を「万物」を生成し変易させるものとして定義している[65]。そして、『養生訓』においては「人の身は元気を天地にうけて生ずれども（中略）生命は元気の本也」と説き[66]、やはりここでも生命を「元気」と関連付けた。益軒は、宇宙から人倫に及ぶ広範囲を学問の対象とし、論理的思索を進めようとする朱子学の思想を認識しながらも、思考の基底にある実在と現象とを厳しく区別する二元論的な見方、すなわち理気二元論は踏襲せず、理気合一論、本質的には気一元論を唱えたのである。さらに益軒は、「元気」について、以下のような考えも示している[67]。

　　　人の元気は、もと是天地の万物を生ずる気なり。是人身の根本なり。
　　　人此気にあらざれば生ぜず。

　このように益軒は、万物を生ずる「気」と人の「元気」が同様のものであると定義することによって、人も万物を生ずる「気」から生成されると考えたのである[68]。益軒は、疾病の根拠も「気」の異変に伴うものとし、養生のためには「元気」の保持を目標とする元気論を重視したが、益軒が重視した元気論に関しては、中国古典医学から解離した概念ではない[69]。また、益軒

63　古医方学派は、香川修庵（1683-1755）や後藤艮山（1659-1733）、山脇東洋（1706-1762）らを輩出し、後世派と呼ばれる観念的な医学思想を唱えた李朱医学を排し、後漢に活躍した張仲景（150-219）が著わした「傷寒論」（2世紀）を手本として実学的、あるいは実践的な医学体系を形作ろうとした流派である。なお、益軒の養生観においては、古医方的な要素が見られるということについては、井上も指摘している。これに関しては以下の文献を参照のこと。
　　前掲『貝原益軒』295頁。
64　これに関して、井上は「本書［『養生訓』を指す］を貫く思想は、人は天地の『元気』を受けて、この気をもって生の源、命の主とするのであるから、気の充足を計り、減退を防がなければならぬと説くので、大体中国の養生家の説に基づく。」としている（前掲『貝原益軒』296頁）。
65　貝原益軒『自娯集』益軒会編『益軒全集』第2巻、益軒全集刊行部、1911年、191頁。
66　前掲『養生訓』508頁。
67　同上、479頁。
68　これについては井上忠も「かれの説く『元気』とは、『人身の根本』であり、『もと是、天地の万物を生ずる気』から派生したもので、内外相応ずるものと見なす」としている。なお、これに関しては以下の文献を参照のこと。
　　前掲『貝原益軒』296頁。

は「元気」を支える様々な気の 1 つに「心気」という気があり、「心気」を音楽が養うことによって、養生の根源となる「元気」にも働きかけるという理論を展開するが、これについては後述することとしたい。

　さて、益軒は『養生訓』著述の拠り所を『頤生輯要』に仰いではいるが、『頤生輯要』の文章を単に簡略的に和文へと直しただけではない。例えば、「総論下」には孫思邈の「十二少」に基づく次のような記述が見られる[70]。

　　　養生の要訣一あり。（中略）其要訣は少の一字なり。（中略）慾をすくなくすれば、身をやしない命をのぶ。慾をすくなくするの、その目録十二あり。（中略）食を少くし、飲むものを少くし、五味の偏りを少くし、色慾を少くし、言語を少くし、事を少くし、怒を少くし、憂を少くし、悲を少くし、思を少くし、睡眠を少すべし。（中略）孫思邈が千金方にも、養生の十二少をいえり。其意同じ。目録は是と同じからず。右にいえる十二少は、今の時宜にかなえるなり。

　上の記述では、養生にとって避けるべきものが列挙されている。ここに益軒が挙げた「少」の項目は 11 あり、これは『千金方』にいう「十二少」を意図的に修正したものである。そもそも『千金方』には、「少思、少念、少慾、少事、少語、少笑、少愁、少楽、少喜、少怒、少好、少悪」の「十二少」がある[71]。そのうち、『頤生輯要』「総論」にひかれる『千金方』の「十二少」は、少思、少念、少慾、少事、少語、少笑、少愁、少楽、少喜、少怒、少好、少悪と同一であった[72]。このうち、『養生訓』では少思、少慾、少事、少語、少怒の五項目はそのまま援用している。

　しかし、益軒は飲食と睡眠を新たに追加し、愁を憂と悲に分割している。

69　石田秀実『こころとからだ—中国古代における身体の思想—』中国書店、1995 年、106-297 頁。
　　なお、この「元気」に関しては『黄帝内経』及び『論衡』『難経』などでも多く言及されている。
70　前掲『養生訓』503-504 頁。
71　孫思邈『備急千金要方』国立中国医薬研究所、1990 年、479 頁。
　　なお、これに関しては福光も、以下の論文で同様の指摘をしている。
　　福光由布「『養生訓』にみられる『養生』と『楽』」『藝術研究』第 21・22 号、2009 年、179 頁。
72　前掲『頤生輯要』772 頁。

また、孫思邈の述べる少笑、少楽、少喜、少好、少悪の 5 項目も削除しているのである。これに関して、なぜ少好と少悪を削ったのかに関してははっきりしないが、笑・楽・喜といった精神的な快楽の表出と関連した項目を削除しているのは注目に値する。特に「楽」を重んじる「楽志」は、益軒が養生の重要な項目として、『頤生輯要』編纂に際して追加したものであり、益軒の人生観に基づく意図的な変更であったと思われる。また、益軒は古代中国の思想を受容しつつも、「楽」を避けるべきものとして捉えていた中国医学古典に対し、「楽」を養生に役立つものとして積極的に取り入れており、ここに相違点が見いだされる。

益軒にとって「楽」は、非常に重要な役割を果たすものであり、『楽訓』の「総論」には、以下のような記述が見られる[73]。

> この故に人はいとけなきより、いにしえのひじりの道をまなび、我が心にあめつちより生れ得たる仁を行いてみずから楽しみ、人に仁をほどこして、楽しましむべし。仁とは何ぞや、あわれみの心を本として、行い出せるもろもろの善をすべて仁という。仁とは善の総名也。仁を行うは、是天地の御心にしたがえる也。是すなわち、いにしえの聖人のおしえ給う人の道なり。此道にしたがいてみずから楽しみ、人を楽しましめて、人の道を行わんこそ、人と生まれたるかい有りて、顔之推がいうけん空しく過すのうらみなかるべけれ。

このように、益軒は天地と人体との関連を論じ、正しい道を歩みながら、楽しむことが非常に大切であると認識している。さらに、聖人の教えを自他共に実践するという、人としての務めを果たすことの中に「楽」は見出されると益軒は述べる。これに対応して、『養生訓』「総論上」には、人生の三楽として、「身に道を行い、ひが事なくして善を楽しむ」「身に病なくして、快く楽しむ」「命ながくして、久しく楽しむ」ことが挙げられる[74]。

73　前掲『楽訓』605 頁。
74　前掲『養生訓』485 頁。

　これまで見てきたように、益軒の養生観は儒学的な養生観を呈しながらも、『養生訓』の中で益軒は、中国医学古典からの引照に終始せず、独自の理論を発展させた。そして、益軒の養生観では身体の養生と並び、精神の養生にも目が向けられ、それには「楽」を重視するという益軒の思想の特徴が顕著に見られた。この「楽」は、益軒の音楽思想でも重んじられており、養生論における音楽の役割について考える上でも大きな着目点になり得る。では、益軒は養生論において具体的にどのような音楽論を展開したのであろうか。

3.　貝原益軒の養生論における音楽の役割

　まず、益軒は人間に対する音楽の働きについて如何なる思想を持っていたのか、改めて見てみたい。この点に関し、『養生訓』より以前に書かれた教育書『和俗童子訓』（1710）で益軒は、以下のように記している[75]。

> 　小児の時より早く父母長兄につかえ、賓客に対して礼をつとめ、読書手習芸能をつとめまなびて、あしき方にうつるべきいとまなく、苦労さすべし。はかなきあそびにひまをついやさしめて、ならわしあしくすべからず。

　ここには、「礼」を中心として読書・手習・芸能をもって行われる教育内容が構成されており、芸が教育の一角を占めていることが目に付く。また、芸について次のようにも益軒は言及している[76]。

> 　芸はさまざま多し。其内にて人の日々に用いるわざをえらびて学ぶべし。無用の芸は、まなばずとも有なん。芸も又、道理ある事にて、学問の助となる。これをしらぬは、日用の事かけぬ芸を学ばざれば、たとえば木の本あれども枝葉なきが如し。

75　前掲『和俗童子訓』171 頁。
76　同上、183-184 頁。

　この記述では、日用に必要な芸だけ学ぶことを推奨すると共に、学問と並び、芸も学ばなければならないとして、芸の必要性を説いている。ここで益軒は、芸の中から特に音楽を取り上げ、以下のように述べる[77]。

　　　又音楽をもすこぶるまなび、其心をやわらげ、楽しむべし。されど、もはらこのめば、心すさむ。幼少よりあそびたわむれの事に、心をうつさしむべからず。必制すべし。もろこしの音楽だにも、このみ過せば、心をとらかす。いわんや日本の俗に玩ぶ散楽は、其章歌いやしく、道理なくして、人のおしえとならざるをや。

　上の記述では、まず「其心をやわらげ、楽しむべし」とし、音楽を学び行うことによって心を和らげ、楽しむことができることを示唆している。この楽しむということは、これまで論じてきた「楽」であり、益軒にとって生活上における重要な価値である。したがって、楽しみをもたらす音楽は、見過ごすことのできない主要な実践であったのだろう。その一方で、同記述では音楽を過剰に嗜好することは望ましくなく、抑制することの必要性や、散楽による悪影響などについても言及している。

　さて、上の記述で益軒が書いている「其心をやわらげ」とは、苛立っていた気持ちを宥め和らげることであるが、この音楽が気持ちを宥め和らげることに関しては、『音楽紀聞』で以下のように語っている[78]。

　　　楽なりて其心の和気をやしない、心中の湮鬱をひらき。

　ここでは、音楽が気持ちを和やかにするほか、心の陰鬱な状態を発散させる効能もあることが示されている。このように音楽が感情に働きかける効能について、益軒は『養生訓』の中で、「元気」と関連付けて論じる。では、まず「元気」と感情との関連について述べている次の記述を見てみよう[79]。

77　同上、178頁。
78　前掲『音楽紀聞』。（国立国会図書館所蔵）
79　前掲『養生訓』502-503頁。

　　素問に、怒れば気上る。喜べば気緩まる。悲めば気消ゆ。恐るれば気
　　めぐらず。寒ければ気とず。暑ければ気泄る。驚けば気乱る。労すれば
　　気へる。思えば気結るといえり。百病は皆気より生ず。病とは気やむ也。
　　故に養生の道は気を調うるにあり。調うるは気を和らぎ、平にする也。

　上記に見られるように、益軒は『黄帝内経素問』を典拠として挙げ[80]、気
候と並び、感情が「気」に働きかけることに言及する。そして、身体を構成
するものとして「気」を重視し、病気は全て「気」から生じ、養生は「気」
を整えることによって成し遂げられると述べている。ここで言及されている
「気」というのは、正しくは「元気」のことである。では、その「元気」は
養生においてどのように保てば良いのであろうか、これについて益軒は『養
生訓』の中で以下のように記している[81]。

　　生を養う道は、元気を保つを本とす。元気をたもつ道二あり。まず元
　　気を害する物を去り、又元気を養うべし。元気を害する物は内慾と外邪
　　となり。すでに元気を害するものをさらば、飲食動静に心を用いて、元
　　気を養うべし。

　このように益軒は、養生の道は「元気」を保つことが根本であるとし、
「元気」を保つ方法には、「元気」を害する物を取り除くことと、「元気」を
養うことの2つがあるという。さらに、「元気」を養うことに関しては、「元
気」に影響をもたらす様々な「気」について以下のように論じる[82]。

　　養生の術は先ず心気を養うべし。心を和にし、気を平らかにし、いか
　　りと慾とをおさえ、うれい思いをすくなくし、心をくるしめず、気をそ
　　こなわず、是心気を養う要道なり。又臥す事をこのむべからず。久しく
　　睡り臥せば、気滞りてめぐらず。飲食いまだ消化せざるに、早く臥しね

80　『黄帝内経』『素問』「挙痛論篇」に似た言葉が掲載されている。
　　前掲『黄帝内経　素問』113-114頁。
81　前掲『養生訓』484頁。
82　同上、480頁。

むれば、食気ふさがりて甚だ元気をそこなう。（中略）又わかき時より色慾をつつしみ、精気を惜しむべし。精気を多くついやせば、下部の気よわくなり、元気の根本たえて必命短かし。もし飲食色慾の慎みなくば、日々補薬を服し、朝夕食補をなすとも、益なかるべし。又、風寒暑湿の外邪をおそれふせぎ、起居動静を節にし、つつしみ、食後には歩行して身を動かし、時々導引して腰腹をなですり、手足をうごかし、労動して血気をめぐらし、飲食を消化せしむべし。一所に久しく安坐すべからず。是皆養生の要なり。養生の道は、病なき時つつしむにあり。

　益軒はここで、養生を推進し「元気」を保つためには、「心気」「食気」[83]「精気」[84]「血気」[85]という諸々の気を養う必要があるということについて言及している。このうち、「心気」とは古代中国から存在し、心を内在させている気であり、「心気」の巡りや停滞、あるいはバランス失調により感情の起伏の原因も求められる[86]。そして、心を和やかにし、怒りや欲、憂いや思い悩むことを減らし、心を苦しめないことこそが「心気」を養い、それが「元気」に繋がり、健康を維持する秘訣となり得るという。

　養生における心、あるいは「心気」に関して、益軒は『頤生輯要』の「養心気篇」において、『千金方』など中国医学古典の記述をもとにして、その重要性を説いている[87]。また、「心気」の役割及び内容については、『頤生輯

83　『黄帝内経』によると、「食気」とは、五穀・水穀中の精微なる気である。なお、「食気」に関しては、『黄帝内経』の『素問』「経脈別論篇」「陰陽応象大論篇」などで言及される。

84　『黄帝内経』によると、「精気」とは、生命の基礎であり、人体を構成する根源の役割を果たし、人体の生長、発育、生殖、老衰と密接に関係する気である。なお、「精気」に関しては『黄帝内経』の『素問』「上古天真論」「五蔵別論」「金匱真言論」「調経論」や『霊枢』「本神篇」「決気篇」「衛気篇」「五味篇」「大惑論」などで言及される。

85　『黄帝内経』によると、血は気を源として脈中を流動するものであるが故に、気と血は不可分なものであるという。その中で「血気」は血液流動を促し肉体を構成する重要な役割を果たしている。なお、「血気」に関しては『黄帝内経』の『素問』「調経論」「八正神明論」「陰陽応象大論」「調経論」や『霊枢』「本蔵篇」「決気篇」「癰疽篇」「営衛生会篇」「経脈篇」「五音五味篇」「陰陽二十五人篇」「五味論」「癰疽篇眼」「風篇」「九鍼十二原篇」「官能篇」などで言及される。

86　石田秀実『気流れる身体』平河出版社、1993年、100-122頁。
　　前掲『こころとからだ―中国古代における身体の思想―』104頁。

87　前掲『頤生輯要』769-774頁。

要』と『養生訓』とで大きな差異はないため、益軒が『養生訓』で論じる
「心気」の重視についても、「元気」と同様に中国医学古典からの解離は見ら
れないといえる。そして、心や「心気」に関連付けて、益軒は音楽の持つ養
生効果について言及するのである。その具体的な内容として、まず以下の記
述に目を向けてみたい[88]。

　　　古人は詠歌舞踏して血脈を養う。詠歌はうたう也。舞踏は手のまい足
　　　のふむ也。皆心を和らげ、身をうごかし、気をめぐらし、体をやしなう、
　　　養生の道なり。

　上記では、詠歌舞踏が養生に役立つことが論じられており、詠歌は歌うこ
と、そして舞踏は手足を用いて舞を踊ることをそれぞれ指していることが分
かる[89]。また、詠歌舞踏は心を和らげ、身体を動かして気の循環を促し、こ
れが体を養い血脈を養うことに繋がる、といった養生への道筋が描かれてい
る。益軒は、心を和らげるものとして、詠歌舞踏のほかに「閑に日を送り、
古書をよみ、古人の詩歌を吟じ、香をたき、古法帖を玩び、山水をのぞみ、
月花をめで、草木を愛し、四時の好景を玩び、酒を微酔にのみ園菜を煮る」
ことなどを勧めていることから[90]、詠歌舞踏も比較的静かで穏やかなもので
あったということが想像に難くない。
　しかし、上の記述では詠歌舞踏が心身へと効能をもたらす過程や方法に関
しては具体性に乏しい。したがって、以下では詠歌舞踏がもたらす効能につ
いて具体的に検討してみたい。詠歌に関して、益軒は『楽訓』で次のように
論じる[91]。

　　　いにしえの郢曲早歌の類声おかしく氳氳としてつづしりうたうも、い

88　前掲『養生訓』504 頁。
89　「舞踏」は「舞踊」と同義であり、一般的には「舞踊」と表記される。しかし、本書の江戸期
　　の考察では、中心に取り扱う益軒が「舞踏」という用語を用いていること、また本章で比較す
　　るイギリス西洋音楽療法で論じられる「舞踊」との違いを明確にするため、江戸期に関しては、
　　日本側資料に見られる「舞」や「舞踊」も含め「舞踏」と表記することとしたい。
90　前掲『養生訓』497 頁。
91　前掲『楽訓』617 頁。

> ささか心ゆくばかりなるは、湮鬱をひらきて気をやしなう助と成ぬべし。
> 古人は詠歌舞踏をして其血脈をやしなえり。是心を楽しましめ、気をや
> しなう術なるべし。

ここでいう「気」とは、「湮鬱をひらきて」という前提を持っており、こ
れはすなわち湮鬱な心もちをはらした上で養われるもの、つまり「心気」を
指していると考えられる。益軒は、まず詠歌の持つ心を和やかにさせ、「心
気」を養う働きに注目していることがここから窺えるが、心を和楽にさせる
ことに関しては、詠歌のみに限ったことではなく、舞踏も含めた詠歌舞踏が
心を楽しませ、その結果「心気」を養う術であると示唆している。

そもそも、音楽が心に働きかけるという思想は、古代中国から存在してお
り、例えば『荀子』（前 3 世紀頃）では、嘆くような泣き声は悲しみを引き
起こし、軍歌は心を奮い立たせ、〈鄭衛〉などの民間で流れる淫らな音楽は
人を邪淫にさせ、舜帝の古楽〈韶楽〉や〈武楽〉は荘重な気持ちにさせると
いう。また、益軒が自身の音楽思想を形成する際に手本にした『礼記』「楽
記篇」では、音楽により和楽がもたらされるほか、心が清らかになることに
も言及されている[92]。益軒は、一貫して音楽が心を和やかにする、つまり和
楽に通ずるものであると論じ、そしてその心の和楽は、「心気」を養うとい
う考えに繋がっていくわけである。この音楽と「心気」とを関連付ける考え
の背景には、前述したように主として『千金方』など中国医学古典からの影
響があると考えられる。

また、益軒は礼楽思想を背景として、古楽を見聞きするといった受動的な
音楽活動も念頭に置く一方で、詠歌に関しては「歌うこと」、つまりここで
は能動的に音楽活動を行うことに言及しているため、それは舞踏と並び、身
体を動かすことにも繋がる。では、身体を動かすと何に影響を及ぼすのか、
次の記述から考えてみたい[93]。

92　藤井専英『荀子』下巻、明治書院、1969 年、601-602 頁。（新釈漢文大系 6　所収）
　　竹内照夫『礼記』中巻、明治書院、1977 年、564-581 頁。（新釈漢文大系 28　所収）
93　前掲『養生訓』493 頁。

　　およそ人の身、慾をすくなくし、時々身をうごかし、手足をはたらか
　　し、歩行して久しく一所に安坐せざれば、血気めぐりて滞らず。養生の
　　要務なり。

　上記のように益軒は、身体を動かすことにより「血気」の循環を促進する
としている。さらに益軒は「血気」のほかにも、身体を動かすことで影響を
受ける「気」が存在すると次のように論じる[94]。

　　久しく安坐し、身をうごかさざれば（中略）食気とどこおりて、病おこる。

　ここで益軒は、動かなければ「食気」滞るとした上、食後の運動を勧める
に至る。このように詠歌舞踏を含め、身体を動かすことは「血気」と「食
気」に影響を与えると益軒は考えていた。この思想についても、源流は古代
中国にある。音楽が「血気」に影響を与えるということに関しては、次のよ
うに『礼記』「楽記篇」で述べられている[95]。

　　故に楽行われて倫清く、（中略）血気和平なり。

　しかし、ここでは「血気」のみに触れられており、「食気」に関しては言
及されていない。「食気」に関する拠り所は、後世の養生法の殆どがこの両
書を基礎としていると益軒自身が認めているように、『千金方』『千金翼方』
など中国医学古典にある[96]。つまり、益軒の述べる音楽の養生効果に関して
は、礼楽思想と中国医学古典から折衷した思想を基盤としているということ
ができるであろう。

　このように、心身に働きかける詠歌舞踏は、「元気」を構成する「心気」
「血気」「食気」へと影響を与え、「気」の循環が良くなったことに伴って、
血脈も養われ、「気血」が養われた身体は養生へと繋がるという効能が見込
まれると益軒は考えるのである。

94　同上、485頁。
95　前掲『礼記』575頁。
96　九州資料刊行会編『益軒資料』第5巻、九州資料刊行会、1959年、3頁。（竹田定直宛ての書
　　簡）

では、詠歌舞踏の心身への影響は時系列的に行われるのか、あるいは並立的に行われるのであろうか。それに関し、益軒は心身の関連性を次のように述べる[97]。

> 養生の術、まず心法をよくつつしみ守らざれば、行われがたし。心を静にしてさわがしからず、いかりをおさえ慾をすくなくして、つねに楽しんでうれえず。是養生の術にて、心を守る道なり。心法を守らざれば、養生の術行われず。故に心を養い身を養うの工夫二なし。一術なり。

ここで益軒は、養生のためには、まず心を落ち着かせ、慾を少なくして、常に楽しんでいることが重要であると述べる。また、心を養うことと身体を養うことは区別なく、1つであるという点にも言及する。さらに、益軒は心身の関係について以下のように論じる[98]。

> 心は人身の主君也。故に天君という。思う事をつかさどる。耳目口鼻形 形は頭身手足也。 此五は、きくと、見ると、かぐと、物いい、物くうと、うごくと、各其事をつかさどる職分ある故に、五官という。心のつかい物なり。心は内にありて五官をつかさどる。よく思いて、五官の是非を正すべし。天君を以て五官をつかうは明なり。五官を以て天君をつかうは迷なり。心は身の主なれば、安楽ならしめて苦しむべからず。五官は天君の命をうけ、各官職をよくつとめて、恣なるべからず。

上記で益軒は、心を身体の主君とし、安楽にすべきものであると共に[99]、心は「思うこと」を司る主であるとも述べている。さらに耳・目・口・鼻・形（体）という五官は、聞くこと、見ること、食べること、嗅ぐこと、動くことというそれぞれの役割としての職分があり、これは心の従者であるとす

---

97 前掲『養生訓』506 頁。
98 同上、536 頁。
99 これに関し益軒は『養生訓』で次のようにも述べる（同上、481 頁）。
　　心は身の主也。しずかにして安からしむべし。身は心のやっこなり。うごかして労せしむべし。心やすくしずかなれば、天君ゆたかに、くるしみなくして楽しむ。身うごきて労すれば飲食滞らず、血気めぐりて病なし。

る。つまり、益軒は心身を 1 つの有機体として扱う一方、その中で、まず心の健康を重視し、その後に身体の健康ももたらされるとするのである。これに関し、益軒は次のようにも述べる[100]。

　　楽なりて其心和気をやしない、心中の湮鬱をひらきかたし。故に古人は小児の時より音楽をおしえ、詠歌舞踏して其性情を和らげ、その血脈をやしなう。

すなわち、音楽は心を和やかにするのがその本性であり、音楽は心を解放する。そのため古人は、子供の時から音楽の教育を施し、詠歌舞踏で人間の性情を和らげ、それは結果的に血脈を養うことに繫がるというのである[101]。ここには、益軒の養生における音楽効能説の役割構造が見られる。

　つまり、益軒は詠歌舞踏に関しては、まず心を和楽にして「心気」を養い、それと共に身体の「血気」や「食気」も養われるとする。そして、それらが整ったのち、血脈も養われていくといった時系列的な見解を示しているということが分かる。さらに、益軒は養生の基本について次のように述べる[102]。

　　心は楽しむべし、苦しむべからず。身は労すべし、やすめ過すべからず。凡わが身を愛し過すべからず。

　つまり、養生のためには心を楽しませることと体を動かすことが必要であり、その両方の要素を音楽、その中でも詠歌舞踏が持ち合わせているために、益軒が養生論の中で着目するに至ったのであろう。このように、益軒が養生論において音楽に着目した記述を残していることは興味深い。また、これら益軒の養生論における音楽の役割についての思想基盤には、礼楽思想及び古代医学など、中国古典からの影響があるということが明らかとなった。

100　前掲『音楽紀聞』。（国立国会図書館所蔵）
101　益軒は、詠歌舞踏の運動効能に言及する際、古人が重んじた血脈を養うということに関しては、以下のようにも論じる（前掲『養生訓』482 頁）。
　　　古の君子は、礼楽をこのんで行い、射・御を学び、力を労働し、詠歌舞踏して、血脈を養い、（中略）かくの如くつねに行なえば、鍼・灸・薬を用ずして病なし。
102　同上、495 頁。

4. 貝原益軒の養生論における音楽効能説と、同時代イギリスにおける音楽療法論

前節で検討した益軒の音楽効能説は、当時の国際環境に位置づけるとどのような特徴を見いだすことができるのか、その点に筆者は関心を持った。そのため、まず17世紀から18世紀の養生論における音楽の役割について、同時代の中国医学書を調査してみた。ところが、これらの中国医学書においては、管見の限り論述を特定することができなかった。しかし、同時代の西洋における医学・養生に関連する文献を調査した結果、イギリスでは養生論を用いながら体系的に論じられた音楽療法書を複数特定することができた。したがって、本節では益軒の養生論における音楽に対する考え方の特徴を、より明確なものにするために、同時代イギリスの音楽療法思想と益軒の音楽効能説とを比較してみたい。

17世紀から18世紀にかけてのイギリスにも養生法的な概念、すなわちnon-natural things（以下、「非自然的事物」と訳す）が存在していた。この「非自然的事物」と絡めて、音楽を健康維持・促進や精神疾患の治療に役立てることを主張したのが、牧師のロバート・バートン Robert Burton（1577-1640）、医者のリチャード・ミード Richard Mead（1673-1754）、薬剤師のリチャード・ブラウン Richard Browne（18世紀）である。

「非自然的事物」とは、健康を左右する「食物」「鬱滞と排出」「空気」「運動」「目覚めと睡眠」「精神の動揺」といった6つの要素のことであり、これは病気の原因や治療になるものとして、伝統医学の下で伝承されてきた概念である。「非自然的事物」という用語の初出については不詳であるが[103]、実質的な6つの中身は、既に古代ギリシアのヒポクラテス Hippocrates（前6世

103　「非自然的事物」については以下の文献を適宜参照した。
　　　L.J.Rather. "The Six Things Non-Naturals," in *Clio Medica* 3. 1968. pp. 337-347.
　　　Saul Jarcho. "Galens Six Non-Naturals: A Bibliographic Note And Translation," in *Bulletin of the History of Medicine* 44. 1970. pp. 372-377.
　　　Luís García-Ballester. *Galen and Galenism*. Ed. by Jon Arrizabalaga, Montserrat Cabré, LluísCifuentes, Fernando Salmón. Aldershot: Ashgate, 2002. pp. 105-115.

紀）やクラウディオス・ガレノス Claudios Galenos （2 世紀-3 世紀）の著作に見られる[104]。これらの概念は、16 世紀辺りから近代医学が発達するにしたがって、これまでの伝統医学に対する懸念が次第に生じるに伴い、徐々に下火となっていく。しかし、そのような風潮の中でも 17 世紀から 18 世紀にかけ、臨床医学と共に伝統医学を重んじたトマス・シデナム Thomas Sydenham （1624-1689）のほか、ジョージ・チェイン George Cheyne （1671-1743）、ミード、ジョン・フレンド John Friend （1675-1728）といったピトケアン学派の医者は、ニュートン哲学から影響を受けた機械論を重視する一方で、「非自然的事物」などを含む伝統医学にも目を向けた。このように、古代に典拠を求める姿勢は、中国古典を引照した益軒の姿を想起させる。また、「非自然的事物」とは、全く健康でもなく、正しく病気でもないといった、人間が通常にいる中間地帯の健康状態において、予防的、防止的に介入するものであり、この点も益軒の養生観と釣り合っているといえよう。

　イギリスでは、養生概念を用いながら音楽療法論を展開する初期の著作として、バートンの『メランコリーの解剖』（1621）が挙げられる[105]。バートンの音楽療法に対する考えは精神的側面が強く、「非自然的事物」の中の「精神の動揺」に関連付けて音楽聴取に言及し、受動的な音楽活動の治療的価値について検討をしている点に特徴がある[106]。

　次いで、『メランコリーの解剖』の約 90 年後に出版された『毒物の機械的有効性論』（1708）では[107]、著者のミードが、バートンと同じく精神的側面への視座を見せる。その上でミードは、自身の音楽療法論に機械論的要素を色

104　Hippocrates. *Epidemics* 2, 4- 6. Edited and translated by Wesley D. Smith. Cambridge: Harvard University Press, 1994. pp. 286-287. ［Loeb Classical Library 477］
　　Claudius Galenus. *Arsmedica*. In *Opera omnia* （1821）, Vol. 1. Ed. and trans. by C. G. Kühn. Hildesheim: Georg Olms, 1997. pp. 367-368.
105　Robert Burton. *The Anatomy of Melancholy*. Oxford: John Lichfield, 1621. 876p.
106　バートンの音楽療法の詳細については以下の論文を参照のこと。
　　光平有希「R. バートンの音楽療法に関する一考察—『メランコリーの解剖』第 2 巻を中心に—」『音楽学』第 56 巻 1 号、2010 年、52-65 頁。
107　Richard Mead. *A Mechanical Account of Poisons in Several Essays*. London: Balph Smith, 1708. pp. 137, 142.

［図5　リチャード・ブラウン
『医療音楽』］

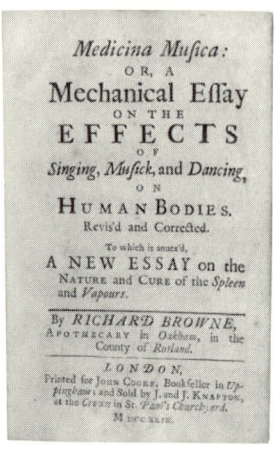

(所蔵：大英図書館)

濃く反映させ、「非自然的事物」のうちの「精神の動揺」として歌唱と器楽聴取を、「運動」として舞踊を振り分ける。ただし、ミードはそのメカニズムまでは考察しておらず、言及にやや物足りなさを感じずにはいられない。しかし、バートンやミードと異なり、音楽の治療的効能に関するメカニズムについても詳細に論じられているのが、ブラウンによって著わされた『医療音楽』である[108]。それ故、益軒の養生論における音楽効能説と、ブラウンによって 1729 年に執筆された『医療音楽』における音楽療法論との内容を比較検討することで、以下、益軒の考える養生論での音楽効能説の特徴を検証してみたい。

　ブラウンは、『医療音楽』の中で機械論医学に基づく身体観を重視し、ミードの分類方法を踏襲しながら、「精神の動揺」として歌唱と器楽聴取を、「運動」として舞踊を振り分けている。また、『医療音楽』は全体を通じ、メランコリーやヒステリーなどの精神疾患に対する音楽療法について記述している。この点は、益軒が健康促進・維持を念頭に一般的養生論における音楽の効能について広く論じていることと異なり、『医療音楽』では対象者が限定され、狭い範囲での論証となっている[109]。さらに、ブラウンは『医療音楽』において、ニュートン哲学を反映したピトケアン学派の機械論に影響を

108　Richard Browne. *Medicinamusica: or, A Mechanical Essay on the Effects of Singing, Musick, and Dancing, on Human Bodies. Revis'd and Corrected. To which is annex'd, a New Essay on the Nature and Cure of the Spleen and Vapours*. London: John Cooke, 1729. 125p.
　　なお、ブラウンの音楽療法思想の詳細については、以下の論文を参照のこと。
　　光平有希「『医療音楽』にみるリチャード・ブラウンの音楽療法思想」『総研大文化科学研究』
　　2013 年、251-271 頁。
109　なお、『医療音楽』の構成は『献辞』と『序文』の後、第 1 章では『歌唱』、第 2 章では『音楽』、第 3 章では『舞踊』、第 4 章では『憂うつ症と塞ぎ込み、すなわちヒポコンドリーとヒステリーの状態』についてそれぞれ考察されている。

受けた医学思想を基盤に論を展開しており、益軒の「気」を重視する傾向とは異なるという点もここに記しておきたい。

　では、『医療音楽』には実際にどのような内容が記されているのであろうか。ブラウン『医療音楽』の第 1 章「歌唱」と第 3 章「舞踊」に焦点を当てて考察してみたい。まず、第 1 章の冒頭でブラウンは、歌唱は聴覚を刺激して快楽や歓喜を促進し、精神を鼓舞するが故に精神疾患の治療に有効であると述べる。さらに、歌唱は精神面のみならず、身体面にも影響を与えるとして、6 つの命題の下で論を展開する[110]。

　命題の中でブラウンは、精神疾患の治療において「アニマル・スピリッツ」animal spirits の流動が最も重視されるべきであるという立場をとる。「アニマル・スピリッツ」とは、17 世紀の機械論において一種の物質と見なされ、脳で生成された後、神経をとおして全身に分配されるものである。そして、この「アニマル・スピリッツ」は身体機能の根源となり、脳及び神経系機能も司ると考えられていた[111]。

　ブラウンによると、歌唱は快楽や歓喜を包含しているために、精神に働きかけ、その結果、精神と共鳴があり、精神と身体の媒体でもある「アニマル・スピリッツ」の分泌を促進するという[112]。さらに、「アニマル・スピリッツ」と血液循環にも相互作用があり、「アニマル・スピリッツ」の流入が強く速くなればなるほど脈拍も強く速くなる[113]。ここまで見てくると、精

110　Browne. *Op.cit.*, pp. 7-12.（命題 1-6）
111　C. U. M. Smith. *The Animal Spirit Doctrine and the Origins of Neurophysiology.* Oxford: Oxford University Press, 2012. pp. 34-38.
　　ガレノスの生理説は、1628 年に提唱されたウィリアム・ハーヴィー（1578-1657）の血液循環論によって血液循環が心臓の筋肉運動で説明できるようになったため、「ヴァイタル・スピリッツ」の説が覆されたほか、同じく 17 世紀初頭にはヤン・ファン・ヘルモント（1579-1644）が新陳代謝を各消化器官に基づいて 7 段階に分類し、胃の中における酸性胃液や十二指腸におけるアルカリ性の胆液を発見したことで新陳代謝の機能を説明できるようになり、「ナチュラル・スピリッツ」の概念が不要となった。しかしそうした中、依然として神経の働きはまだ解明されていなかったため、「アニマル・スピリッツ」の概念は 18 世紀においてもなお医学思想の中でなお利用され、ブラウンも精神疾患の治療においては「アニマル・スピリッツ」の流動を促進することが最も重要であるとしている。
112　Browne. *Op.cit.*, pp. 7-8, 20.
113　*Ibid.*, p. 9.

神と身体の媒体であり、血液循環にも相互作用が認められる「アニマル・スピリッツ」とは、益軒の述べる「心気」と近い概念であることが窺えよう。また、歌唱は快楽や歓喜を包含しているために精神に働きかけ、その結果、「アニマル・スピリッツ」にも影響がもたらされるというブラウンの思想は、「楽」の要素を含む詠歌が、心を和楽にすることによって「心気」を養い、その結果、身体の根幹である「元気」や血脈も養われると考えていた、益軒の思想と相通ずる解釈が見いだせる。

　一方で、益軒は「心気」について、養われるとのみ言及しているのに対し、ブラウンは歌唱が「アニマル・スピリッツ」を分泌・生成するといった、さらに具体的な表現、かつ機械論的にその組成についても論じており、この点に関しては相互間での差異が見いだせる。

　また、ブラウンは歌唱が及ぼすそのほかの影響について、「アニマル・スピリッツ」の流入がもたらされると、胃の筋肉繊維の状態及び弾力性が回復し、それによって消化不良が解消されると説く。さらには、歌唱による横隔膜や腹筋の頻繁な動きが食物を血液へと変換するのに役立つという[114]。ここからは、歌唱という能動的な音楽活動が「アニマル・スピリッツ」を経由して、内臓器官である胃、そして血液循環にもたらす運動的効能について、機械論的に論じられている様子が窺える。

　他方で、ブラウンによると歌唱は肺にも好影響をもたらすという。これに関しては、「アニマル・スピリッツ」を経由するのではなく、歌唱することで吸気が大きくなることにより、肺で生成される肺静脈の流動が活発化し、血液循環が促進されるとして[115]、ブラウンは、肺という内臓器官にもたらす歌唱の直接的な運動的効能の側面を強調している。

　ブラウンは、精神が身体に影響を与え、また身体も精神に影響を与えると考えていた[116]。そして、心身双方の健康や影響関係を重視していたため、精神疾患の治療には精神と身体の媒体となる「アニマル・スピリッツ」がなに

114　*Ibid.*, pp. 9-10, 20-21.
115　*Ibid.*, pp. 10-11.
116　*Ibid.*, p. 8.

よりも不可欠だったのである。さらにブラウンは、歌唱の快楽や歓喜に言及することで精神への働きに目を向けながらも、内臓器官やそれを構成する繊維や組織といった身体面への「歌唱」の直接的な効能についても論じ、その双方が整った時に健康が育まれると考えていた。歌うという行為が心身の双方に効能をもたらすということ、そして心（精神）と身体とに相関性があるという点に関しては、ブラウンと益軒に共通点が見いだせる。しかし、身体より心を重視するという益軒の思想は、ブラウンには見当たらず、ブラウンにとって心身は、完全に別個のものである。また、益軒があくまでも「心気」「血気」「食気」といった「元気」を司る諸々の「気」を詠歌が養い、それが血脈を養うと論じたのに対し、ブラウンは「アニマル・スピリッツ」という気体や、血液などの液体の器である内臓器官への具体的な効能について機械論的に論じており、身体そのものへの眼差しが益軒よりも強いということがここから窺える。

　一方、舞踊についてブラウンはどのように考えるのであろうか。ブラウンは舞踊に関して大きく 2 つの効能を主張する。1 つ目の効能は、舞踊による筋肉運動で血管中の血液が希薄になり、血液流動が促進されるということである。この血液流動の促進に呼応し、「アニマル・スピリッツ」の流入も促進されて精神疾患の治療に繋がるとブラウンは考える。その理由は、一部の精神疾患は、「アニマル・スピリッツ」の欠如でもたらされる粘液質の血液によって引き起こされるため、舞踊によって血液循環や「アニマル・スピリッツ」の流動促進がもたらされることで症状が改善されるからであるという[117]。

　2 つ目の効能は、舞踊によって腸が刺激されて動きが活発化し、横隔膜、腹筋、胃などの腹部が総体的に働くことで消化と乳糜生成が助けられ、血中の老廃物の蓄積増加も断ち切られるということである[118]。舞踊に関しても、ブラウンは「アニマル・スピリッツ」の促進を重視しているが、歌唱のよう

117　*Ibid.*, pp. 55-56.
118　*Ibid.*, pp. 61-62.

に精神に働きかけ、その結果得られる「アニマル・スピリッツ」の流動促進を強調してはいない。このようにブラウンは、舞踊に関しては、あくまでも筋肉や腹部へ直接働きかけることによって血液循環や「アニマル・スピリッツ」の流動を促進する効能にしか言及しておらず、舞踊の持つ運動的効能の側面を重視している点が特徴的である。これに関し、益軒の考える舞踏による効能と比較してみると、益軒も舞踏の運動的効能に焦点をあて、身体中の「血気」と「食気」に働きかけることで、血脈が養われると述べている点においては双方共に近い思想といえる。しかし、益軒は舞踏の運動的効能のみを強調しているのではない。益軒にとっての舞踏は、単に動くだけの身体的行為ではなく、詠歌が伴われることも併せて鑑みられており、舞踏と詠歌の総体が心に和楽をもたらし、「心気」を養うといった効能も持ち合わせると考えられていたのである。この背景としては、ブラウンが舞踊という身体を動かすことでもたらされる腹部の相対的な運動的効能に着目し、それが血液循環や「アニマル・スピリッツ」を促すことで精神疾患の治療が行われるとする、身体の個別化した動きに焦点を当てている一方で、益軒は、養生において重視すべきことは楽しむ、つまり「楽」の要素があることであり、その「楽」を享受するために詠歌舞踏という双方の複合を重視し、総合的な心及び身体への影響を念頭に置いて音楽の効能に言及しているという二者の大きな違いが影響しているのである。

　では、ブラウンは『医療音楽』第 2 章で言及した音楽を聞く、つまり器楽聴取に関してはどのような考えを示しているのであろうか。ブラウンはまず、外耳、内耳共に音の伝わり方は空気振動の度合いに左右され、その空気振動の大きさによって聴神経には様々な影響がもたらされるほか、聴神経へと働く空気の心地よい振動からは、直接的に精神的な心地よさや慰めも生じると述べている[119]。ここからは、ブラウンが機械論的な身体のメカニズムに集中した論を展開している様子が浮き彫りとなっているが、このメカニズムの記述は益軒の著述には見られない。その一方で、ブラウンは音楽を聴取するこ

119　*Ibid.*, pp. 32–33, 35.

とで精神が高揚、鎮静すると考えていたことからも分かるように、器楽聴取には直接的に精神に作用するという効能が認められ、これら双方の理由から、器楽聴取は精神疾患の治療に有用であるとしている[120]。この点においては、益軒の「楽」思想との接点を見いだすことができる。

　さらに、ブラウンは器楽聴取によってもたらされた心地よさが、歌唱の時と同じく「アニマル・スピリッツ」を促進すると共に、空気振動に影響を受けた聴神経も「アニマル・スピリッツ」に働きかけるとして、器楽音楽の内容、特に奏法や速度に関する具体例を挙げながら説明を続ける[121]。例えば、ヴァイオリンのストリングが素早く、大胆に打ち鳴らされるような奏法やアレグロの器楽曲の場合、空気振動は速く、短く、大胆になる。それによって聴神経は活発に煽動され、共鳴した「アニマル・スピリッツ」も活性化される。さらに、「アニマル・スピリッツ」が全身に共鳴と類似した感覚を伝達することにより、精神には活発で強い喜びが与えられるとブラウンは述べる[122]。これらのことから、ブラウンはアレグロの曲は暗く悲観的な思想を抱いてしまいがちな、「憂うつ症」や「塞ぎ込み」の治療に役立つという[123]。一方、ヴァイオリンの柔らかく遅いストロークが用いられるような奏法やアダージョの曲は、穏やかな空気振動が聴神経に働きをもたらす。それにより「アニマル・スピリッツ」は減退、あるいは逆流し、その結果、精神は非常に鎮静化し恍惚状態が引き起こされるという[124]。そして、精神状態が怒りや激憤に満ちている時は激しく不規則な「アニマル・スピリッツ」の動きが付随しているため、それを防ぐには、まず柔らかなアダージョを用いるべきであるとブラウンは付け加える[125]。

　ブラウンの考えていた精神と器楽聴取の関係は、元々の精神状態とは逆の性質を有する楽曲を用いるという、いわば「逆療法的な概念」に似ている[126]。

120　*Ibid.*, pp. 31–32.

121　*Ibid.*, pp. 35–51

122　*Ibid.*, pp. 35–36, 40, 42.

123　*Ibid.*, pp. 46–47.

124　*Ibid.*, p. 36.

125　*Ibid.*, p. 41.

　また、ブラウンは前述したようなアダージョとアレグロという反対の性質を
有する楽曲を日常的に聴取することにより、音楽の心地よい対比で健康を維
持することができるとも考えていた[127]。このようにブラウンは、音楽は精神
的な心地よさももたらすほか、感情の高揚及び鎮静化にも効果を発揮すると
しており、受動的な音楽活動に対し多義的な効能を示している。

　さらに、ブラウンは音楽を組織する楽器の奏法やテンポに着目した、非常
に具体的な考えを展開する。また、器楽聴取がまず働きかけるのは神経だと
述べており、ここからも身体組織に目が向けられていることが分かる。それ
に対し、益軒は養生論の中で音楽の効能について論じる際には、能動的な詠
歌舞踏を推奨しているが、音楽を見聞きすること、つまり受動的な音楽活動
が人間に働きかける感情傾向などにまで拡げて考察するならば、益軒は一貫
して和楽をもたらすということに重きを置いており、ブラウンと益軒の受動
的な音楽の効能に関する考え方には大きな違いが認められる。

　以上のことをまとめると、同時代のイギリス及び日本で、同様に養生論と
絡めて音楽を用いることが提唱されているものの、ブラウンが器官及び組織
の働きに結び付け、機械論に基づいた身体重視の思想を論じるのに対し、益
軒の論じる「気血」の思想は概念的な域を超えてはおらず、音楽が心身双方
に効能を持つことを認めながらも、まず心に働きかける音楽の効能を重視す
る姿勢を顕著に見せていることに大きな違いが認められるであろう。この違
いには、当時の西洋医学で先端の思想であった機械論を重視し、心身二元論
のもとで治療としての音楽療法について言及したブラウンと、中国古典から
来る気一元論を基盤とし、道徳の一環として音楽の効能に目を向けた益軒の
思想的立場も大きく影響していると考えられる。

　さらに、ブラウンが活躍した 18 世紀前半から中頃までは、音楽史的区分
上ではバロック時代に位置する[128]。それ以前の音楽の主流は声楽であったが、
バロック時代に入ると楽器の性能が向上したこともあって、器楽が重要な位

126　Evan Ruud. *Meta-Musiktherapie*. Stuttgart: Gustav Fischer Verlag, 1992. p. 22.

127　Browne. *Op.cit.*, p. 44.

置を占めるようになった[129]。この時代、ピアノをはじめとして多くの楽器が発明され、従来の楽器にも様々な工夫や改良が加えられた。ブラウンも『医療音楽』の第2章において、トランペット、ホルン、バグパイプ、オーボエ、フルート、フラジオレット、ハープ、ヴァイオリン、オルガンといった管楽器、弦楽器、鍵盤楽器を具体的に取り上げ、その治療的効能に言及している。なお、これらの楽器はいずれも当時の独奏器楽作品の中で頻繁に用いられており、比較的容易に音色を聞くことができたものと考えられる。

　また、それと並行して不完全ながらも、この時代にはオーケストラ形式が確立され、17世紀半ば以降はそれを基とした協奏曲やオペラが誕生したことも特筆に値する。このように、新しい音楽の様式や形式が確立したバロック時代であったが、この時代の音楽は大規模で豪華絢爛、感情の起伏も激しく劇的な作風になっている点、そして曲全体を低音声部が一貫して流れているという、通奏低音の響きを持っている曲が多い点が特徴的である[130]。

　その一方で、市民階級にもクラシック音楽の門戸が大きく開かれ、特に貿易で経済的に潤ったイギリスでは、弦楽器や鍵盤楽器の普及により、一般市民の中でも日常的に組曲やソナタ、協奏曲が演奏されるようになっていったほか、英語によるオペラやオラトリオが流行した[131]。当時のオラトリオやオペラの作品は、主としてイタリアオペラの書法に則ってはいたが、序曲や舞曲に関しては、聞き手の情感を揺さぶるような説得力のある音楽構成や、聞き手を圧倒させる多声音楽様式を用いるなど、フランス風の音楽の影響も見られる[132]。その点で、当時のイギリス音楽は、他国との音楽融合を推し進め

128　バロック時代の音楽に関しては以下の文献を適宜参照した。

　　　デイヴィット・G. ヒューズ『ヨーロッパ音楽の歴史』下巻、ホアキン・ベニテズ他訳、朝日出版社、1991年、289-440頁。

　　　ドナルド・ジェイ・グラウト、クロード・V. パリスカ『新西洋音楽史』中巻、戸口幸策他訳、音楽之友社、1998年、17-223頁。

129　礒山雅「バロック音楽」下中邦彦編『音楽大事典』第4巻、平凡社、1982年、1956-1957頁。

130　ジョージ・プラット「歴史的背景」アントニー・バートン編『バロック音楽―歴史的背景と演奏習慣』角倉一朗訳、音楽之友社、2011年、19-20頁。

131　同上、34-35頁。

132　同上、29-30頁。

た時期であるとも解釈することができる。

　さらに、この時代は楽曲の形式が確立されることによって舞踊形式の種類も増え、社交の場では舞踊が欠かせないものとなった[133]。これらのことから、当時、音楽は市民の生活や社会に密接なものであった様子が垣間見られるが、音楽を楽しむだけではなく、同時代にイギリスで蔓延していた精神疾患の実用的な治療の一環として用いようという動きが医学関係者を中心に顕著に見られた。その代表的な人物としてブラウンのほか、前述したミード、そしてリチャード・ブロックレスビー（1722-1797）などが挙げられる[134]。ブラウンはこのような音楽的背景のもとで『医療音楽』を著している。つまり、医学関係者であったブラウンは、社会的急務であった精神疾患の治療のために、当時、既に市民社会の中で普及していた実楽的な新しい音楽・楽器・舞踊などを無差別かつ積極的に取り入れ、音楽を治療の道具として用い、実践的な音楽療法論を展開したのである。

　他方、益軒が音楽効能説を論じた江戸中期の音楽的背景はどのようなものであったのだろうか[135]。1639（寛永 16）年の鎖国完成後、政権が安定した江戸幕府は、雅楽の再興と保護を行って江戸城内にも楽人を移住させた。また、能を武家の式楽と定め、盲人音楽家の当道を庇護して天台盲僧を処断するなどの音楽政策もとった。それと共に、同時代においては、それまでに成立した各種の音楽や関連芸能も定着し、全てが並列的な発展を遂げつつ、それぞれの種目内部において改良と細分化が進んでいく。さらに、江戸期は元禄時代前後から享保の改革に至る時期を第 1 期、享保以後から寛政の改革に至る時期を第 2 期、その後の化政期から天保の改革を経て幕末に至る時期を第 3 期として、大きく 3 期に分割される[136]。したがって、以下、益軒の音楽効能

133　Timothy Robert（小倉重夫訳）「ダンス【18 世紀―社交舞踊と器楽舞曲】」柴田南雄・遠山一行監修『ニューグローヴ世界音楽大事典』第 10 巻、講談社、1997 年、348-349 頁。

134　Richard Brocklesby. *Reflections on Ancient and Modern Musick, with the Application to the Cure of Diseases.* London: M. Cooper, 1749. 84p.

135　江戸期の音楽背景については、以下の文献を主として参照した。
　　平野健次「歴史【近世期】」平野健次・上参郷祐康・蒲生郷昭監修『日本音楽大事典』平凡社、1989 年、13-14 頁。

136　同上、13 頁。

説が該当する第 2 期の音楽的背景について、まずは実楽に関する内容から概観してみたい[137]。

　享保改革以後、遊里文化の発達に伴い、音楽文化面も繊細化する傾向を辿ることとなる。各種目の細分化が行われ、文化の中心が上方から江戸へと東漸していったのも同時期の大きな特徴の 1 つである。そうした中で、第 1 期に発展した浄瑠璃は、第 2 期になるとやがて興行的に衰退に傾き、徐々に歌舞伎に取り入れられることとなる。浄瑠璃吸収以前から歌舞伎に専属していた三味線などの演奏家は、江戸に移住する者によって代表されるに至り、単に長唄と略称された江戸長唄が、歌舞伎の中心音楽となった。そして長唄は、浄瑠璃の各節を吸収、あるいは分流するなどして、独自の発展を遂げる。また、同時代には尺八音楽の芸術化や、琴学の流行、そして明楽の普及なども あった。この時期には、一方において、地歌の端歌物や豊後節の流行など、遊里などを中心とする官能的な音楽文化が形成されると共に、他方では、各種目とも、その理論研究が行われて記譜法も進み、楽譜、歌本、稽古手引書などの編纂刊行が盛行した。このような実楽的な背景のもとで、同時期には並行して儒学者による音楽思想も展開されている。

　この時期、邦楽における雅俗思想が展開され、熊沢蕃山 (1619-1691) や、荻生徂徠 (1666-1728)、太宰春台 (1680-1747) などといった儒学者は、浄瑠璃や三味線のような俗楽を論駁した[138]。彼らの考えの背景には、礼楽思想の受容及び尚古主義の特徴が窺える。そもそも、古代中国では、礼と楽とは相異なる二元的対立であり、国家社会を平和に維持するための政治上の手段として、秩序のための「礼」と、融和のための「楽」が必要であると説かれていた。これに対して、後世の日本における礼楽思想では、音楽の中に「礼」が溶け込んだ、「礼楽一如」の思想が主軸を担うこととなる。これは、もはや政治上の手段のみならず、音楽内部の問題にも変容しているのである[139]。

137　同上、13-14 頁。
138　吉川英史「日本の音楽思想―近世を中心に―」山口修他編『岩波講座　日本の音楽・アジアの音楽』第 1 巻、岩波書店、1988 年、72-79 頁。
139　同上、79 頁。

そして、礼楽思想で重んじられる雅楽などの古来由来の音楽を善きものとする考えは、伝統を尊ぶ尚古主義にも繋がっていく。

　この礼楽思想や尚古主義は、同じく儒学者であった益軒の著作にも見られる。つまり、儒学者である益軒は、儒学思想、あるいは当時の尚古主義的音楽思想に基づき、江戸期日本の文化土壌に根差して多少の変容は認めるものの、基本的には、当時発達が目覚ましかった新たな楽器や奏法を用いるのではなく、古代中国における古楽、とりわけ礼楽思想を重んじた上で、養生論における音楽効能説を展開しているという特徴が見られる。

　これまで概観してきたブラウンと益軒における身体観及び音楽思想の違いを総体的に検討するならば、ブラウンが論じた音楽療法論は、機械論に基づき身体に主眼が置かれた上で、積極的に新しい音楽を取り入れながら、音楽の治療的効能を論じるものであった。その一方で、益軒が論じた音楽効能説は精神面に主眼が置かれており、儒学思想、あるいは尚古主義的音楽思想に基づき、当時、発展が目覚ましかった楽器及び楽曲や奏法を用いるのではなく、古代中国における古楽、とりわけ礼楽思想が重視されている。この点において、双方の理論には明らかな違いが認められる。

　以上、養生における音楽の役割について、同時代のイギリスにおける音楽療法論と益軒の音楽効能説との比較をとおして、益軒の音楽効能説の特徴を割り出してみた結果、益軒は音楽の「楽」の要素を重視し、音楽が心に働きかける効能を特に重んじるという特徴が明らかとなった。

　このように益軒の養生論における音楽効能説は、中国古典の思想を基盤としながらも、音楽や養生論の取捨選択で見られるように、その引照に終始するのではなく、益軒の生きた近世日本の土壌に根付いた独自の観点から音楽の持つ心理的、生理的な効能を応用して、心身の健康維持・促進を図ることを目的として書かれているという点で、重要な示唆を含んでいるといえよう。

5. 貝原益軒の養生論による音楽効能説のその後の影響

　益軒の養生論における音楽の効能への言及は、江戸期養生論において、単

発的なものであったのだろうか。この疑問への答えを探るため、益軒以降の江戸期養生論で音楽の効能に触れている書籍に目を向けてみたい。

　まず、益軒『養生訓』から2年後の1715（正徳5）年に刊行された、医者の芝田祐祥（17世紀-18世紀）が著わした『人養問答』には、以下の記述がある[140]。

　　糸竹歌舞は鬱を開き、心を養い気を巡らすの良法也。

　ここでは、糸竹、つまり三味線や箏、尺八などの楽器のほか、歌舞が心を養い、心気を巡らすための良法であることが述べられており、祐祥が音楽による精神的な効能について、益軒と同様に支持していることが分かる。また、祐祥は『人養問答』の別箇所において、『黄帝内経』『本草綱目』及び『論語』を熟読することを推奨しており[141]、これらの著作に関しても益軒が参照したと同様のものが示されている。さらに、祐祥は養生において「人たる者、喜怒憂思悲驚恐の七情はなき事あたわず、多く此七情に傷られて病なす」と述べ[142]、病気の根源を七情に帰し、七情を排除することを重視しており、この見解についても益軒からの解離はないといえる。その一方で、益軒と同時代の祐祥が、益軒の排除している三味線も効果的であると論じている点は興味深い。

　次いで、益軒の『養生訓』から100年以上も後、江戸期における養生書刊行の第2ピークに相当する天保期に執筆された養生論としては、1831（天保2）年に八隅景山（19世紀-20世紀）が著わした『養生一言草』がある。高崎出身の医者で、古医方学派に依っていた景山は、『養生一言草』の「能謡」という項目で以下のように論じる[143]。

140　芝田祐祥『人養問答』教育新潮研究会編『日本衛生文庫』第5巻、1917年、69頁。
　　なお、祐祥は別の箇所で「又音曲歌舞を聞き、自身も琴三味線を毎日もかなでし心を慰むべし。」と音楽の効能について言及している（同上、78頁）。
141　同上、56-57頁。
142　同上、78頁。
143　八隅景山『養生一言草』教育新潮研究会編『日本衛生文庫』第1巻、1917年、279-280頁。

　　　人の上には舞謡より楽しみはなし、抑抑此業は心と腹と腰とを定め、
　　意気四支行わたり、且音声を清うして、呼吸自ら安寧なるべし。故に老
　　若ともに、音声を発するには、此舞謡は、能養生なり。

　ここでは、能を例えとして、益軒と同じく踊ることや歌うことに言及して
いる。また、踊ることは楽しみをもたらし、心と腹腰を定めるとして、精神
及び身体への効能を論じているという点で益軒の考えと一致する。その一方
で、景山は歌うこと、つまり発声することは呼吸機能の安定を促すというこ
とにも言及している。この観点は益軒に見られなかったものであり、やや益
軒の考えとの解離が見られる。

　景山『養生一言草』から3年後の1834（天保5）年には、鈴木朖（1764-
1837）の『養生要論』が刊行された。朖は名古屋の国学者であるが、古医方
学派儒医の家系に生まれ、十代は医学を学んでいた。その朖が著わした『養
生要論』には、以下のような記述がある[144]。

　　　薬物食物の外にも他言を毒也とし、汗を多く発するを毒とし、浴場を
　　毒とする類い、皆々医者の愚蒙なり。楽しむに歌あり、哀しさに號哭あ
　　り、皆々音声を発して鬱気を散ずるしかたなり。

　上記からは、薬物や入浴による発汗を害とする医者を愚かであると述べる
ほか、楽しむために歌が、そして悲しむために號哭があるとして、人は音声
を発することにより鬱気を解消するといった、能動的に音声を発することに
よる精神面への効能についての言及が見られる。さらに朖は、以下のように
も論じる[145]。

　　　命は食に在という俗語、誠に然る事也。其食をこなして諸部へ送る者
　　は胃の腑也、然れば胃の腑程大切なる物はなし、命をつなぐ根元にして、
　　これを善食うを養生の大本とす。是をしらず、胃の腑をいたわる事をせ

144　鈴木朗『養生要論』教育新潮研究会編『日本衛生文庫』第1巻、1917年、109頁。
145　同上、137-138頁。

ざるは、身しらず命しらずという者なり。胃を養う仕方は、其害をのぞ
くと、其助けを求めるとの二つなり。其害とは、飲食には毒物、又は厚
味の過食、心気にては気鬱憂恨怒哀傷也。薬物には補益の愚説を痛く退
けて、滞ある時は、吐下の薬を時に随て用うる類なり。其助けとは、気
分を滞りなく発散し道理明かに、慈悲心厚くして、自堕落懈怠の心なく、
私欲の筋には疎にして、さて身の働きは、歌を歌い舞い躍り、家職の外
に、文武の芸術を怠りなくはげみ習い、腹の減り汗の出る程の業を折々
して、（後略）。

　上記で朓は、養生上の胃の重要性を説く中で、胃を養う方法として、害を
除くことと助けを求めることの 2 つを挙げる。「胃を蝕む害」としては、飲
食における毒物や過食という物理的な側面と並び、心気という精神的な側面
に関することとして、気鬱憂恨怒哀傷といった各感情を避けるべきであるこ
とを提案する。そして、「助け」の部分においては、気分を発散することの
重要性と共に、歌を歌い舞踏を行うことを勧めていることからも、朓の姿勢
からは明らかに益軒の影響が見られる。もっとも、これは朓自身も『養生要
論』の中で、益軒の『養生訓』に触れており[146]、ここからも朓が益軒の思想
に影響を受けて養生に関する考察を行っていたことが窺える。
　その一方で朓は、益軒の重視した気分を発散する、あるいは心を養うため
に歌や舞踏を用いるという思想だけではなく、運動として歌や舞踏を行うこ
とで、空腹感や発汗作用を促すという、身体的側面にも目を向けている。つ
まり朓は、養生論において能動的に歌うことや舞踏による精神面及び身体面
という双方の効能について強調しているのである。さらに、朓が益軒と一貫
して異なるのは、朓が道教的な医学を全面的に排し、西洋医学について「西
洋の医術、もろこしよりもまさりて実用に切也」と称賛している点である[147]。
ここからは朓が西洋医学、つまりこの時期、多量に流入してきた蘭学を中国
医学よりも勝っていると捉えていることが顕著に窺える。これらの背景のも

146　同上、128 頁。
147　同上、112-113 頁。

とに執筆された腮による音楽の効能に関する記述からは、益軒には見られなかった「胃」という内臓器官に言及する姿勢が見られる点も非常に興味深い。

　このように、益軒以降の江戸期養生論における音楽の効能に関する記述を見てみると、これらは主として歌うことと踊ることの効能に言及するという共通点を持つ。しかし、益軒と同時代の祐祥は音楽の効能を心、つまり精神への働きかけに限定しているのに対し、江戸後期の景山になると身体への効能の強調が垣間見られるようになる。景山及び腮も気の概念から解離はしていないものの、腮に至っては西洋医学である蘭学を善きものであるとし、イギリスのブラウンなども重視していた内臓器官への言及も見られる。

　以上、江戸期養生論における音楽効能説においては、これまでの中国医学古典の重視に基づいて日本の土壌で発展させた、主として歌唱や舞踏により「楽」がもたらされるといった、精神への音楽の効能の重視が見られた。そして、その思想はその後、身体面における気血を促すといった視点の上に、西洋医学受容の過程で、徐々に歌唱や舞踏が直接的に内臓器官など身体面に与える影響にも目が向けられるようになっていく様子について明らかとなった。

第 4 節　蘭学を通じて伝達された西洋の音楽療法論

　本章冒頭で触れた［リスト I：江戸期に刊行された養生書］のうち、岡研介（1799-1839）と高野長英（1804-1850）の翻訳によって 1827（文政 10）年に刊行された『蘭説養生録』、翻訳者未詳で 1861（文久元）年に刊行された『扶歇蘭度　延今眞訣』、杉田玄端（1818-1889）の翻訳によって 1863（文久 3）年に刊行された『健全学』、1864（元治元）年に刊行された松本良順（1832-1907）の『養生法』、辻恕介（19 世紀）の翻訳によって 1867（慶応 3）年に刊行された『扶氏長生法』、以上 5 つの著作は蘭学書に該当する。なお、リストでも示しているとおり、これらの養生書には音楽、あるいは音楽の効能に関する記述は見当たらなかった。

　しかし、上記 5 つの養生書のうち、『扶歇蘭度　延今眞訣』と『扶氏長生法』という 2 つの著作においては、ドイツ人医師で、ベルリン大学の教授であったクリストフ・ヴィルヘルム・フーフェランド Christoph Wilhelm Hufeland（1762-1836）という人物が関わっている。この手がかりを頼りに、筆者は養生書以外にもフーフェランドが著わし、蘭学者が翻訳を行った内科書を検証してみることにした。

　すると、1857（安政 4）年に刊行された内科書『扶氏経験遺訓』では、精神疾患の治療に音楽の使用を勧めていることが明らかとなった。『扶氏経験遺訓』は、フーフェランドが著わした『医学必携』[148]の蘭訳本を[149]、蘭学者である緒方洪庵（1810-1863）が義弟などと共に日本語訳したものである。その『扶氏経験遺訓』では、以下の言及が見られる[150]。

148　Christoph Wilhelm Hufeland. *Enchiridion medicum: oder Anleitung zur medizinischen praxis: vermächtnifs einer funfzigjährigen Erfahrung*. Berlin: Jonas, 1836. 747p.

149　Christoph Wilhelm Hufeland. *Enchiridion medicum: handleiding tot degeneeskundige praktijk: erfmaking van eene vijftigjarige ondervinding, naar de laatste vermeerderde en verbeterde Hoogduitsche uitgave vertaald*. door H. H. Hageman, Jr. Amsterdam: C. G. Sulpke, 1841. 395p.

150　緒方洪庵訳『扶氏経験遺訓』上巻、適塾記念会緒方洪庵全集編集委員会編、大阪大学出版会、2010 年、147 頁。（『緒方洪庵全集』第 1 巻　所収）

　　［精神錯乱患者の治療には］遊劇奏楽等愉快の事を以て、慰撫するに宜

　　し。殊に楽器は精神の変を調うるの奇験、意外に出づることあり。

　上記の訳文は、フーフェランドの原文どおり、ほぼ忠実に訳し下ろされて
いる。原文の著者であるフーフェランドは生気論者であり、前述した機械論
者のブラウンとは思想的に大きく異なる。「生気論」vitalism は、魂が体に直
接働きかけると唱える理論であり、そのため、治療の主軸はこの魂の働きを
助けることにあった。したがって、物理学的に身体を機械と捉え、ことさら
身体器官や組織、そして生理学的メカニズムを重視する機械論とは相対立す
る見解として示される。フーフェランドの生気論的身体観は、幕末に蘭学者
たちの翻訳により日本に広く受容された。フーフェランドは、「生命力」
Lebenskraft の重要性を説き、その働きを蘭方医たちは、自然良能概念と結
びつけて理解した。「気」の概念をもとに、身体を捉えてきた蘭方医にとっ
て、フーフェランドの生気論は比較的受け入れやすいものであったと考えら
れる。

　フーフェランドは、魂の働きを重視していたため、『医学必携』の中には
精神疾患に関する項目も多くの紙面を割いて記述されている[151]。上述した同
記述の内容は、精神疾患のうち、精神錯乱に関する項目で音楽について言及
されたものである。該当箇所では、明らかに音楽が治療として用いられてい
る。同記述及びオランダ語原文においても、ここで示されているのが、患者
自らが演奏を行う能動的音楽療法なのか、演奏を聞いて効果を見込む受動的
音楽療法であるのかの判断はできない。しかしながら、同記事の疾患が精神
に限定されているという点においても、これまで検討してきた益軒及びその
後継者の音楽効能説とは異なっている。

　さらに、洪庵たちはオランダ語原文の muzijk（音楽）に対して「楽器」と
いう用語を用いて訳出している。これは、江戸期の音楽効能説で益軒などが

151　なお、フーフェランド『医学必携』については、複数の和訳が存在する。しかし、その中にお
　　ける音楽療法に関する記述の和訳は管見の限り、前述した『扶氏経験遺訓』以外では見当たら
　　ない。

重視していた詠歌舞踏とは異なる見解である。また、精神への効能において
は「楽」ではなく、オランダ語の vervrolijking（楽しみ）の訳として[152]、あえ
て「慰撫」という用語を用いている点にも特徴が見られる。さらに、上記の
訳文からは益軒たちが重視していた「気血」の概念も見受けられないことか
ら、ここには明らかに益軒たちの音楽効能説との解離が認められよう。つま
り、当時の日本における伝統的な音楽効能説と全く異なる理論が、幕末にお
いて蘭学者によって日本に紹介されたのである。

　なお、フーフェランドが音楽の効能について記述した著作は『医学必携』
に留まらなかった。フーフェランドが 1796 年に著わした『長寿技巧』[153]は、
慶應義塾大学の教員であった岡田衆輔（19 世紀頃）によって、1891（明治
24）年に『天寿成敗』として和訳されている。岡田による和訳の原書は、イ
ギリス人医師エラスムス・ウィルソン Erasmus Wilson（1809-1884）の英訳本
である[154]。岡田による、音楽療法に関する和訳は以下のとおりである[155]。

　　　耳目鼻口の道によりて、我、精神を養う物は皆、此、範囲に入る可き
　　者なり。故に、音楽、詩歌、書画の如きは五官心情の食物なりと言う可
　　し。然れども、就中、音楽は人の心身を大に調理緩和するの力を有する
　　ものなるが故に、之を学ぶの風習は世間に広く行われん事を要するなり。

　上記からは、五官心情の滋養のためには、詩歌や書画と並び、音楽が推奨
されていることが分かる。その中でも、とりわけ音楽は心身を整え、和らげ
ることにおいて大きな効力を有するとして、日常より音楽を学ぶことが勧め
られている。ここでは治療ではなく、予防医学の一環としての音楽の効能に
ついて論じられており、江戸期養生論と同様に精神への影響が見られる。

152　Christoph Wilhelm Hufeland. *Enchiridion medicum: handleiding tot degeneeskundige praktijk: erfmaking van eene vijftigjarige ondervinding.* naar de laatste vermeerderde en verbeterde Hoogduitsche uitgave vertaald, door H. H. Hageman, Jr.Amsterdam: C. G. Sulpke, 1841. p. 252.

153　Christoph Wilhelm Hufeland. *Die Kunst das menschliche Leben zu verlängern.* Jena: Akademische Buchhandlung, 1796. 696p.

154　Erasmus Wilson. *Hufeland's Art of Prolonging Life.* Philadelphia: Lindsay & Blakiston, 1867. 298p.

155　岡田衆輔訳『天寿成敗』秀英舎、1891 年、76 頁。

　しかし、精神のみならず身体への効能にも言及している点や、音楽の「楽」を重視するのではなく、身体を整え緩和する効力にまで目を向けている点、さらには踊ることに対する言及が見られない点などを総合的に鑑みると、蘭学を通じて伝達された音楽効能説もまた、音楽療法論と同様に江戸期養生論における音楽効能説の特徴と解離しているといえるであろう。

結び

　本章では益軒の著作を中心として、同時代の音楽効能説の特徴と変遷過程を考察した。その結果、益軒の音楽効能説の特徴は、江戸期日本の土壌に根付いた音楽を用いつつ、能動的な詠歌舞踏に焦点を当て、詠歌舞踏の持つ心身双方への働きかけが「気血」を養い、それが養生に繋がるといった能動的な音楽活動の効能が強調されていた。なお、同時代のイギリスで展開されていた音楽療法との比較の結果、イギリスでは音楽が及ぼす身体への影響に重きが置かれていたのに対して、益軒は音楽における「楽」の要素を重視し、音楽が心に働きかける効能を特に重んじる特徴があることを解明した。また、益軒の音楽効能説の特徴は、その後の江戸期養生論における音楽効能説に影響を与えていることも明らかとなった。

　益軒が音楽効能説について論じた後、音楽療法に関するまとまった記述の出現は、およそ180年後の明治前期まで待たなければならない。その著作とは、音楽行政官で和漢洋の博才的知識を有する神津仙三郎による『音楽利害』である。本書第2章では『音楽利害』を中心として、日本音楽療法の黎明期である明治前期の音楽療法思想の特徴は何であるのか、また江戸期の音楽効能説との影響関係はあるのかといった観点に主眼を置きつつ、考察を進めていくことにしたい。

第 2 章
明治前期における音楽療法の黎明
―神津仙三郎『音楽利害』を中心に―

第 1 節　明治前期における西洋音楽療法論の流入

1. 明治期の養生・衛生書における予防医学としての音楽論

　前章で見てきた江戸期の養生論においては、古代中国医学を引照する中で音楽の健康維持・促進に関する思想の受容が行われ、貝原益軒などは詠歌舞踏がもたらす精神への効能を重視していた。その一方で、西洋医学の流入に伴い、江戸後期には鈴木朖のように、益軒の重視した詠歌舞踏に着目しながらも、精神のみならず身体へもたらされる効能を強調する姿勢も見受けられた。さらに、主流ではないものの、幕末には蘭学の影響を受けて、西洋音楽療法の紹介が行われていた。

　幕末及び明治期になると、多量の西洋医学が直接日本に入るようになり、それに伴って西洋音楽療法に関する書籍も舶載されるようになる。また、日本の知識人も海外に渡航するようになり、そこで西洋の音楽療法に触れる機会を得ている。このような環境において、その後の明治期ではどのような音楽療法が展開されるのであろうか。それについて検討するために、筆者はまず明治期の養生書、あるいは衛生書をでき得る限り多く収集し、内容の調査を行った[1]。

　その結果、同時代の養生書及び衛生書に関しては、近世の養生書と同様に音楽療法ではなく、音楽の健康維持・促進効果にのみ言及が行われていた。筆者が調査した養生書及び衛生書を巻末の［リストⅡ］（247 頁）に列挙する[2]。その際、効能への言及は見られないものの、音楽的記述が含まれる著

1　古代中国にその起源を持ち、東洋的な枠組みの中で健康の維持、促進に関して言及する近世の養生論に対し、近代において開花した衛生論とは、その起源が西洋の近代衛生学に由来する。その内容は、保健を集団的環境的観点から捉えた点と、保健の生理的基礎をある程度科学的に解明したという点で、従来の養生論より近代的かつ科学的な内容を含んでいた。なお、この養生論と衛生論との関係については以下の文献を適宜参照した。
　　汲田克夫「わが国における養生観の歴史的展開」『愛媛大学紀要　第 5 部教育科学』第 13 巻第 1 号、1966 年、25-27 頁。
　　瀧澤利行『近代日本健康思想の成立』大空社、1993 年、134-234 頁。

作については○を、そして音楽の効能に言及してあったものには◎を各著作の書誌の左端に附すこととしたい。

　1891（明治 24）年以前の明治前期においては、養生書及び衛生書の刊行が多い中、音楽の効能に関する記述としては、61 冊のうち 2 冊に限られることが分かった。

　明治前期の養生論及び衛生論に見られる、音楽による健康維持・促進について言及した記述としては、1880（明治 13）年の『通俗養生訓蒙』及び 1882（明治 15）年の『天寿要談』、そして本書第 1 章第 4 節で前述した『天寿成敗』が該当する。では、これらの著作には如何なる健康促進・維持への音楽効能説が記されているのであろうか、年代順に見ていきたい。

　まず、『通俗養生訓蒙』では、「音楽遊戯は人心を如何とするや」という項で、以下のような内容が書かれている[3]。

> 　夫れ音楽遊戯は、（中略）鬱を散じ気を転じるの事物、（中略）大いに人心を快楽せしめ、一時之為に案楽の域に入るを覚う。若し事故なりて、之を行うことを得ざれば、又其健康を害するいと多し。概して之をいえば、人若し快楽し難き景況に至れば、多く其身を害して不幸短命なるもの少なからずや。

　ここでは、具体的にどのような音楽が該当するのかについての言及はない。しかしながら、音楽によって鬱が散じて「気」が転じ、精神的快楽がもたらされることにより、健康維持・促進が行われる様子は明確に描かれている。これは前章で見てきた、江戸期養生論における音楽効能説の流れを色濃く反映している内容であると捉えることができる。

　では、続いて 2 年後に著わされた『天寿要談』に目を向けてみたい。『天寿要談』には「音楽の事」という節が設けられ、以下のような内容が記され

2　明治期における養生書及び衛生書に関しては、主として以下の文献を参考にして収集を行った。前掲『近代日本健康思想の成立』139-150 頁。
3　安田敬斉編『通俗養生訓蒙』瀧澤利行編『近代日本養生論・衛生論集成』第 4 巻、大空社、1993 年、15-16 頁。

ている[4]。

　　　血液の運行は精神の動静に依て、遅速理滞なるものなれば、精神は勉
　　めて平穏に保つを要すべし。（中略）音楽は、大に人を感動せしむるも
　　のにして其最も快活なる曲譜は自ら愁哀怨訴の気を解き、精神を悠暢な
　　らしむものなれば、実に衛生上に於いて欠くべからざるの要具なり。唱
　　歌舞曲も幼年より之を習わしむれば、自ら心を雅やかにするのみならず、
　　胸を開き筋骨の成熟を助くることは解説に及ばずして、人の知る所なれ
　　ども、（後略）。

　上記ではまず、精神が血液循環の動静に影響を与えることが述べられてい
る。その上で、音楽は人を感動させるものであり、快活な曲は愁哀怨訴と
いった「気」を解きほぐし、精神を悠暢にさせるとして、快活な音楽が及ぼ
す精神面への効能に関する言及が見られる。ここでも、音楽の精神面への効
能について、『通俗養生訓蒙』と同様に江戸期の音楽による健康維持・促進
の理論で重んじられていた「気」との影響関係に立脚した論が展開されてい
る。その一方で、歌うことや舞踊を幼い時から行うと、心が雅やかになるの
みならず、胸を開き筋骨の成熟を助けるとして、胸部や筋骨といった具体的
な体の組織に着目した身体面への効能についての記述も見られる。上記の文
章で触れられた、胸部や筋骨への具体的な効能に関しては、江戸期では見ら
れなかったものであり、大変興味深い。

　また、養生書ではないものの、1878（明治11）年に文部省から刊行された
『百科全書　養生篇』「快楽の事」という項では、養生のためには快楽が必要
であり、その快楽をもたらすものとして、音楽や小説などの遊戯を挙げ、そ
の上で音楽の持つ健康への効能について以下のように言及している[5]。

　　　小説を読むに次ぐ者は音楽とす。今我が［英］国に於いては、音楽を

4　佐々木猛綱『天寿要談』瀧澤利行編『近代日本養生論・衛生論集成』第19巻、大空社、1993年、
　18-19頁。
5　文部省編『百科全書　養生篇』文部省、1878年、88頁。

　　奏して人心の鬱悶を散ずる。(中略) 能く音楽と唱和する者は跳舞とす。
　　跳舞は人心を快楽せしむるのみならず、又身体を使用する良法となるべ
　　し (後略)。

　ここにはイギリスの話として、音楽を演奏・鑑賞することや歌うこと、そ
して跳舞、つまり舞踊は心に快楽をもたらすのみならず、身体を使用すると
いう点においても良い方法であるとの見解が示されている。『百科全書』の
典拠は、チェンバース兄弟が 1833 年から 1835 年にかけて刊行した『国民の
ための知識』であり[6]、先の記述では『国民のための知識』の「健康維持」
という項目で記載されている内容が抄訳されている。この音楽の鑑賞や、演
奏が心に快楽をもたらすのみならず、身体を使用するという点においても良
い方法であるとの見解は、19 世紀後半のイギリスにおける教育革命におい
ても同様に示される。また、歌うこと、そして踊ることに着目し、それを養
生と関連付けて言及していることは興味深いが、江戸期においても益軒たち
は歌うこと、踊ることに着目した記述を残していたため、これらの効能につ
いての言及は、訳者にとって完全に新しいものではなかったであろうことは
想像に難くない。
　では、その後の明治後期では、どのような音楽効能説が展開されるのであ
ろうか。まず、音楽に言及する記述は 1903 (明治 36) 年の『通俗小児衛生
学』に見られる[7]。同書では、聴覚の修練を、歌唱や音楽を聞くことによっ
て行うことが勧められる。また、音楽の効能に関しては、1906 (明治 39) 年
に著わされた『女子の衛生』に以下の記述が見られる[8]。

　　唱歌、謡曲の如きものも、適宜に発声するは、極めて衛生に宜しいも
　　のである。

6　William Chambers and Robert Chambers. *Information for the People.* Vol. 1. (5 th ed.) London and
　　Edinburgh: W. & R. Chambers, 1874. p. 733.
7　小林信義『通俗小児衛生学』瀧澤利行編『近代日本養生論・衛生論集成』第 14 巻、大空社、
　　1993 年、154-155 頁。
8　下田歌子『女子の衛生』瀧澤利行編『近代日本養生論・衛生論集成』第 16 巻、大空社、1993 年、
　　111 頁。

　先の記述には、具体的にどのようなメカニズムによって歌うことが衛生に繋がるのかについての詳述はない。しかし、発声することが健康促進・維持と関連ある様子は窺える。同様に、1910（明治 43）年の『養生新論』でも、発声の健康に対する影響について言及されている。『養生新論』では、『女子の衛生』よりも詳しく発声と健康との関連が説明されているため、以下その内容を見てみたい[9]。

> 　唱歌、吟詠、其他発声を以て娯楽とするものは、一種の運動と言うべきものなり。発声の為には、口舌を動かすのみならず、最も多く肺を動かすものなればなり。呼吸機心臓等に疾患なき人に在りては、娯楽と共に、養生の一助ともなるべし。

　ここでは、歌うことなどを運動としての娯楽と位置づけ、『女子の衛生』と同様に、発声と関連付けて、その健康効果について言及している。具体的には、発声に伴う口や舌、そして肺を動かすことが健康に寄与するとしており、江戸期及び明治前期に見られた「気血」と歌うこととの関連性は既に見られなくなっている。

　このように、明治後期には歌唱が健康にもたらす影響への言及が見られ、その音楽効能説は、江戸期に見られた「気血」を促すことに繋がる音楽効能説とは解離している。また、西洋医学で重視されている内臓器官に焦点が当てられている点にも特徴が見いだせる。

　これまでは、養生書及び衛生書において言及された音楽の効能に関連する記述を検討してきた。しかし、明治期は多くの音楽関連雑誌や医学関連雑誌、また衛生関連雑誌が出版されるようになった時期でもある。したがって、筆者は同時代の音楽・医学・衛生関連雑誌と、並行して新聞記事についても網羅的に調査してみることにした。次項では、調査の結果明らかとなった、明治前期における音楽効能説及び音楽療法論を含む記事内容について検討していきたい。

9　細川潤次郎『養生新論』瀧澤利行編『近代日本養生論・衛生論集成』第 10 巻、大空社、1993 年、36-37 頁。

2. 新聞・雑誌記事にみる明治前期の音楽療法論

　明治期の雑誌・新聞記事における音楽効能説や、音楽療法論に関する関連記事掲載の有無について知るため、筆者は国際日本文化研究センター図書館のほか、国立国会図書館、東京大学大学院法学政治学研究科附属近代日本法政史料センター（明治新聞雑誌文庫・原資料部）、日本新聞博物館、明治学院大学図書館付属日本近代音楽館などの機関で調査を行った。

　新聞としては『朝日新聞』『毎日新聞（東京日日新聞)』『読売新聞』、音楽関連雑誌としては『音楽』『音楽界』『音楽雑誌』『音楽新世界』、医学関連雑誌としては『医院雑誌』『医学中央雑誌』『医事雑誌』『順天堂医事雑誌』『神経学雑誌』『中外医事新報』『東京医学会雑誌』『東京医事新誌』、衛生関連雑誌としては『衛生新報』『内務省衛生局雑誌』『婦人衛生雑誌』をそれぞれ調査するほか、雑誌記事データベースを利用して網羅的に検索を行った[10]。

　その結果、明治前期に該当するものとして新聞 1 記事、雑誌 1 記事がそれぞれ見つかった。音楽療法とはいえないものの、音楽の心身への効能について言及している記事も含め、以下に該当記事に関する調査結果を列挙する。なお、音楽の効能に関する記事には○を、音楽療法に関する記事には◎を書誌の左端にそれぞれ附すこととする。

◎「謡歌は肺疾を療するの力あり」著者未詳『朝日新聞（朝刊)』明治 16 年（1883 年）

○「音楽の風教上に及ぽす影況」妹尾繁松著『音楽雑誌』第 3 号、明治 23 年（1890 年）

10　そのほか、新聞記事に関しては『新聞集成 明治編年史』『明治ニュース事典』を用いて横断的に記事検索を行った。また、『都新聞』『萬朝報』『報知新聞』『中央新聞』に関しては、創刊時期及び本書の調査期間を考慮した上、記事増加が見込まれる明治 20 年代と明治 30 年代に限って、復刻版等の紙面を用いて調査を行った。なお、『新聞集成』及び『明治ニュース事典』については、以下を参照のこと。
　中山泰昌『新聞集成明治編年史』第 1 巻-第 15 巻、中山八郎監修、本邦書籍、1982 年。
　明治ニュース事典編纂委員会・毎日コミュニケーションズ出版部編集制作編『明治ニュース事典』第 1 巻-第 8 巻、毎日コミュニケーションズ、1983 年-1986 年。

　また、雑誌及び新聞記事以外にも音楽療法に関する史料がないか調べたところ、神津仙三郎が 1891（明治 24）年に著わした『音楽利害、一名楽道修身論』において、音楽療法及び音楽の効能に関するまとまった記述があることが明らかとなった。『音楽利害』は、これまで散見されるに留まっていた音楽療法及び音楽の効能について「巻之三　音楽の衛生に関する事」という1 巻を割いて初めて言及しているものであり、日本音楽療法思想史を考察するにあたって注目に値する。

　したがって、次節では神津仙三郎『音楽利害』「巻之三　音楽の衛生に関する事」の分析を中心に、明治前期の音楽療法思想の特徴及び西洋音楽療法受容過程を検証してみたい。その前提となる議論として、本項では『音楽利害』が出版される前の新聞と雑誌記事にみられる音楽療法内容を検討する。

　1883（明治 16）年の『朝日新聞朝刊』では、文芸欄があり、その中には以下の記述がある[11]。

> 　謡歌は、肺疾を療するの力ありとは、往々人のいう所なるが、有名なる医師ラッシュ氏の説に、日耳曼［ゼルマン］人の肺疾に罹るもの稀なるは、余の見る所によるに、学校にて是非発声音楽の教授を受けざるを得ざるの規則ありて、肺腑のはたらきを善くするに因ると。又或音楽師の説に曰く、強く肺病の兆候ある者といえども、謡歌発声をなし肺腑の動作を怠らずして健全になりしもの多くありと。

　上記の前半部分には、「ラッシュ氏」という医師が、肺疾患の予防のために歌唱を勧めていることが記されている。この「ラッシュ氏」とは、アメリカの医師ベンジャミン・ラッシュ Benjamin Rush（1745-1813）のことであり、同記事の典拠は、ラッシュが 1791 年に著わした『女性教育に関する論考』であると考えられる。ラッシュは同書において、ドイツ人を例に、肺疾患予防に対して歌唱による発声が効能をもたらすことに言及しており、ここには健康維持のための音楽に関する言及が見られる[12]。

11　著者未詳「謡歌は肺疾を療するの力あり」『朝日新聞　朝刊』1883 年 3 月 10 日、2 面。

　さらに後半部分では、肺疾患の兆候のある人は歌唱のための発声によって健康になると記されており、これはまさに、新聞のような多くの読者層を有する媒体において、特定の病気に対する音楽療法の内容が紹介される極めて早期の例であるといえよう。つまり、同記事では、これまで江戸期から重視されていた精神への音楽の効能ではなく、肺という内臓器官に着目し、予防医学としての音楽の効能と共に音楽療法の具体例が記述されているのである。また、記述の典拠として西洋医学の情報が挙げられており、その内容は江戸期養生論とは異なっている。

　その後の記事内容についても目を向けてみると 1890（明治 23）年発刊の『音楽雑誌』には、音楽教育者の妹尾繁松（19 世紀）が著した「音楽の風教上に及ぼす影況」という題名の記事があり、同記事には以下の内容が記されている[13]。

　　如欺東賢西哲も音楽の社会に関する意見は皆一轍にして、之を国家に播し、化育に資し以て治道を裨補せしこと、史乗に明らかなり。凡そ事の最も社会に勢力あるものは、何事によらず巨多の人に通有するものなり。而して音楽は、上下貴賤を問わず是程社会に行わるるもの比なし。隨て其社会に大なる影況を及ぼす事、其他の風俗よりも甚だしく、風教上最も重大なる関係を有するなり。
　　仰も世人食物を以て身体の費耗を充たす事を理解すれども、心意の疲労を養うに、快楽を以てするの必要なるを信ずるもの鮮し。人は身体と心意との二種より成り立ち、（中略）快楽に種々あり肉体に関するものあり。智徳に関するもの等ありと雖も、しかも貴賤に通し最も高尚にして快活なる快楽は音楽に若くものなし。（後略）

　上記では、音楽は人間に快楽を与えるものであると捉えられており、この「楽」を重んじる思想は、益軒を始めとして、江戸期の養生論における音楽

12　Benjamin Rush. *Thoughts upon Female Education*. Boston: John W. Folsom, 1791. p. 10.
13　妹尾繁松「音楽の風教上に及ぼす影況」『音楽雑誌』第 3 号、1890 年、3-4 頁。

効能説でも度々言及されていたものである。また、同記事では、東西において、音楽が社会上の風教に影響を与えるものであるとの認識が示されているほか、音楽からは智徳、つまり精神へもたらす快感が得られ、それが心意の疲労も回復することに繋がるといった内容が綴られている。

　なお、この風教あるいは智徳のために音楽が効果をもたらすという見解は、同時代のほかの記事にも見られる。例えば、1890（明治 23）年 11 月及び 12 月発刊の『音楽雑誌』には、同じく音楽教育者の伊東達彦（19 世紀）も「智徳上に及ぶ音楽の勢力を諭す」という題名で記事を連載している。11 月の記事で、伊東は「音楽が感情に感化する」と、つまり音楽が感情に影響を与えることに言及した上で[14]、12 月の記事で以下のように結論づける[15]。

　　　人々類が感情に於いて音楽の勢力を受くるの天性を有する事は明白なれども、其智識上にも又、大関係を有することに至りては、学者有識家と雖も、なお未だ之を知らざるもの多し。故に音楽を専修するが如きは、彼等の以て甚だ迂遠となす所なり。然れども、音楽を学び専ら是と人間智徳との関係を究め、音楽を以て人生に必要なる天の恩賜となすの輩は、其心霊を開達し理想を高尚にし、志操を強固にし、而して感情を清浄濃厚ならしむるを得るは更に疑うなき也。

　上記で述べているように、伊東は、音楽は人間智徳に影響を与えるほか、志操を強固にし、感情を清浄濃厚にさせる効能を有すると述べている。また、同年 1890（明治 23）年発刊の『音楽雑誌』には、著者未詳の「音楽と動物」という記事があり、そこでは以下のような内容が記されている[16]。

　　　音楽は独り人類をして喜楽悲哀せしむるのみならず、（中略）音楽なるものは斯の如き特性を有して性情ある動物の感動を起こさしむる効力ある、実に驚くべきたり。仮にも其動物の霊長たる人間にして之に感せ

14　伊東達彦「智徳上に及ぶ音楽の勢力を諭す」『音楽雑誌』第 3 号、1890 年、3-4 頁。
15　伊東達彦「智徳上に及ぶ音楽の勢力を諭す」『音楽雑誌』第 4 号、1890 年、9 頁。
16　著者未詳「音楽と動物」『音楽雑誌』第 4 号、1890 年、4 頁。

ざるものあらんや。

　ここでは、人間を含めた性情（こころ）ある動物に対し、音楽が感動を引き起こす効力があることについて論じられている。同記事で言及されるように、動物と人間を同等に性情あるものと捉える考え方は、非常に興味深いことである。

　これまで見てきた記事をまとめると、この時期、音楽が智徳や感情、つまり精神面に働きかけることに関係づけて、その効能や影響について論じられる風潮にあった様子が窺える。このように音楽と精神面との関連に主眼が置かれる中、1891（明治 24）年に神津仙三郎は『音楽利害』を著わした。

　では、『音楽利害』ではどのような音楽療法論が展開されているのであろうか。次節では、まず『音楽利害』を著わした神津の生涯と執筆背景、そして『音楽利害』の構成について検討してみたい[17]。

17　『音楽利害』の内容に関する先行研究としては、田辺尚雄、塚原康子、仲万美子、森節子、吉田寛などが、日本における音楽史や音楽教育史を検討する中で、著者の神津仙三郎及び『音楽利害』に言及しているが、いずれも音楽療法の歴史という観点からは詳細な考察がされていない。また唯一、牧野英一郎が音楽療法の歴史研究として『音楽利害』の「巻之三　音楽の衛生に関する事」を取り挙げて論文を著わしているが、同論文では、フランス人医師であるショメーと関連のある箇所のみに焦点が当てられており、「巻之三　音楽の衛生に関する事」全体に焦点を当て、音楽療法の歴史研究として最も重要と考えられる医学的思想や背景に着目し、詳細に考察されたものは見当たらない。なお、神津仙三郎及び『音楽利害』の主な先行研究に関しては、以下を参照のこと。
田辺尚雄「神津仙三郎伝」『教育』3-7、1935 年、92-101 頁。
塚原康子「ビブリオグラフィ『風教と音楽』―『音楽利害―一名楽道修身論』全四冊―」江崎公子編『音楽基礎研究文献集』別巻、1991 年、111-117 頁。
塚原康子「明治期の日本音楽史研究―神津専三郎を中心に―」小島美子・藤井知昭編『日本の音の文化』第一書房、1994 年、581-598 頁。
仲万美子「神津仙三郎著『音楽利害』の研究（其の一）」『音楽学』第 26 巻第 1 号、1981 年、66-67 頁。
仲万美子「神津専三郎『音楽利害』の研究（其の二）―神津専三郎の修学過程についての調査報告―」『音楽学』第 26 巻第 2・3 号、1981 年、109-125 頁。
牧野英一郎「音楽療法からみた『音楽利害』と『音楽衛生論』」『国立音楽大学音楽研究所年報』第 17 集、2003 年、15-46 頁。
森節子「神津専三郎」東京藝術大学音楽取調掛研究班編『音楽教育成立への軌跡』音楽之友社、1976 年、53-75 頁。
吉田寛「神津仙三郎『音楽利害』（明治 24 年）と明治前期の音楽思想―19 世紀音楽思想史再考のために―」『東洋音楽研究』第 66 号、2000 年、17-35 頁。

第 2 節　神津仙三郎『音楽利害』執筆の背景及び全体の構成

1. 神津仙三郎の生涯と『音楽利害』執筆の背景

　神津仙三郎（1852-1897）は別名を専三郎といい[18]、明治期における音楽を中心とした教育行政官[19]、音楽理論研究家、音楽教育家であった[20]。神津は、1852（嘉永 5）年 3 月 5 日に現在の長野県小諸市にあたる信濃国小諸藩で、代々庄屋を務める名家に生まれる。9 歳にして国学、漢学の修業を始め、17 歳の時に上京して英語、漢学、数学を学び、1874（明治 7）年にカナダメソジスト教会の洗礼も受けている。つまり神津は、国学及び漢学の伝統的な教養の上に英語をはじめとする洋学の知識を吸収することで、和漢洋折衷の教養基盤が形成されたと推測することができる。

　1875（明治 8）年 6 月に文部省出仕となった神津は、直ちに辞令を受け、後年、音楽取調掛の創設を建言することとなる目賀田種太郎（1853-1926）と伊沢修二（1851-1917）、さらには後の東京音楽学校長となる高嶺秀夫（1854-1910）といった近代日本音楽教育における中心人物を含む 11 名と共に、アメリカに出帆した。アメリカで神津は、ニューヨーク州オルバニー師範学校やボードキン大学などで学び、このアメリカ留学の経験、とりわけそこで受けた音楽教育や留学中に収集した著作が神津の音楽療法思想の基盤にあるということは想像に難くない。

　また、留学中に神津は、伊沢、高嶺らと共に米国教育制度の調査を文部省から依頼され、その調査内容は後年『米国学校法』（1878）として出版され

18　神津は一時期、名前を「専三郎」とも綴ったが、本名は「仙三郎」であり、『音楽利害』での署名も同様であるため、本書では後者に統一した。

19　以下、「音楽行政官」と表記する。

20　神津の生涯については以下の文献を適宜参照した。
　　前掲「神津仙三郎著『音楽利害』の研究（其の二）」109-125 頁。
　　前掲「神津専三郎」53-62 頁。
　　竹内俊一「神津仙三郎」日本音楽教育学会編『日本音楽教育事典』音楽之友社、2004 年、362-363 頁。

ている。帰国後、神津は東京女子師範学校訓導
兼教場総監事、同校幼稚園監事を歴任し、1880
（明治 13）年には文部省教則取調掛兼任となり、
1881（明治 14）年、「音楽取調掛」監事となっ
た。ここで神津は、教師として音楽史などを講
ずる一方、掛長である伊沢の補佐役として実務
面でも重要な役割を果たした。1886（明治 19）
年には音楽取調掛主幹に任ぜられ、1891（明治
24）年、東京音楽学校校長心得となった。1895
（明治 28）年、同掛を退職した神津は、翌 1896
（明治 29）年、台湾にて総監府民政局学務編集
課長の任に就いたものの、翌 1897（明治 30）
年の 8 月 18 日に 45 歳の若さで他界した。

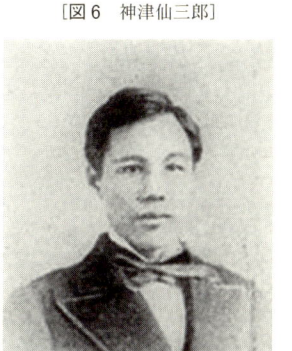

［図 6　神津仙三郎］

（『教育』第 3 巻第 7 号より転載）

　さて、神津は西洋音楽用語の事典や解説書に校閲で関わるなど[21]、西洋音
楽にも造詣が深かった。その神津が解説書や報告文ではなく、自ら単著とし
て著わしたのが、1891（明治 24）年に出版された『音楽利害』であり、同書
は神津の代表作と考えられる。

　『音楽利害』は、当時、東京音楽学校校長心得の職にあった神津によって
1891（明治 24）年 11 月に出版された。同書は東京音楽学校の存廃論争を契
機として著されたものと考えられる[22]。この存廃論争とは、1890（明治 23）

21　神津は『約氏音楽問答』（1883）、『楽典』（1883）、『楽典初歩』（1888）などを校閲した。また、
　　音楽取調掛の業績をまとめた『音楽取調成績申報書』のうち、西洋音楽史について書かれてい
　　る「音楽沿革大網」及び「明治頌撰定の事」も神津が執筆したと考えられている。これに関し
　　ては以下の文献を参照のこと。
　　山住正己校注『洋楽事始音楽取調成績報告書』平凡社、1971 年、320 頁。
　　前掲「ビブリオグラフィ『風教と音楽』—『音楽利害——一名楽道修身論』全四冊—」112 頁。
　　前掲「神津仙三郎『音楽利害』（明治 24 年）と明治前期の音楽思想—19 世紀音楽思想史再考
　　のために—」19-20 頁。
22　前掲「神津仙三郎『音楽利害』（明治 24 年）と明治前期の音楽思想—19 世紀音楽思想史再考
　　のために—」23-24 頁。
　　平田公子「明治 20 年代の日本音楽観—東京音楽学校存廃論争を通して—」『福島大学人間発達
　　文化学類論集』第 8 巻、2008 年、48 頁。

年 11 月に、日本初の帝国議会が開かれ、その全院委員会において野党側から東京音楽学校の廃止論が出されたことに端を発し、国会はもちろんのこと当時の新聞や雑誌紙上において存続・廃止の議論が交わされたのであった[23]。その際の廃止論は、「音楽は個人的に楽しむものであり、国立の学校を用意するほどのことはない」「教育の 3 大柱である知育・徳育・体育のどれにも関係しない音楽は必要がない」といった内容であった。

　このことを受けて、伊沢は国会の審議用として東京音楽学校存続論擁護の目的で、神津にその理論的な根拠に関する文書を作成させた。神津による文書は、1. 東京音楽学校生徒調、2. 日本の音楽保護策の歴史（推古朝―徳川時代）、3. 支那の音楽保護、4. 国家の保護を受ける欧州各国の音楽院、5. 音楽教育の国家に欠くべからず所以、6. 本校設立の起因、将来の計画、従来沿革の 6 項目からなる。

　さらに、神津は同時期、『国家教育』に「第十一問　風教に対する国家の責任　第十二問　国立音楽学校を必要とする理由」という記述を掲載している。そこで神津は、善良な国民及び国家に導くためには善良な音楽が必要であるとして、国家衛生における音楽教育の重要性を主張する。そして、善良な音楽を社会に普及させるほか、国民への教育の中枢機関として国立音楽学校は必要不可欠な存在であると論じるに至る。また、その中で神津は一貫して、音楽は智徳を涵養し、身体を強健にする効能があると述べている[24]。

　東京音楽学校廃止の危機は、1891（明治 24）年 3 月の議会において約 500

23　東京音楽学校の存廃論争については、以下の文献を適宜参照した。
　　田甫桂三『近代日本音楽教育史Ⅰ―西洋音楽の導入―』学文社、1980 年、218-222 頁。
24　神津専三郎「第十一問　風教に対する国家の責任　第十二問　国立音楽学校を必要とする理由」『国家教育』第 5 号、1891 年、22-24 頁。
　　なお、音楽のもたらす効用という認識自体は、神津が創案したものではなく、公教育への唱歌科の設置を提唱した田中不二麿をはじめとする文部省首脳が、既に様々な形で表明していたものであった。また、神津のように、例えば植物学者で新体詩の作者としても有名な矢田部良吉も、『音楽学校論』の中で、卑猥な歌詞の多い俗曲を改良することによって社会を改良することができるため、そのためには音楽学校がどうしても必要であると主張する。また、哲学者の井上哲次郎は、「音楽は徳育か智育か体育か」の中で、音楽の効能について古今諸名家による定義を紹介している。さらに、神津のほかにも東京音楽学校関係者である村岡範爲馳や鈴木米次郎なども、徳育や風教のために音楽研究をする音楽学校が必要であると、その存続を主張している。

円の予算減額と引き換えに、回避することができた[25]。しかし、神津は恐らく先の議会用の資料を取り揃える作業をとおして、音楽の必要性をしっかり定着させておこうと願ったことが想像に難くなく、それが、『音楽利害』の直接の執筆動機であると推察することができる[26]。そのため、神津は『音楽利害』において音楽にまつわる過去の歴史的事件やエピソードを実例として挙げ、音楽の利益を述べてその価値を説き、また淫楽によってもたらされる弊害を述べることによって、そうした当時邪悪とされた音楽を世に野放しにしておかないためにも国立音楽学校の必要性を訴えようとしたのである。

2.『音楽利害』全体の構成

では、『音楽利害』は、どのような構成となっているのであろうか、全体像を概観してみたい。『音楽利害』は、様々な文献からの記述を取捨選択して編纂されており、編纂のもととなった典拠は、音楽関係書のみならず、哲学、歴史、文学、宗教、政治経済、教育、医学など広範囲にわたる。また、その数は和書 195 冊、漢籍 157 冊、洋書 124 冊、総計 476 冊に及び、和書が最も多くなっている[27]。

　神津は、自身が引用した典拠を示している[28]。ただし、神津が挙げた和書及び漢籍は略題が掲載されるのみであり、洋書については著者名を片仮名で、題名を日本語訳のみ示し、出版年及び出版地等の詳細な書誌情報はない[29]。

25　ただし、東京音楽学校は 1901（明治 26）年から 1907（明治 32）年までは、東京高等師範学校の附属音楽学校となる。
26　この見解に関しては、以下の先行研究においても同様に示されている。
　　前掲「神津仙三郎『音楽利害』（明治 24 年）と明治前期の音楽思想―19 世紀音楽思想史再考のために―」23-24 頁。
27　この引用書目数に関しては、塚原や吉田による以下の先行研究により、既に示されている。なお、本書では、同一書の別称及び百科事典などから複数部分を別記しているものも含めた数を示している。
　　前掲「明治期の日本音楽史研究―神津専三郎を中心に―」587 頁。
　　前掲「神津仙三郎『音楽利害』（明治 24 年）と明治前期の音楽思想―19 世紀音楽思想史再考のために―」25 頁。
　　神津仙三郎『音楽利害――名楽道修身論―』大空社、1991 年、巻之一～巻之二十四。（『音楽基礎研究文献集』第 11 巻　所収）

　また、音楽を扱う洋書に関しては、音楽取調掛及び東京音楽学校の蔵書で
あったものが殆どであり、これらの出版時期を見ると、その多くが神津のア
メリカ留学中かそれ以前となっている[30]。したがって、神津はそれらの洋書
を留学中に知ったものと考えられ、さらには彼自身が購入に関わった可能性
も高い。なお、洋書の多くが英語で書かれたものであったものの、そこには
フランス語からの英訳本も含められており、ここから神津は自身の留学先で
あった英語圏のアメリカだけでなく、フランスの影響も間接的に受けている
ということが窺える。

　『音楽利害』は、上編（巻之一～巻之十）「音楽の一人一家に関する利用を
論ず」、中編（巻之十一～巻之二十）「音楽の邦国天下に関する利用を論ず」、
下編（巻之二十一～巻之二十四）「淫楽の弊害を論ず」の 3 編 24 巻から成っ
ている。では、その構成を一覧してみたい。

28　『音楽利害』における典拠に関しては、洋書については森及び吉田が、そして和書に関しては
　　塚原が、それぞれ以下の先行研究において詳細な解説を行っている。したがって、本書ではこ
　　れらの先行研究を参考にして、典拠の同定を行った。
　　前掲「神津仙三郎『音楽利害』（明治 24 年）と明治前期の音楽思想―19 世紀音楽思想史再考
　　　のために―」33-35 頁。
　　前掲「明治期の日本音楽史研究―神津専三郎を中心に―」587-596 頁。
　　前掲「神津専三郎」63-65 頁。
29　『音楽利害』では、典拠が巻頭に一覧で示されている。また、各典拠の下部には、典拠を用い
　　た本文の条文番号が附されている。さらに、配列に関しては、和書・漢籍・洋書のそれぞれに
　　ついて、①音楽書、②史書及び記録類、③一般書や紀行文・随筆などの諸書の順に並べられて
　　いる。ただし、②と③とは、例えば洋書では混じり合って記載されているものもあり、和漢書
　　でもどこまでを史書・記録とみるかによって、はっきりと線引きしにくい。なお、これに関し
　　ては、以下の文献を参照のこと。
　　前掲「明治期の日本音楽史研究―神津専三郎を中心に―」587 頁。
30　これに関しては、以下の文献を参照のこと。
　　前掲「神津仙三郎『音楽利害』（明治 24 年）と明治前期の音楽思想―19 世紀音楽思想史再考
　　　のために―」25 頁。
　　なお、『音楽利害』の典拠のうち、和漢書 352 冊については、その殆どが音楽取調掛時代の所
　　蔵本と、東京図書館（現国立国会図書館）所蔵本に含まれていることが、仲による先行研究で
　　既に明らかにされている。これに関しては、以下の文献を参照のこと。
　　前掲「神津仙三郎著『音楽利害』の研究（其の一）」65 頁。

上編　音楽の一人一家に関する利用を論ず

　　　巻之一　　　音楽の孝節に関する事

　　　巻之二　　　音楽の性情に関する事

　　　巻之三　　　音楽の衛生に関する事

　　　巻之四　　　音楽の志向に関する事

　　　巻之五　　　音楽の前徴に関する事

　　　巻之六　　　音楽の救難に関する事

　　　巻之七　　　音楽の英雄に関する事

　　　巻之八　　　音楽の栄誉に関する事

　　　巻之九　　　音楽の高棲に関する事

　　　巻之十　　　楽道の勤勉に関する事

中編　音楽の邦国天下に関する利用を論ず

　　　巻之十一　　音楽の勤王忠君に関する事

　　　巻之十二　　音楽の愛国利民に関する事

　　　巻之十三　　音楽の風化に関する事

　　　巻之十四　　音楽の宗教に関する事

　　　巻之十五　　音楽の儀式に関する事

　　　巻之十六　　音楽の諫諷に関する事

　　　巻之十七　　音楽の外交に関する事

　　　巻之十八　　音楽の軍略に関する事

　　　巻之十九　　音楽の鳥獣草木に関する事

　　　巻之二十　　楽道の功労に関する事

下編　淫楽の弊害を論ず

　　　巻之二十一　淫声の害に関する事

　　　巻之二十二　凶声の害に関する事

　　　巻之二十三　淫楽寵幸の弊に関する事

　　　巻之二十四　淫楽耽溺の禍に関する事

　上編「音楽の一人一家に関する利用を論ず」では、個別の人間の人生や家庭において、「性情」や「衛生」「志向」「救難」「栄誉」「勤勉」などといった、それぞれの観点に音楽が及ぼす影響について論じている。

　続く中編「音楽の邦国天下に関する利用を論ず」では、もう少し広く国家や共同体に焦点をあて、「愛国利民」「風化」「宗教」「儀式」「外交」「軍略」などにもたらす音楽の影響に言及する。同編では、和漢洋の英雄が音楽を用いたことにより国の危機を救うなどの英談が語られる一方で、正しい音楽により、民衆における風化への感化や国の統治を行う必要性が論じられる。そして、同編では古代中国の礼楽思想を重視する傾向があるものの、古代ギリシアのエートス論も引用されている。中編には、さらに人間以外の鳥獣や草木にも音楽が生育や性情に効果をもたらすという見解も示されている。これに関しては、前述の『音楽雑誌』に掲載されていた「動物と音楽」の記事内容にも相通じる内容で興味深く思う[31]。

　最後に、下編「淫楽の弊害を論ず」では、「淫声」「凶声」「淫楽」によりもたらされる教育的な弊害を論じている。同編では、三味線や浄瑠璃、歌舞伎、そして西洋の中でも、とりわけギリシアやフランスの民俗芸能、及び演劇による人心への悪影響が言及される。人心にもたらされる悪影響とは、具体的に、三味線や浄瑠璃などの音楽により淫心が喚起されるほか、愁歎の情などが引き起こされることを指している。さらに、下編には軍歌について触れている部分もあり、軍歌は非常な勢いを有することにより、人心が感動させられ、変乱を激発し、それにより国の衰退にも繋がるとして、軍歌を排除することについても記されている。一方、推奨される音楽としては、雅楽のほか、ヴァイオリンやピアノなどの西洋器楽曲や唱歌が挙げられる。このような内容を含んだ各巻は全て、それぞれ 10〜20 個の条によりさらに細分化

31　音楽認知学や心理学にも通じる「巻之十九　音楽の鳥獣草木に関する事」は、生物全般へもたらす音楽の影響について言及されている。なお、同巻の各条には例えば「第 268 条　潜魚躍出し百獣走出したる事」「第 269 条　蜻蛉及び群鳥の音楽に感動したる事」「第 270 条　蜘蛛馬鹿の音楽に感動したる事」「第 273 条　象の音楽に感動したる事」「第 274 条　犬の音楽に感動したる事」「第 275 条　鼠の音楽に感動したる事」「第 276 条　蜥蜴の音楽に感動したる事」「第 277 条　河豚及び鯨類の事」「第 278 条　音楽の鳥獣に有用なる事」などがある。

され、全ての条に通し番号が附される箇条書きの構成になっている。

　次に、『音楽利害』における典拠の使い分けについて検討してみたい。やや例外は認められるものの、基本的に 1 つの条では和漢洋いずれかの典拠が使用されている。例え 1 つの条に複数の典拠が使用されていても、和漢洋の典拠引用が混在されることはないため、結果的に各条についての内容は日本、中国あるいは西洋のいずれかに絞られており、和漢洋の間で比較検討はされていない。

　『音楽利害』に用いられた典拠を和漢洋で分類してみると、350 条のうち、和書を参照した条は 104、漢籍が 146、洋書が 107（重複も 1 と数える）となっており、これを見ると漢籍が最多となっている様子が分かるであろう。この漢籍に関しては、琴書や音律書のほか、四書五経と正史に始まる史書や『列子』以下の諸書が並ぶが、孔子と孟子に基づき儒教的伝統も色濃く反映している。しかし、『音楽利害』全体の内容を検証してみると、神津は総じて和漢洋を均等に扱っているといえるであろう。これは音楽の価値利害を洋の東西を超えて同一と見なす神津の基本思想のあらわれでもある[32]。

　ただし、各々の巻に着目すると事情は異なる。和漢洋のいずれかに内容が偏っている巻は全 24 巻のうち 19 巻にのぼる。つまり、神津は論じる主題によって和漢洋の典拠を使い分けているのである。その中で、最も洋書の比重が高いのが、上編「巻之三　音楽の衛生に関する事」である。この「巻之三　音楽の衛生に関する事」では西洋を中心に、中国、日本での事例も含み、東西の音楽療法の事例が紹介されている。では、「巻之三　音楽の衛生に関する事」は、具体的にはどのような内容が記されているのであろうか、次節で見てみたい。

32　前掲「神津仙三郎『音楽利害』（明治 24 年）と明治前期の音楽思想―19 世紀音楽思想史再考のために―」25 頁。

第 3 節　『音楽利害』「音楽の衛生に関する事」の典拠と内容

1. 「音楽の衛生に関する事」の構成及び各条の典拠

　上編「巻之三　音楽の衛生に関する事」は、以下の 20 条（第 39 条〜第 58 条）に細分化される。なお、（　　）の中には、典拠の和漢洋の種別を記入することとする。

　　　　第 39 条　　唱歌は胸部をして強壮ならしめり（洋書）

　　　　第 40 条　　音楽の鬱閉症、狂疾、癇癪等を治する事（洋書）

　　　　第 41 条　　フハリネリー音楽を以てフィリップ第五世の病を治したる事（洋書）

　　　　第 42 条　　音楽を以て婦人の狂疾を治したる事（洋書）

　　　　第 43 条　　クラリネットを聞きて宿病の癒えたる事（洋書）

　　　　第 44 条　　バイオリンを聞きて熱病の癒えたる事（洋書）

　　　　第 45 条　　洋琴を聞きて疾病の癒えたる事（洋書）

　　　　第 46 条　　琵琶を聞きて頭痛の癒えたる事（漢籍）

　　　　第 47 条　　曹紹変磬を鑢して僧病の癒えたる事（漢籍）

　　　　第 48 条　　杜子美が詩を誦して瘧病の癒えたる事（漢籍）

　　　　第 49 条　　野人音楽を以て病を治する事（洋書）

　　　　第 50 条　　バイオリンを奏して医療を受くる事（洋書）

　　　　第 51 条　　高開道楽を奏して鏃を抜かしむる事（漢籍）

　　　　第 52 条　　音楽を治療に用うる方法に就いての説（洋書）

　　　　第 53 条　　堀河帝楽を聴きて暑を避け給う事（和書）

　　　　第 54 条　　韓持国及び范徳嬬の事（和書）

　　　　第 55 条　　音楽の小児に関する事（洋書）

　　　　第 56 条　　音楽の労力を助くる事（洋書）

　　　　第 57 条　　楽家長寿を享くる事（洋書）

　　　　第 58 条　　竇公及び裴知古の事（漢籍）

　各条の題名からは、歌うことや楽器の演奏を聞くことなどによってもたらされる治療的効果、あるいは健康維持・促進に繋がる音楽的効能に関する内容が含まれているということが分かる。また、上記の分類から、洋書を典拠とするものは 13 条（第 39 条・第 40 条・第 41 条・第 42 条・第 43 条・第 44 条・第 45 条・第 49 条・第 50 条・第 52 条・第 55 条・第 56 条・第 57 条）、漢籍を典拠とするものは 5 条（第 46 条・第 47 条・第 48 条・第 51 条・第 58 条）、そして和書を典拠とするものは 2 条（第 53 条・第 54 条）であることも窺える。では、それぞれの条で神津はどのような内容を記しているのであろうか。

2. 「音楽の衛生に関する事」の内容及び典拠との比較分析

　第 39 条の前に、神津はアレキサンダー・ポープ Alexander Pope（1688-1744）の詩を用いながら、同巻全体の内容に関する記述を導入している。その内容とは、音楽は悲嘆や苦痛を拭い、慰めるほか、安楽や喜びをもたらし、福祉にも大いに貢献するというものである。

　本項では以下、第 39 条から第 58 条までに著わされた各条の原文を翻刻すると共に、その内容について解説し、典拠との内容を比較分析することによって、『音楽利害』における音楽療法の特徴を考えてみたい[33]。

第 39 条　唱歌は胸部をして強壮ならしめり

　　夫れ唱歌は人生の健康を保全するに缺く可らざる学芸の一なり。唱歌を学習して胸部の機関を練繰するときは、則ち気候の劇変、食物の不消化、其他の原由より此機関に及ぼす諸患を予防すべし。日耳曼人に肺病を患うる者甚だ少なくして、其吐血する者の如きは、名医ラッシ氏が実察する所に依れば、惟一二名に過ぎずという。是れ畢竟其幼時より教育の一科として必修する。唱歌の効に因りて胸部を強壮ならしむる所以なり。

33　前掲『音楽利害』巻之三、1-13 頁。

> また、北米ボストン府中学唱歌教師の説に依れば、既に肺患に罹る者、
> 往々唱歌を以て肺腑を練繰するより、其健全に回復するありという。凡
> そ三四歳の幼稚を教養する幼稚園の如きに於いては、一事一物、唱歌の
> 補助に由りて之を教導せざるなし。問う事、対うる事、数うる事等、み
> な之を吟唱せしめ、其衆と相興にするの歓楽に乗じて之を導き、幸福を
> 享るの中に、知らず識らず学識を乳養せり。故に嬰児にして、初め自ら
> 其身体を運用するも、得て知らざる如き者と雖も、連綿肺腑を練繰する
> の効に由りて健全強壮を致し、遂に以て進退動作の法を得るに至れり。
> 是れ皆理論と実際との相戻らざる所以の證佐なり。唱歌は即ち胸部を拡
> 被し、以て生活上至要の肺腑を活発強壮ならしむるの益ありと言うべし。

　神津は、同条でラッシュという人物の名前を記しているが、彼が同条の典拠として挙げているのは、ラッシュの著作ではなく、「メーソン　音楽指要」である。この『音楽指要』の原題は、アメリカの音楽教育者で、讃美歌の研究や編曲も手掛ける音楽家ローウェル・メーソン Lowell Mason（1792-1872）が 1834 年に著わした *Manual of the Boston Academy of Music*（ボストン音楽学院便覧）である[34]。本作は数度に亘って再版され、1839 年に出された第 5 版が音楽取調掛によって購入されている[35]。

　同条で神津は、唱歌、つまり歌を歌うことは胸部の病気を予防することに繋がるとしている。その上で、幼き頃より唱歌教育を行っているドイツでは、肺病を患う人が少ないとして、前述の『朝日新聞』にも見られたベンジャミン・ラッシュの見解を紹介する。また、北米ボストン府中学校唱歌教師の説によると、既に肺疾患を患っている者も唱歌で治療できるとし、ここでは『朝日新聞』の内容よりもさらに詳細に、歌を歌うことによってもたらされる音楽療法の効果について紹介されている。

　これらのことを受け、神津は 3・4 歳の幼児の頃より唱歌を指導すること

---

34 Lowell Mason. *Manual of the Boston Academy of Music, for Instruction in the Elements of Vocal Music, on the System of Pestalozzi.*（5 th ed.）Boston: J. H. Wilkins & R. B. Carter, 1839. pp. 18-20.
35 　その現物が現在、東京藝術大学附属図書館に所蔵されている。したがって本条における典拠との比較分析にあたっては、東京藝術大学所蔵のものを用いることとする。

の必然性を唱えると共に、歌を歌うことは胸部を拡げ、生活上で必要不可欠な肺を活発強壮にするとの内容に言及する。しかし、ここで神津はラッシュが論じている歌を歌うことが胸部、特に肺疾患の治療になることのメカニズムについては説明していない。

　さて、神津が同条で引用している部分は、典拠先の内容を調査してみると、メーソン『音楽指要』第 1 章第 6 項「初期・継続的声楽育成利点」、及び第 7 項「声楽健康貢献論」に該当することが明らかとなった。また、『音楽指要』の東京藝術大学所蔵本には、第 6 項及び第 7 項の題名の部分に波線の書き込みがある。その書き込みは古いものと見受けられるが、神津自身のものであるかどうかの確証はない。しかし、同書における書き込みは、その後の第 8 項も合わせ、この 3 項のみであったことに鑑みると、『音楽利害』との関連性も否めないであろう。また、この第 6 項及び第 7 項の内容に関して、神津は比較的忠実に訳し紹介している。しかしながら、原文の第 7 項で言及されている、声楽が劣悪な社会状況下で生活している若い女性の気晴らしとして効果的であるという内容について、神津は同条で採用していない。

第 40 条　音楽の鬱閉症、狂疾、癇癪等を治する事

　リーク氏の医学論に依るに、音楽は耳の神系に一種の奇異なる感動を生じ、之を脳と一般の神系とに連絡せしむるを以て、健康を保養すること甚だ大なり。仰人の心気を厭抑する悪念は、総じて先ず此神系に不快なる感動を来し、此が為に神気沈淪して鬱閉症を発せり。然れども是と匹敵する愉快なる感動を提起し、以て当該神系に直接反応するときは、また忽ち之を平治すべし。故に、凡そ不快なる感動を消散せんには、之を掃蕩するに足るべき愉快なる感動を提起するに若ず、此愉快なる感動を提起せんには、音楽を聴聞するに若ず、音楽は破壊したる心情を恢興し、沈淪したる精神を振起して幸福を致すこと、其効殆ど神の如し。また昔時のセノクレーツは、楽を奏して狂疾を救治し、セオフラスタスも音楽は精神狂乱の病症に至妙の良薬なり。殊に笛音は癲癇及び神系病を治す

るの妙効あり。之をフリジアン調に於いて奏するときは、更に霊妙なりとす。但シゲリュースは均しく笛音の妙効を信ずるといえども、其用方を異にし、フリジアンは著名なる勇壮活発の調なるを以て之を舎き、他の閑雅優美なる調を用いたり。蓋し笛音に此妙効あるは、所謂局処の組織、分子に稼動を起こし、苦痛を救う所以なり。医学及び古楽の博士ビューレッテイに依れば、音楽の癲癇神系病等を治するに二由あり。第一に、音楽は耳覚に触れて苦痛に沈む気を奪い、第二に、人の精神、局処の神系、組織に属する分子に興うる所の反覆したる稼働と感衝とに由りて、神系の作用、血液の循環を通達し、苦痛を消除する是なりという。

本条で神津は、引用文を「エーストコット 音楽効用論」と「バルネー音楽史記」としているが、これらの著作は、正式にはイギリスの聖職者で音楽家でもあったリチャード・イーストコット Richard Eastcott（1744-1828）が 1793 年に著わした *Skeches of the Origin, Progress and Effect of Music*（音楽起源、進化、効果の概要）と[36]、イギリスの音楽史研究者チャールズ・バーニー Charles Burney（1726-1814）が 1776 年から 1789 年に著わした 4 巻本の *A General History of Music*（音楽通史）である[37]。

神津はまず、前半部分でリークの医学論を紹介しているが、神津はその情報をイーストコット『音楽効用論』から得ている[38]。ここで記されている「リーク氏」とはイギリス人医師ジョン・リーク John Leak（1729-1792）のことである[39]。神津は、リークの医学論として、音楽は耳の神経に一種の感動を生じさせ、この感動を脳と一般の神経とに伝達するが故に、健康維持にとって重要な役割を果すという音楽効能説を紹介している。また、ここでは

---

36 Richard Eastcott. *Sketches of the Origin, Progress and Effects of Music, with an Account of the Ancient Bards and Minstrels*. Bath: S. Hazard, 1793. 277p.

37 Charles Burney. *A General History of Music, from the Earliest Ages to the Present Period. To which is Prefixed, a Dissertation on the Music of the Ancients*. Vol. 1. London: Charles Burney, 1776. 522p. なお、本条の典拠確認に関しても、東京藝術大学附属図書館所蔵の音楽取調掛印の附されている現物を参照したが、該当箇所に書き込みなどは見当たらなかった。

38 Eastcott. *Op. cit.*, pp. 57-58.

39 John Leake. *Medical Instructions Towards the Prevention and Cure of Chronic Diseases Peculiar to Women*. Vol. 1., London: R. Baldwin and H. Payne, 1781. pp. 278-281.

「心気」を害する悪念は、まず神経に不快な感動を及ぼし、そのために「神気」が沈んでしまい、鬱閉症を発症させてしまうといった「気」をもとにした医学思想が展開されていく。

　同条に出てくる「気」は、原文では passions of the mind（過度な心 mind の情動）となっている[40]。さらに、「神気沈淪して鬱閉症を発せり」は、原文では occasion low spirits and melancholy（スピリッツ spirits 過少とメランコリーの状態）と記されている[41]。つまり、神津は同条で mind を「心気」と訳し、spirits を「神気」と訳しているということが、ここから分かるのである。

　「心気」の概念は、古代中国医学の中でも存在しており、本書第1章で検討した益軒も、「心気」と音楽との関連性を重視していた。益軒は「心気」について、心を内在させている「気」であり、この「心気」の巡りや停滞、あるいはバランス失調により、感情の起伏の原因も求められるとした。そして、心を和やかにし、怒りや欲、憂いや思い悩むことを減らし、心を苦しめないことこそが「心気」を養い、それが「元気」に繋がり、健康を維持する秘訣となり得ると述べていた。したがって、神津が mind を「心気」と訳すことにおいては、益軒の思想との類似性が認められ、神津が江戸期以来の東洋的な枠組みの中から音楽と「気」との関連性を捉えているということが分かる。

　ただし、益軒は「心気」を物質的なものとして捉えている一方で、神津の述べる「心気」とは、あくまでも mind の訳語としての非物質的なものを対象としているという点で、違いも認められる。しかしながら、西周（1829-1897）をはじめとして、当時の哲学分野において mind が「精神」と訳されているのに対し、同条で神津が mind を、江戸期由来の思想のもとで「心気」と訳し捉えていることは興味深い事実である。なお、「精神」という用語は、『荘子』や『荀子』でも既に用いられており、心や魂、また「生気」の溢れている状態を指す用語として、古代中国から存在していた。そのため、

40　Eastcott. *Op. cit.*, p. 58.
41　*Ibid.*, p. 58

神津も比較的慣れ親しんでいた用語でもあったはずなのである。

　他方、神津はイーストコットの原文にある spirits の訳語として、「神気」という用語を用いている。「神気」は、東洋医学においては精神活動を司る「気」として位置づけられる。西洋において、spirits とは古代ギリシアに遡る概念であり、内臓器官や組織、そして精神活動の根幹とされ、全身に運搬されている気体物質のようなものであると考えられてきた。本書の第 1 章第 3 節で取り上げたブラウンもこの用語を用いている[42]。

　ここからは、神津が東洋的な「気」の概念を、自身が西洋音楽療法思想を紹介する中で、重要な要素として位置付けているということが窺える。ただし、神津は東洋医学的用語を用いながらも、全体的にイーストコットの原文内容を忠実に訳し下ろすよう努めている。内容の中核としては、愉快な感動を提起して不快な感動を消散することが健康上必要であり、この愉快な感動を提起するためには、まず音楽を聞くことを推奨するというものである。この考え方は、本書第 1 章で考察した益軒の「楽」を重視する考え方に近いものと思われる。さらに、同条において神津が紹介した前半部分の音楽療法では、脳や耳といった具体的な身体器官に言及しているものの、まず音楽は心に働きかけ、その後に神経や脳といった各器官及び組織に影響を与えるとされる。こうした精神と身体の時系列的な関連性についても、益軒の論じた音楽効能説との類似点が認められる。

　次いで、後半部分で神津は、バーニー『音楽史記』の内容を引用する。ここで神津はまず、古代ギリシアのエートス論を基に、笛の音で狂疾や精神狂乱が治療できるとする、バーニーの記述を引用する。エートス論とは、楽器や旋法など、音楽における性格付けを指す言葉で、古代ギリシア音楽理論の中核となっていたものである[43]。神津は同箇所で、クセノクラテス Xenocrates（前 396-前 314 頃）やテオフラストス Theophrastos（前 372-前 287 頃）が、音楽を演奏することにより狂疾や精神狂乱を救治した話をする。また、それと共に、笛の音は癲癇及び神経疾患を治す効能を有しており、特にフリ

42　これに関しては、本書第 1 章第 3 節 65 頁を参照のこと。

ギア旋法では高い効果が見込まれるとしている。しかし、シゲリウス Sige-
lius（前 2 世紀）は笛の音に効果があるとするものの、フリギア旋法は勇壮活
発な性格を有するため、ほかの閑雅優美な旋法を用いることを提唱するとい
う。そして、そもそもなぜ笛の音に効力があるかという点に関しては、その
理由を、笛の音が身体の組織や分子の稼働を引き起こし、苦痛を救うからで
あると論じる。

　ここで神津が笛と訳した楽器について、バーニーは flute（フルート）と記
載しており[44]、既にここに若干の誤訳が認められる。というのも、実際に古
代ギリシアでクセノクラテス及びテオフラストスが用いた楽器は、アウロス
という葦笛であった。また、テオフラストスがアウロスで治療したのは、狂
疾や精神狂乱ではなく、坐骨神経痛である[45]。したがって、バーニー自身も
であるが、神津自身も古代ギリシアのエートス論に関して、実際どこまで知
識があったのかについては疑問が残る。

　その後、神津は「ビューレッテイ」の具体的な音楽療法論を引用する。
「ビューレッテイ」とは、フランスの医師 M. ビュレット M. Burette（18 世
紀）のことである。ここでは、ビュレットを引用する形で、音楽が癲癇やそ
のほかの神経疾患を治す理由について論じられている。その具体的な内容と
しては、第一に音楽は聴覚に触れて苦痛に沈む「気」を奪い、また第二に、
人の精神、局所の神経、組織に属する分子を反覆的に働きかけるために、神
経の作用や血液循環を促し、このことが苦痛を消除することに繋がるとい

43　エートス論はピュタゴラス派にあった人間の魂の調和の思想が倫理的、道徳的作用と結びつき、
　　ダモンにおいて開花したものである。ダモンは、音楽と魂の結びつきを教育や社会の問題にま
　　で広げて論じた。また、プラトン、アリストテレスにおいて実践的な問題として教育との関係
　　が本格的に論じられることとなる。なお、エートス論及び古代ギリシアにおける音楽療法に関
　　しては以下の文献を参照のこと。
　　海老沢敏『音楽の思想―西洋音楽思想の流れ―』音楽之友社、1972 年、255-269 頁。
　　マックス・ヴェーグナー『ギリシア』音楽之友社、1985 年、12 頁。（『人間と音楽の歴史』第 II
　　　シリーズ：古代音楽・第 4 巻　所収）
　　光平有希「楽器を用いた古代ギリシアの音楽療法」公益信託松尾金藏記念奨学基金編『明日へ
　　　翔ぶ 2―人文社会学の新視点―』風間書房、2011 年、185-202 頁。

44　Burney. *Op. cit.*, pp. 184-185.

45　Aulus Gellius. *The Attic Nights Books* I-V. Edited and translated by John. C. Rolfe. Cambridge, Mass.:
　　Harvard University Press, 1954. pp. 352-355.〔Loeb Classical Library, 195〕

う[46]。同箇所で神津は、音楽の効能に関して、第一に「苦痛に沈む気を奪う」とするが、この部分は原文では diverting the attention（障害物の転換）となっているほか、神津が「血液」と訳したものは humours（体液）であり、神津の誤訳、あるいは意図的な転換が見られる。というのも、医学関係者ではなく音楽関係者であったバーニーは、医学的観点からではなく、一般的な意味合いで humours を用いていると考えられ、この部分を自由に訳すと、「体調が良くなる」という意味として捉えることができる。しかし一方、神津は、珍しくここでは医学的な面を強調して血液循環に言及した訳を行っている。その背景には、江戸期の音楽効能説で見られた、音楽が「気血」を促す効能を神津が重視しているという姿勢が垣間見られるのではないだろうか。

第41条　フハリネリー音楽を以てフィリップ第五世の病を治したる事

フハリネリーはナープルの人なり。且て羅馬［ローマ］、威尼斯［ベニス］、維也納［ウィーン］諸都を歴游し、名声籍々たり。千七百三十四年英国に游う。居ること三年、去りて巴里［パリ］に往く。更に転じてマドリッドに游う。到るところ殊遇を受けざるなし。西班牙［スペイン］国王フィリップ第五世、全て神気鬱閉して病を取る日あり。既に国事を廃し、私事もまた省みず、殊に梳髪剃髭を厭い、其容貌啻に見る可らざるのみならず、精神もまた日に衰頽す。保養術を尽くし、医薬方を究めるも、更に其効なし。回復の望み殆ど将に絶んとす。フハリネリーの至るや、女王言うらく、音楽は王の深く好愛し給う所なり。今王に薦むるに是を以てせば、或は其効あらんと。乃ち楽を玉座に近き一室に興し、フハリネリーをして奏するに最も愛慕すべき選曲を以てせしむ。王果して大に感動する所あり。フハリネリーなお第二部を終えざるに方て、既に非常の効化を致し、王の神色殆ど一変す。曲闌るの後、フハリネリーをして左右に奉侍せしめ、また敕して、恩賞は即ち其望む所に任せ

46　ビュレットの引用に関しては、イーストコットも同様の内容を記している。

んとす。然れども澹泊無欲なるも、また異常なりと言うべし。フハリネリー今請うに、王の将に辞せんとする如き大件を以てすべきに、然らずして、王に対うるに、目下唯一事の請うべきものあるのみを以てす。王之を問う。曰く、陛下幸いに諸臣に許して梳剃沐浴を試み、務めて微恙の厭抑を排披し、出て政庁に臨み、国事を裁し、国務を執る常の如くにし給わんことの一事を請うのみと。王其答の意外なるに驚き、感喜して之を納むる。乃ちフハリネリーの言の如くすること、未だ幾何ならずして宿痾遂に夢の如くに去る。則ちフハリネリー此如く奇跡を行うたるは、世人の偏く今日に知る所なり。一書に依れば、フハリネリー西王の前に奏するに、唯四曲の楽を以てし、毎夜之を奏して十年の久しきに至れりという。是に於いて、王フハリネリーに授くるにせんと、ジャコ勲章を以てし、嗣王ヘルジナンド第六世授くるに、西国最古の勲章からとばを以てす。また養老銀として終身一万六千円の年金を賜わり、恩賜優特にして寵遇国相の右に出でたり。

　同条で神津は、イタリアの音楽家ファリネリ Farinelli（1705-1782）が、スペイン国王フェリーペ五世 Felipe V（1683-1746）の妻に招かれ、音楽によりフェリーペ五世の神気鬱閉した病を治療した例について紹介している。神津は「ムーア　音楽百科全書」を典拠としているが、この著作の原題は、アメリカの音楽史研究家 J. W. ムーア J. W. Moore（19 世紀）が 1854 年に著わした *Complete Encyclopedia of Music*（音楽総合百科事典）である[47]。

　ムーアの著したファリネリの伝記項目に関して、神津は音楽療法記述を中心として逐字訳を施しているが、ここでも原文にある spirits を「神気」と訳している[48]。さらに、神津はファリネリが音楽で治療をしたことにのみ言及して具体的な音楽内容については触れていないが、原文には、ファリネリは有名な歌手であり、歌でフェリーペ五世の治療をしたと書かれている。原文

47　J. W. Moore. *Complete Encyclopedia of Music*. Boston: John P. Jewett, 1854. 1004p.
　　同書も東京藝術大学附属図書館に収蔵され、そこには「東京音楽学校」の印が附してあるが、該当箇所に書き込みなどは見当たらなかった。
48　*Ibid*., p. 292.

に見られるにもかかわらず、治療に歌が用いられたことに神津が触れなかったことの背景としては、神津が音楽の有効性をアピールするためには、歌に限定すべきでないと考えており、音楽そのものの治療効果を強調するために、ファリネリが歌で治療をしたことをあえて翻訳しなかった可能性がある。つまり、神津にとっては同条において、薬でも治らなかったフェリーペ五世の症状を、音楽で治したということ自体を強調することに意義があったのではないかと考えられる。

第42条　音楽を以て婦人の狂疾を治したる事

　　ボーデローの友人に医を以て業とする者あり。また、音楽を以て狂疾を治したり。蓋し此患者は婦人にして、良人の不信なるか為に、斯る不幸の病を得たる者なり。其医乃ち楽師数人を幕後に置き、患者をして正面に坐せしめ、楽を奏するに最も患者の情に適する選曲を以てす。此の如きこと日ニ三回にして、十有八日に至り其病全治せり。ショメーの朋友に一人の若き音楽家あり。また狂疾に罹り既に六月余を経たり。然れども或は唱歌を聴き、或は自ら以太利風の歌劇を演ずるときのみは、全く常心に復せりという。

　同条で神津が引用したのは「ショメー　音楽衛生論」である。『音楽衛生論』の原題は、フランスの医者ヘクトール・ショメー Hector Chomet（1808-?）が 1874 年にフランス語で著わし、翌年の 1875 年、つまり神津がアメリカに渡った年に英訳本が出版された *The Influence of Music on Health and Life*（健康と生活における音楽の影響）である[49]。『音楽利害』を著すにあたり、神津は *Effets et influence de la musique sur la santé et sur la maladie* というフランス語原書ではなく、英訳された翻訳本を用いたと考えられる。この英訳本は現在、国立国会図書館が所蔵し、そこには「明治九年文部省交付」印が押さ

49　Hector Chomet. *The Influence of Music on Health and Life*. Tr. by Laura A. Flint. New York: G. P. Putnam's sons, 1875. 242p.
　　なお、国立国会図書館所蔵本を用いて、その内容の検討及び比較分析を行うこととする。

れていることから、『音楽利害』執筆時にも同書が用いられたものであると考えられる[50]。

同条の前半部分において、神津はショメーが引用しているボーデローの症例報告をしている。「ボーデロー」とは、フランス人医師のピエール・ボーデロー Pierre Bourdelot（1610-1685）のことであり、ここでは 1715 年に J. ボネット J. Bonnet（17 世紀-18 世紀）と共著で著わされた『音楽史』が引用されている[51]。同じ箇所で神津は、女性の精神疾患患者に対し、楽師数名により、最も患者の感情に合致する音楽を 1 日 2・3 回演奏したところ、回復傾向に向かったという内容を紹介している。そして同条の後半部分では、6ヶ月の間、精神疾患を患っていたショメーの友人である芸術家が、歌曲の鑑賞時やイタリア風の歌劇を演奏する時など、比較的起伏の激しい音楽性格を有する音楽と接している時には正常であったことが記されている。このように、同条全体を通じて神津は、精神疾患に対しては患者の感情に合致し、比較的近い性質の音楽を聴取させることが、治療に役立つといった内容を紹介している。

同条に関する神津の訳は、概ね正確である。しかし、神津が記している「最も患者の情に適する選曲」という部分に関しては、原文では a kind of music suited to her condition（彼女の状態に合った種類の音楽）となっている[52]。condition は通常状態を指す言葉であるが、同条を訳し下ろす際に神津は、感情に限って捉えており、精神面に対する音楽の効能を強調している様子が窺える。

50　実際に国立国会図書館所蔵本における書き込みを点検したところ、神津のものと思われる書き込みを以下のページで見つけることができた。しかし、この部分は本論文で取り上げる「巻之三音楽の衛生に関する事」に該当する部分ではない。
　　Ibid., pp. 179-180, 186, 190.

51　P. Bourdelot. *Histoire de la musique, et de ses effets: depuis son origine jusqu'à présent: et en quoi consiste sa beauté.* Amsterdam: Chez Charles Le Cene, 1715. 487p.

52　Chomet. *Op. cit.*, p. 222.

第43条 クラリネットを聞きて宿病の癒えたる事

千八百一年巴里医学協会の会員デューバル氏、一日出て六十歳余の老婆を診す。老婆は三十歳の時、図らず物に驚きたる事あり。是より一種の病を生じ、而後連年時期を同じくして痙攣病を患えり。デューバル氏の出診したるも、即ち此時期の一に属せり。治療百方術を尽くすと雖も、更に其効なし。遇々以為らく、患者に聞かしむるに音楽を以てせば、或は其華麗なる性に適する所あらんと。乃ち、患者をして簡易なる唱歌を聴かしむるに、突然唇頭を動かして感動する所ある者に似たり。是を以て更に聴かしむるに、クラリネットを以てす。其曲初めは全て聴かざる所にして、毫も感動を生ぜず。後に、耶蘇誕辰楽其他患者の平常熟知する所に及ぶ。其効、即ち著しきものあり。手を揺り、首を頷して節を拍し、第四日に至りては少しく身体を運用するを得、乃ち褥を出で椅子に倚る。既にして、デューバル氏自ら患者の手を把って舞踏を試み、先ず徐遅に之を為し、漸次活発にす。数日の間、活動を失したる四肢漸く意令に従い、初日は医師に就きて室内を周旋し、次日は楼階を下りて戸外に於いてす。是より久しからずして宿病遂に全癒す。

同条の典拠も、第42条と同様にショメーの『音楽衛生論』である[53]。神津は、ショメーによる原文をほぼ正確に訳しており、同条では身体の運動障害に転換する反応、いわゆるヒステリーにより身体的機能障害があらわれた転換ヒステリー患者への治療について紹介されている。ここでは、患者に対し、馴染みのある楽曲を演奏することにより、そこで生まれた感動と快適な体験が心理的葛藤への患者の構えを変化させ、曲に合わせた身体的動作を行うことにより、徐々に身体全体が動くようになった様子が詳細に記されている。また、身体が動くようになった時点で、舞踊も取り入れていることから、ここでは音楽聴取と舞踊による治療法が紹介されていることが分かる。

同条で神津は、患者の様子も含み、ショメーの記している詳しい臨床経過

---

53 *Ibid.*, pp. 219-220.

もほぼ原文通りに訳出している。ただし、神津は患者がベッドから起きて椅子に座った後、ショメーの英訳にある thereupon was commenced the song Confiteor, when she rose and joined her hands as if in pra yer（手を組んで祈るような姿勢で〈Confiteor〉を歌った）という一文を訳していない[54]。〈Confiteor〉とはカトリック教会で用いられ、会衆の信仰告白の際に歌われるミサ曲である。神津は、前述したようにアメリカ留学前の 1874（明治 7）年にカナダメソジスト教会の洗礼を受けている。神津が洗礼を受けたカナダメソジスト教会はプロテスタント教会であり、同条にも含まれる〈クリスマスキャロル〉などと異なり、神津の馴染みのあった礼拝では歌うことのない、この〈Confiteor〉を含む一文を、神津は信仰の理由で翻訳しなかったのかもしれない。あるいは、『音楽利害』の性質には相応しくないと考えたために翻訳しなかったのかもしれないが、結果的に、この一文が削除されたことにより、ここでもほかの条と同じく、音楽の有効性がより強調されている。当時、伊沢を始め音楽取調掛関係者は、讃美歌も含む西洋音楽を用いながら国楽の確立、唱歌による音楽教育の推進を図っていたものの、一部、表向きにはキリスト教色を排しながらその普及に尽力する傾向も見せている[55]。このような背景を考慮すると、神津も「手を組んで祈るような姿勢で〈Confiteor〉を歌った」という一文を、当時の音楽取調掛の方針に沿ってあえて宗教色を薄める目的で削った可能性もあると考えられる。

第 44 条　バイオリンを聞きて熱病の癒えたる事

仏国ランゲドック州アライ府に一人の舞踏教師あり。千七百八年カーニバル祭礼中、精神の使用多きに過ぎ、終に健康を害し、劇烈なる熱病に嬰る。百方医療を尽すと雖も、更に其効なし。府尹某聞きて之を憂え、以為らく、音楽を以て精神を撫慰せば、或は病を治するの一端とならんと、之を其医に謀る。医之を可とせざるに非ざるも、其或は更に精神を

54　*Ibid.*, p. 220.
55　安田寛『唱歌と十字架—明治音楽事始め—』音楽之友社、1993 年、186-203 頁。

錯乱せんことを恐る。既にして患者の友人バイオリンを把って演ずるに患者の常に最も好愛する一曲を以てす。且演奏の体裁甚だ滑稽にして、見る者解頤せざるなし。患者も偕に興に入り、褥上意に合う所を聴くときは、則ち頷して節を度し、大に快楽を享く、曲闌て精神稍々常に復す。後十四五分時を経ざるに、眠を催し大睡を極む。覚めて後、其病遂に癒ゆ。

　同条の典拠もショメーの『音楽衛生論』である[56]。神津はここで、激しい熱病、つまり現代医学から見れば、脳炎などの意識障害も伴う熱性疾患の患者に対する治療例について紹介している。具体的な内容としては、患者にとって馴染み深く、最も愛好している楽曲を、比較的明るい性格の音色で、あるいは滑稽な動作も加えて演奏することにより、楽しみがもたらされて精神が回復するといったものである。その結果、患者は深い睡眠がとれたおかげで休息でき、治療へと繋がった様子が同条では紹介されている。同箇所では、医学では治らない病気でも、音楽により治療することが可能である様子が顕著に示されており、神津が同条でも音楽の有効性について強調している様子が浮き彫りとなっている。

　神津は、概ね原文の流れに沿って抄訳しているものの、神津が舞踊の教師について「精神の使用多きに過ぎ」たために熱病にかかったとしている一方、ショメーの英訳では becoming excessively fatigued（極度に疲労した）とのみ記述されており、一部で食い違いが認められる[57]。また、患者の友人が演奏した曲に関して、神津は「患者の常に最も好愛する一曲」としているが、原文では some airs familiar to the latter（患者の馴染んだ曲をいくつか）となっており[58]、これらの訳文と原文の間には差異が見受けられる。

　他方、本条で神津が「精神」と訳している用語は、原文では mind である。mind について神津は、第 40 条で「心気」と訳していたが、ここでは当時の

56　Chomet. *Op. cit.*, pp. 214–215.

57　*Ibid.*, p. 214.

58　*Ibid.*, p. 215.

哲学においても訳語として用いられていた「精神」を当てはめており、神津による mind の訳は一貫していないことが分かる。

　さらに、神津の引用文では、ショメーが患者の錯乱状態を論じる部分や、友人の演奏でもたらされた結果の様子を描写した記述など、臨床的に詳述している部分が削除されている[59]。この背景には、臨床的な過程を重んじる医者であるショメーと、音楽行政官として音楽による利益を強調したい神津との立場の違いが影響していると考えられる。

第45条　洋琴を聞きて疾病の癒えたる事

　ショメーの親戚に、医にして音楽を好む者あり。千八百三十二年中風に罹る。ショメー住きて之を療するに、毫も其効を見ず。後二日を経て漸く僅かに其神気を興復するも、半身不随にして言語殆ど通ぜず。恢復の幸望む可らざる者に似たり。然れども後幸にしてやや快方に向うも、なお頻に睡眠を催し、気鈍くして煩悶し、安静なるを得ず、且数々寒熱往来あり。患者偶々音楽を聴かんとするの望みを生ず。或は其凶果を致さんことを恐れざるに非ずと雖も、姑く其望む所に任せ、一娘をして為に洋琴を奏せしむ。神気恍惚たる病父、琴音を聞くや、忽ち活然として悦び笑い、快楽の情顔中に溢るる。則ち其音楽を聴くの間は、安静にして快楽を覚えたり。因りて娘子をして終日楽を奏せしむ。其翌ショメー住きて病を診るに驚くべき好果を致すに値う。是より日々楽を奏して病を養わしむ。初め奏するに閑雅なる曲を以てし、漸次活発なるものに及び、演奏距離も、先ず患者と室を異にし、後、遂に之を同くす。是に於いてか日に快方に向い、久しきを出ずして其病全癒やす。

　同条の典拠もショメーの『音楽衛生論』であり[60]、ここで神津は、1832 年に中風、現在でいうところの脳卒中に罹った音楽愛好家の患者のことを紹介

59　*Ibid*., pp. 214-215.
60　*Ibid*., pp. 215-217.

している。それによると、脳卒中の患者が、音楽を聞きたいとの望みを見せたため、ショメーの提案によりピアノ演奏を治療に取り入れたところ、神気恍惚していた患者は、音楽を聞いている間は、安静にして快楽を覚えたという。したがって、その時から毎日、ピアノを演奏して病気の治療に役立てた。初めは閑雅な曲を演奏し、次第に活発な曲にした。演奏する距離も、最初は患者と部屋を別にしていたが、後に同じ部屋で演奏するよう工夫している。すると日に日に快方に向かい、たちまち病気は完治したという。ここには、医者としてのショメーが、あたかも調剤するかのように音楽による治療を試している様子が窺える。しかし、同条に関しても、神津は全体を通じて患者の反応や、患者と患者の家族とのやり取りの様子など、ショメーが記している細かい経過観察記録を適宜省略している。

　また、これまでに見てきた記述にも散見された「神気」という用語が本条にも用いられている。そこで、典拠では「神気」に該当する部分に関してどのような原語が用いられているのかについて検討してみたところ、神津が冒頭で記している「後二日を経て漸く僅かに其神気を興復するも」に該当する部分では、ショメーは in spite of vigorous treatment, the patient did not recover consciousness until two days after the shock（積極的な治療にも関わらず、患者は二日後まで意識を回復しなかった）と書いている[61]。ここでは神津が、consciousness（意識）を「神気」と訳していることが見て取れる。つまり、神津は spirits だけではなく consciousness も「神気」と訳しており、広い意味で「神気」という言葉を使っているといえる。

　では、本条で「神気」に触れられるもう一箇所についてはどうであろうか。神津は「神気恍惚たる病父」と患者について説明しているが、その部分に関して、ショメーは、the patient, while in this state,（この状態にある患者は）とのみ説明をしている[62]。ただし、この状態に該当する部分に関してショメーは、前文で眠気があり、安静できず、発熱の発作に苦しむ患者の状態を示してい

61　*Ibid.*, p. 215.
62　*Ibid.*, p. 216.

るため[63]、この部分を神津は「神気恍惚たる病父」と意訳したと考えられる。しかし、この「神気恍惚」という用語については、江戸期及び明治期漢方医学書で用いられている形跡はなく、神津が独自に用いた用語であると考えられる。これらのことから、神津が「神気」を広い意味で捉えながらも、音楽の持つ治療的効果に関して、「神気」との影響関係に重点を置いていたということは明らかである。

第 46 条　琵琶を聞きて頭痛の癒えたる事

報達国の琵琶は初め三十六絃なり。国王合法里嘗て頭痛を患う。衆医治すること能わず。適々一伶人あり。新琵琶七十二絃なるものを作りて之を聴かしむ。其患へ立口に解す。

神津は同条で『古今説海』と『西使記』を典拠として[64]、ほぼ原文どおり忠実に引用している。この治療例に関しては、そもそも原文においても頭痛の治療でどのような楽曲を演奏したのか、あるいは琵琶のどのような音色によって治療が促されたのかなど、具体的な言及はない。しかし、神津は具体的な治療例への関心ではなく、音楽の有効性を強調する目的で、同条を含んだ可能性が高いと思われる。

第 47 条　曹紹夔磬を鐋して僧病の癒えたる事

洛陽に僧房あり。磬自ら鳴る。僧之を怪みて疾を成す。則ち術士を求めて百方之を禁ずると雖も、終に其効なし。曹紹夔素より僧と善し、来りて之を問う。僧告げて曰く、我斎鐘を打つに、磬また声を作すと。夔笑

63　*Ibid.*, p. 216.
64　典拠の漢籍に関して、現在東京藝術大学附属図書館に所蔵されている原書で確認を行ったが、該当箇所への書き込みなどは見当たらなかった。なお、原文確認に関しては以下の文献も用いて典拠同定を行った。
　　陸揖『古今説海』『景印文淵閣四庫全書』第 885 冊子部 191（雑家類）、臺灣商務印書館、1986 年、337 頁。
　　劉郁撰『西使記』中華書局出版、1985 年、3 頁。

いて曰く、明日盛饌を設けよ、余当に為に之を除くべしと。僧信ぜずと
雖も、或は効を得んことを冀い、饌を具えて以て変を待つ。夔則ち来り
て懐中の錯を出し、磬の数処を鑢して去る。声遂に絶ゆ。僧怪みて其所
以を問う。曰く、此磬鐘律と合う。故に彼に撃てば此に応ずと。僧大に
喜び、疾もまた癒ゆ。世常に黄鐘定め難きことを患うると雖も、若し阮
咸、張文収、万寳常、曹紹夔が屬を得ば、また何ぞ定め難きことかあら
んや。

　神津は、同条で張鼎思『瑯琊代酔篇』及び『劉賓客嘉話録』を典拠として、
原文を忠実に紹介している[65]。同条では僧が患った病気の状態、背景、及び
治療推移に関して引用されているが、ここでの音楽は、僧自身の病気を治療
したのではなく、僧の病気のもととなった原因を除去しているという点で、
本条の引用は音楽療法内容であるとは言い難い。

第48条　杜子美が詩を誦して瘧病の癒えたる事

　嘗て瘧を病む者あり。子美之に告げて曰く、吾が詩以て之を療すべしと。
病者曰く、如何と。曰く、「夜闌にして更に燭を秉る、相対して夢寝の
如し」と。其人之を誦す。瘧なお是なり。子美曰く、更に吾が詩を誦せ
よ。曰く、「子璋が髑髏血模糊手に提擲して還る崔大夫」と。其人之を
誦し、病果して癒ゆ。また鄭廣文が妻、瘧を病む。子美乃ち「屋梁に落
月満ち、猶お顔色を照らすを疑う」の一連を取りて之を誦せしむ。癒え
ず、また「虬鬚太宗に似たり、色は寒外に映して青し」の一連を取て之
を誦せしむ。なお癒えず、また「子璋が髑髏血模糊手に提擲して還る崔
大夫」一連を取りて之を誦せしむ。其瘧また果して癒ゆ。故に世に杜が

65　典拠の漢籍に関して、現在東京藝術大学附属図書館に所蔵されている原書で確認を行ったが、
　　該当箇所への書き込みなどは見当たらなかった。なお、原文確認に関しては以下の文献も用い
　　て典拠同定を行った。
　　韋絢撰『劉賓客嘉話録』『景印文淵閣四庫全書』第1035冊子部341（小説家類）、臺灣商務印
　　書館、1986年、466-467頁。

詩よく瘧を除くといえり。此未だ必ずしも然らず。蓋し其辞意典雅にして、之を読む者脱然として沉痼の体を去るを覚えざるなり。

　神津は、同条において『漁隠叢話』を典拠として、瘧の治療に詩を用いた事例を引用する[66]。瘧とは、間欠的に発熱し、悪感や震えを発する病気であるが、この瘧の治療に子美は患者自ら詩を音読することを勧める。その理由としては、その詩の内容が典雅であることにより、これを読む者が脱然とし、重篤な病気でも回復するからであるという。同条に関しても、神津は原文の内容を単純に書き下しているのみである。詩を音読する際に節回しがつく点に着目し、音読でさえも音楽と捉え、治療効果に言及するという姿勢は、特徴的なものである。

第 49 条　野人音楽を以て病を治する事

　亜弗利加遊歴家ルッペル氏は、且てニビヤに於いて壮士の大患に罹る者を治せんが為に、舞踏を為すを見たり。時に患者は美服を着し、広室の中央に於いて高台に就き、舞人は其周囲に環列して盛なる舞踏を演ぜり。此人民は蓋し是を以て病魔を駆馳せんとするが如きに非ず。唯舞踏の快情に由りて、病者を撫慰し、知らず識らず其苦痛を除きて恢復を図る者なりとぞ。亜米利加の土人中には孰も医と称する者あり。病を治するを以て其職とす。而して、用薬百方術を尽くしてなお其効を見ざるに至りては、医乃ち美を尽くし術を尽くして身を装い、患者の家に至りて歌を唱い、鐸を振りて舞踏し、其平癒を祈るという。ドレートンは即ちコロンビア海岸のワラワラ種族中に於いて之を見るに、年十七八の男子が病に臥して殆ど危篤なるあり。巫医の如き一人の老婆側に在り。力を極め

66　典拠の漢籍に関して、現在東京藝術大学附属図書館に所蔵されている原書で確認を行ったが、該当箇所への書き込みなどは見当たらなかった。なお、原文確認に関しては以下の文献も用いて典拠同定を行った。
　　胡仔『漁隠叢話』『景印文淵閣四庫全書』第 1480 冊集部 419（詩文評類）、臺灣商務印書館、1986 年、424 頁。

て歌謡を吟唱し、十有余人前後左右に立て拍板を拍てり。其曲調を聴く
に、此の如き患者の側に於いて奏すべきものに非らず。薄暮ドレートン
が再び往きて之を見るに、老婆の精神大に疲労して声音蚊虻の如きに至
り。尚其歌謡を吟唱して息めず。益々力めて以て病魔を逐えんとする者
の如し。既にして患者の神気やや回復するの微あり。後、再三往きて之
を訪うに、其既に立て坐するを見たり。凡未開人民の疾病に罹る者、舞
踏を奏するを以て健全に恢復するの第一策と為すは、開明人民の医薬に
於けるよりも更に急なりという。

　本条の典拠として、神津は「カトリン　北米土人風俗史」「ルッペル　ニ
ビヤ紀行」「ルポック　開化起原論」「ウィルクス　連邦視察記」を挙げてい
る。しかしこの内容は、神津が「音楽沿革大鋼」で音楽取調掛の東西折衷案
を正当化する論拠として用いるほか、『音楽利害』でも複数回、「エンゲル
万国音楽論」として用いられているカール・エンゲル Carl Engel （1818-
1882）が 1866 年に著わした *An Introduction to the Study of National Music*（万国
音楽研究序説）に記されているものであり[67]、そこに含まれる本文内容や註釈
から上記の文献の所在を知った可能性が高い。なお、東京藝術大学附属図書
館にはエンゲル『万国音楽論』のほかには、カトリン『北米土人風俗史』と
されるジョージ・カトリン George Catlin （1796-1872）が著わした *Illustra-
tions of the manners, customs, and condition of the North American Indians*（北アメ
リカインディアン風習・習慣・状態実例集）が所蔵されており[68]、そのほかの著
作に関しては、孫引きした可能性もある[69]。
　さて、本条で神津はまず、ネパールのニビヤとコロンビア海岸における音

67　Carl Engel. *An Introduction to the Study of National Music*. London: Longmans, 1866. pp. 258-259, 283.
　　同著作に関しても、音楽取調掛時代の蔵書として東京藝術大学附属図書館に収蔵されているが、
　　該当箇所に書き込みなどは見当たらなかった。

68　George Catlin. *Illustrations of the manners, customs, and condition of the North American Indians : with
　　letters and notes written during eight years of travel and adventure among the wildest and most
　　remarkable tribes now existing.* （9 th ed.）London: H. G. Bohn, 1857. p. 39.

69　なお、エンゲル『万国音楽論』の末尾には、神津が挙げた各典拠の所在が記載されており、神
　　津の書入れと断定はできないものの、「×」または「＼」といった印が附されている。

楽療法について紹介する。ここで神津は、シャーマニズムにおいて音楽と舞踊、医療が一体であることについて触れている。また、ここでの舞踊は患者自らが能動的に行うのではなく、患者の傍で他者により受動的に舞踊が行われる様子が示されている。この内容に関しては、エンゲルの原文とほぼ一致しており、内容を引用する際、大意において神津が取捨選択、あるいは加筆した形跡は殆ど見当たらない。なお、同条にも「神気」という用語が見られるが、「患者の神気やや回復するの微あり」と神津がしている部分は、原文では he indeed seemed better となっているため、神津が意訳したものと捉えることができる。

第 50 条　バイオリンを奏して医療を受くる事

　有名なる亜米利加の法官が言える所に左の一奇事あり。且てヨルクトン戦争の翌朝、同氏が住きて治傷院を視察するに、中に一人楽師にして銃丸の為に膝を傷らるるあり。抑此の如き者を施療せんには、先ず其身体を施術台に緊束して、体部の動揺を防がざる可らず。此楽師の施療も又、将に其順序を経んとする所なり。楽師時に医に問いて曰く、国手は今将に不肖を如何せんとす。医対えて曰く、余は今将に汝の脛を裁断せんとす。故に、先ず汝の身体を緊束するを要せり。楽師曰く、噫、不肖は之を要せず。国手たとい不肖が心腸を取り去らんとすれども、不肖は敢て緊束せらるるを要せざるべし。陣中一バイオリンありや、之を不肖に假興せられば幸甚と。乃ちバイオリンを与う。楽師其律を調べて後、従容医に言いて曰く、請う今之を裁れど、神色自若として変ぜず。楽を奏して施療を受けり。蓋し其始めより終りに至り、凡四十分時余り及ぶといえども、須臾も演奏を息めず。其間奏楽に一音の失なく、身体に一筋の動くなしという。

　同条で、神津は「アルバイン美術奇事類纂」を典拠として、手術時にもたらされる音楽の効能について引用するが、これに関しては現段階で典拠の同定ができていない。本条では、銃丸により膝を傷つけられていた音楽家が、脛の裁断手術の際、40 分にも及ぶ施術の間、自らヴァイオリンの演奏を行

うことにより、身体を動かすことなく手術に耐えたという内容が紹介されている。ここでは、音楽家が演奏をすることにより、その行為に集中することで、手術の痛みを感じないほどの鎮痛効果が得られている様子が認められ、医療的な内容よりも逸話的な要素が大きい感を否めない。

第51条　高開道楽を奏して鏃を抜かしむる事

高開道矢鏃の類に在るあり。医を召して之を抜かしむ。対うるに鏃深くして、輒ち之を斬るを以てす。是如き者再三なり。また一人を召すに、鏃出ずべし。然れども、王須らく痛を忍ばざる可らずと曰う。因りて、面を鏃し骨を鑿て、楔を其間に置く。骨裂けること寸余なり。遂に其箭鏃を出す。開道楽を奏し膳を薦めて辞めず。

神津は、同条で『唐書』『隋唐嘉話』『闓外春秋』を典拠としながら[70]、高開道の類の奥深くに刺さった矢鏃を抜く際、音楽が演奏されたことについてほぼ原文に忠実に書き下している。ここでも痛みを和らげるために音楽を用いる、いわゆる音楽の持つ鎮痛効果に言及がされている。

第52条　音楽を治療に用うる方法に就いての説

抑音楽を治療の道に用いるには、宜く先ず患者の心意、性情、風俗、習慣を熟知せざる可らず。既によく茲に通暁したる後は、最も適当したる楽曲を選び、殊に節度に意を加え、之を調の適したるものに製し、以て相当の楽器に被らしむべし。奏楽は少しく病室を隔てるを善とし、演奏は患者の熟知するものより始むるを善とす。若し患者の情況常に悲嘆に沈むの習慣あるときは、奏楽は悲哀なる曲を以て始め、漸次其悲哀なる度の自然消滅する曲に移り、終に最も活発なる曲に転ずべし。但し、此

70　典拠の漢籍に関して、現在東京藝術大学附属図書館に所蔵されている原書で確認を行ったが、該当箇所への書き込みなどは見当たらなかった。なお、原文確認に関しては以下の文献も用いて典拠同定を行った。
劉餗撰『隋唐嘉話　中』程毅中張點校『歴代史料筆記叢刊』中華書局出版、1979年、24頁。

際最も熟練神妙なる転方を要せり。而して歌詞は患者の精神をして、依
然其病患に罹る情況に止らしむべきものは、謹みて之を避くべし。奏楽
はまた長きに失せざるを最も肝要とす。而して、其第一奏に於いて好果
を致さず、或は却て不好果を致すあるも、勿卒にして之を廃止すべから
ず。再三再四に至り、始めて其奇効を奏するもあるべし。楽曲の選択、
使用時刻の当否、患者楽曲の解否を度る等如きは、音楽を治療に用うる
に方て最も枢機を占る所なり。凡精神及び神系上の疾病に於いて熟達の
妙手を得て、治術を音楽に求めば、其奇効を奏すべきこと疑いなし。殊
に其効婦人に著明なりとす。

　同条の典拠は、ショメーの『音楽衛生論』である[71]。神津は同条で、音楽
を治療に用いる際に、留意する点や手順について、特に精神と神経疾患への
音楽療法に焦点を当てて引用している。音楽を治療に用いるには、まず患者
の心意、性情、風俗、習慣を熟知しなければならず、その上で最も適した楽
曲を、適した調及び楽器を選択の上、演奏する必要があるとする。さらに、
患者が常に悲嘆に沈んでいるのであれば、演奏は悲哀の性格を有する曲で始
め、次第にその悲哀の度を自然消滅するような曲に移り、最後に最も活発な
曲に転じていくべきであるという。このように、神津はショメーを引用して、
患者に最も適した曲を最もふさわしいリズム・調・楽器で演奏することを勧
め、まずは別室から、そして患者の馴染んだ音楽から始めるという音楽療法
の手順を紹介している。

　音楽を治療に用いることに関して、神津はおおよそショメーの原文どおり
に抄訳している。しかし、同条では明らかに削除している部分が見受けられ
る。それは、神津が「再三再四に至り、始めて其奇効を奏するもあるべし。」
と引用している部分である。ここで、神津は「再三再四に至り、始めて其奇
効を奏するもあるべし。」とのみ引用しているが、その後にショメーは以下
の一文を記している[72]。

71　Chomet. *Op. cit.*, pp. 234-235.
72　*Ibid.*, p. 234.

なぜなら諸器官に musical fluid（音楽流体）が充満する、あるいは少なすぎるということは、健康を保ち諸機能の活動を維持するに適切な均衡状態にとって、過大あるいは過少であるかもしれないため。

上記のように、ショメーは演奏の好結果が得られない理由として、諸器官における「音楽流体」の過少過多を挙げており、その後に、「2回目、3回目の演奏による刺激と弛緩とで状態を回復させ、全体の調和が再構成される」と結論付ける[73]。しかし、神津はこの部分を全く引用していない。

そもそもショメーによる『音楽衛生論』の第一の主張は、「音楽流体」もしくは同義の用語として用いられる「鳴響流体」sonorous fluid の仮説を提唱することにあった。ショメーは、「音楽流体」とは、全ての物体に満ちており、熱や光、そして電気のように微細で測定不能なものであるとする[74]。そして、それが音楽の治療的な力の根源であるとして、数々の事例を挙げながらこの論の補完を行うのである。神津は、『音楽衛生論』を「音楽の衛生に関する事」において5回引用しているにも関わらず、一度もこの「音楽流体」の仮説に触れることがない。また、同条からは引用においてもその部分を削除している。

さらに、訳文に関しても、神津が「患者楽曲の解否度る等如きは」として、楽曲に対する患者の理解度に焦点を当てて訳している部分に関して、ショメーは「患者の体質を正しく理解していること」と述べている。この場合の主語は神津が患者としているのに対し、ショメーは治療者側のことを指しているため、誤訳も認められる。神津は治療において、患者の状態に近い、あるいは慣れ親しんだ音楽を推進するという考え方を同条のほか、第42条や第43条などでも示している。したがって、この観点を強調するため、あるいはその理解の上で訳をしたために、患者を主語とした誤訳が生まれた可能性も否めない。

73　*Ibid*., p. 234.
74　*Ibid*., pp. 167-168.

第 53 条　堀河帝楽を聴きて暑を避け給う事

　　堀河帝一日時元を召す。時に炎暑燃るが如し。時元馳せて参内す。帝其
　　神速なるを嘉し、坐を御前に賜う。乃ち宣旨あり。今日の炎暑殊に酷し。
　　造泉の設ありといえども、水上の風流未だ以て玉心の中を涼しくするに
　　足らず、宜く納涼為るべきもの一曲を奏し、以て清聴に達すべしと。時
　　元謹みて旨を奉し、窃に以為らく、玉心の中を涼しくせんものは、盤渉
　　調に如かざるべしと。乃ち、盤渉調の曲を奏すること良久し。蓋し盤渉
　　調は冬水の流声に模する所にして、時元の演奏殊に其妙を極む。玉心の
　　中、果して清涼を致し、叡感斜ならず。時元、闕を辞するに方て、賞賜
　　頗る厚し。人以て盛栄とす。

　神津は、同条で『体源鈔』を典拠としている。雅楽家の豊原統秋（1450-
1524）による『体源鈔』（1512）は、『教訓抄』（1233）、『楽家録』（1690）と
並び、日本古楽の三大楽書の 1 つとされている。確かに『体源鈔』にも盤渉
調は涼しさをもたらすとの言及があるものの[75]、神津の内容により近いのは
狛朝葛（1247-1333）の著した『続教訓鈔』（13 世紀-14 世紀）である。『体源
鈔』は多くの事例を『続教訓鈔』から引用しており、神津が引用している内
容は、多少省略をしている部分もあるものの、『続教訓鈔』とほぼ同一であ
る[76]。

　同条で演奏を行った時元とは、豊原時元（1058-1123）のことであり、彼
は堀河天皇（1079-1107）の笙の師であったことから呼び出され、ここでは
笙で、雅楽の六調子の 1 つで盤渉の音を主音とする盤渉調を演奏することに
より、暑さを和らげ涼しさをもたらしたとされている。同条で引用された例
は音楽療法内容とは言い難く、音楽の持つ避暑的な効能に言及しているもの
の、ここでは音楽によって想起される涼感によって、想像の力で実際の避暑
効果がもたらされるという、一種の生活の知恵が紹介されている。

75　豊原統秋『体源鈔』正宗敦夫編纂校訂『日本古典全集』日本古典全集刊行会、1933 年、160-168 頁。
76　狛朝葛『続教訓鈔』正宗敦夫編纂校訂『日本古典全集』日本古典全集刊行会、1933 年、441 頁。

第54条 韓持国及び範徳孺の事

韓持国は声楽を嗜む。極暑に際し、熱を避けんことを求め、屡々徒れども意に如ず。則ち毎に一揚に臥し、婢をして板を執り、緩く歌声を絶えざらしめ、展転して緩やかに聴く。或は首を頷し、掌を撫して之と相応ずれば、扇を揮うを為さず、自ら以て暑を忘る。範徳孺は性琵琶を好み、また老いて夜の睡られざるに苦しむ。其家に琵琶と筝とを善する二婢あり。寝るときは、毎に枕の上にして琵琶筝を携え奏し、熟寝するに至りて乃ち巳めしむ。

同条で神津は、声楽と琵琶、筝の演奏によってもたらされる効能について『故事要略』を典拠として引用する。『故事要略』に関しては、現段階で典拠の同定ができていない。しかし、神津の引用する内容は、北宋の葉夢得（1077-1148）が著わした『避暑録話』にも含まれていることが判明した[77]。神津は『避暑録話』の内容を引用した和書を基に、本条の内容を紹介したと考えられ、神津の紹介している内容と『避暑録話』の内容とは、一致している。ここでも、前条と同様に音楽の持つ避暑的効能、そして睡眠導入の効能といった、どちらかというと日常生活上のリラクゼーションを促進する音楽の効能について神津は紹介していると考えられる。

第55条 音楽の小児に関する事

音楽はまた、拍法節度に非常の感力を具有するものあり。彼の乳母の旨味単純にして節度平一なる歌謡を反覆するのみにして、能く小児の涕涙を干す如きもあり。洋琴太鼓等の音調、若しくは単に指頭を以て戸障子を拍て生ずる音響の、泣児を慰止する如きもあり。歌曲の節度に応じて之を扶揺し、または定一の度に其背後を打撫するのみにして、小児の泣声を止め、若しくは此が為に其睡眠に就くを得せしむる如きもあり。是

---

77 葉夢得『避暑録話』『景印文淵閣四庫全書』第863冊子部169（雑家類）、臺灣商務印書館、1986年、657頁。

如きは、即ち歌曲の音調と節度と相合して、小児の精神を安静ならしむる所以なり。之に反して小児の睡眠を覚起せしむるも、又、音楽に如くものなし。凡小児の睡眠を覚起せしむるは、父母の最も注意を要する所なり。総て睡児を起すは、驟にするを最も悪しと為し、極めて静にするを善とし、其自ら起きるに至らしむるをさらに善とし、其悦びて起きるに至らしむるを最も善とす。且其の全く起了するに至るまでは、之を丁重愉快に待遇し、毫も急激粗暴の挙に及ぶ可らず。聞くモンテーンがなお嬰児たりし日、父母之を起こすに毎朝音楽を以てすと。長するに及んで声名モン氏が如きも、豈また偶然ならんや。

　神津は、同条で音楽の有するリズムとメロディーという各要素に着目し、小児の睡眠や目覚めに及ぽす効能について引用する。前半部分の睡眠に関連する記述の典拠は、ショメーの『音楽衛生論』である。神津は、音楽はリズムとメロディーによって非常に感力を持ち、歌曲のメロディーとリズムとが合わさることで、小児の精神を安静にさせることができるというショメーの説を紹介している。ショメーの原文と照合した結果、この部分に関して神津はほぼ原文を忠実に訳していると考えられる。

　さらに、神津は同条の後半部分で小児の睡眠を覚起させるのも、また音楽であるとする。この部分に関してはショメーの著作に記されていないため、神津が巻頭に典拠として挙げている「クゥィツキー　教育改革家伝」であると考えられる。同条では、全体を通じて、神津が治療というよりも育児と音楽との関連性について紹介されているといえよう。

第 56 条　音楽の労力を助くる事

　音楽の労力を助け、苦役を軽快ならしむるもの少しとせず。人間万事殆ど皆其補助を仰かざるなし。世間凡百の事業に其固有の歌曲あるは、万国の通情なり。古代希臘其他の国に於いても、人民の職業異なれば、また其唱謡する歌曲を異にせり。上古人民の風俗を無窮に伝うる。彼の埃及びアッシリアの紀功碑等に依るも、巨大なる物件を運搬する際、衆多

の備工を指揮するに楽器を以てし、歌曲を以てせざる者なし。ポラック
の説に依れば、ニュージーランドのマオリー種族の如きも、其職業に至
りては、一も唱歌を以て労力を助けざるものなしという。

　同条で神津は、前述したエンゲルの『万国音楽論』を典拠として[78]、音楽
による精神的労苦軽減の効能に関して抄訳している。ここでは、様々な国の
労働歌についての紹介がされており、音楽が人間に及ぼす幅広い有効性を強
調したいとする神津の目的が窺える。

第57条　楽家長寿を享くる事

　世間或は、音楽は心性を感激し、精神を刺動するの甚しきを以て、之を
業とする者、健康を保全し、長寿を享有する能わずとする者あり。是甚
しき妄説にして、最も事実と相反せり。試しに古今音楽の大家を歴観せ
よ。健康を保全し、長寿を享有する者、却て楽家に多し。請う其一二を
挙げん。スカーラッタイは享年六十六、ラランデは七十六、パレストリ
ナは七十、ヘンデルは七十四、バハは六十五、マーセロは五十三、グ
ルックは七十三、ピクシニーは七十二、ハイドンは七十七、ペーシロは
七十五、チェリュウビニーは八十二、ビートーベンは五十七、スポーア
は七十五、マイエルビーアは七十、ロジニーは七十八なり。而して、ア
ウベルの如きは八十八の高齢にして盛んに楽曲を製作し、非常の健康を
享有したりき。

　神津は同条で、音楽家が長寿であることについて紹介する。典拠について
神津は「ホーワイス　音楽情徳論」としているが、これは H. R. ホーワイス
H. R. Haweis（1838-1901）の著わした *Music and morals*（音楽と道徳）のこと
である[79]。神津が引用した部分のホーワイスによる原文冒頭内容は、以下の

78　Engel. *Op. cit.*, pp. 29-30.

79　H. R. Haweis. *Music and morals.*（9 th ed.）London: Daldy Isbister, 1879. pp. 90-91.
　　同書に関して、音楽取調掛時代の蔵書は、現在、愛知教育大学附属図書館に所蔵されているが、
　　該当箇所に書き込みなどは見当たらなかった。

第2章　明治前期における音楽療法の黎明

とおりである。

　音楽への探求が、その刺激的な性格のために、健康と長命に害を与えるという考え方は、事実に裏付けられていない。偉大な作曲家は、概して著しく健康で、長生きであった。

　このようにホーワイスが、音楽たちが健康で長生きであったと述べる点に関しては、神津も同様にそのまま訳し出している。しかし、音楽の性格について、ホーワイスは刺激的であるとするに留まっているにも関わらず、神津は「音楽は心性を感激し、精神を刺動するの甚しきを以て」と自論を付加させ、音楽が影響を与える先を「心性」や「精神」と述べている点に原文との違いが認められる。

　「心性」とは、心のあり方の特質及び心的傾向を指す用語であり、古代中国の杜甫による詩「懐」や、「孟子」「盡心上」などでも既に用いられている。また、「精神」に関しては、前述したように mind の訳語として既に哲学分野で使われている用語であった。神津はこのように同条において、音楽の持つ精神面への影響について、原文よりも強調していることが分かる。

第58条　寶公及び裴知古の事

　前漢の文帝の時、楽人に寶公という者あり。年百六十歳にして両目皆官たり。帝之を奇とし、聞いて曰く。何に由りて此に至るかと。対えて曰く、臣年十三にして明を失す。父母其楽技に及ばざるを哀れみて琴を鼓することを教ゆ。臣導引して服餌する所なし。裴知古また音を知り、摂衛に善くることと百歳なり。

　神津は、第57条で西洋における音楽と長寿の関連を引用しているが、同条ではそれを受けて、今度は東洋における音楽と長寿との関連も引用する。ここから、神津が音楽の長生効果の裏付けを東西の文献に求めていることが分かる。

　神津は同条で、「檀儿叢書」の中の「鶴齢録」、そして「漢書」を典拠とし

131

て、前漢時代に楽士として活躍した竇公の話を引用する[80]。180歳である竇
公は、13歳の時に失明した後に、琴の演奏技術を習得した。導引や服餌な
どは行っていなかったが、古音に関する知識を得ることで摂衛を善く行うよ
うになり、その影響で長生を得たという。また、同条では裴知古も音によっ
て長寿を得た様子が付け加えられている。同条における引用は、総体的に原
文忠実に従っていると考えられ[81]、ここで神津は、導引や服餌などの道教的
養生術を行わずとも長生を得られるという音楽の効能を紹介している。

　以上、『音楽利害』「音楽の衛生に関する事」の内容を見てきたが、ここに
は、多数の和漢洋による音楽療法論及び音楽効能説の内容が含まれているこ
とが明らかとなった。神津は、和漢洋には垣根を持たず、音楽療法論あるい
は音楽効能説に関する記述があれば、できるだけ採用するといった姿勢を見
せているため、神津の思想が東西のどちらかに偏っているわけではないこと
も分かる。

　さらに、典拠の同定及び典拠との比較検討を行った結果、神津は原文をほ
ぼ正確に引用する姿勢を見せており、音楽療法に関してはその殆どが西洋の
文献からの引用であった。これも和漢の文献には治療についての記述が初め
から少ないこと、また当時、衛生論自体が西洋から入ってきた思想であると
いうことも併せて総体的に考えると、神津が本巻で洋書を多く取り扱うこと
になったのは当然のことであろう。

　その中でも、治療について多くの記述が見られるショメー『音楽衛生論』
が多用されており、重要視されていることは明らかである。しかし、神津は
ショメーの思想をはじめとして洋書に関しては、完全に受容しているわけで
はない。したがって、ショメーを中心とした洋書に対して、神津が取捨選択
をしている部分を対象に分析を加えることにより、神津の考える音楽療法思

80　典拠の漢籍に関して、現在東京藝術大学附属図書館に所蔵されている原書で確認を行ったが、
　　該当箇所への書き込みなどは見当たらなかった。なお、原文確認に関しては以下の文献も用い
　　て典拠同定を行った。
　　古典研究会編『漢書（和刻本正史）』第1巻、汲古書院、1972年、422頁。
81　なお、裴知古の内容は『鶴齢録』には見られず、『漢書』にのみ記されている内容である。

想の特徴が明らかになるものと考えられる。このことを受け、次節では各条
で神津が論じた音楽療法論と音楽効能説に関する例に分けた上で、主に音楽
療法の例に焦点を当て、神津はどのような治療原理を重んじ、どのような音
楽療法を推進しようと考えていたのかについて検討してみたい。

第4節　『音楽利害』における音楽療法思想の特徴

1. 「音楽の衛生に関する事」における音楽の効能と音楽療法との分類

　前節で検討した内容をもとに、各条を音楽の効能に関する例と音楽療法例とに分類してみたところ、音楽の効能に関する例は以下の 10 条（第 39 条[82]・第 47 条・第 50 条・第 51 条・第 53 条・第 54 条・第 55 条・第 56 条・第 57 条・第 58 条）である。

［音楽の効能に関する例］
　　　　第 39 条　唱歌は胸部をして強壮ならしめり（洋書）
　　　　第 47 条　曹紹夔磬を鑪して僧病の癒えたる事（漢籍）
　　　　第 50 条　バイオリンを奏して医療を受くる事（洋書）
　　　　第 51 条　高開道楽を奏して鏃を抜かしむる事（漢籍）
　　　　第 53 条　堀河帝楽を聴きて暑を避け給う事（和書）
　　　　第 54 条　韓持国及び範徳嬬の事（和書）
　　　　第 55 条　音楽の小児に関する事（洋書）
　　　　第 56 条　音楽の労力を助くる事（洋書）
　　　　第 57 条　楽家長寿を享くる事（洋書）
　　　　第 58 条　竇公及び裴知古の事（漢籍）

　上記の音楽の効能に関する例では、洋書の引用が 5 条（第 39 条・第 50 条・第 55 条・第 56 条・第 57 条）、漢籍の引用が 3 条（第 47 条・第 51 条・第 58 条）、和書の引用が 2 条（第 53 条・第 54 条）であり、東西書からの引用がちょうど半々になっている。このことから、神津が音楽効能説に関しては、和漢洋の例を無差別のもと積極的に取り入れ、紹介しようとしていた様子が

82　第 39 条には音楽の効能と音楽療法の双方の例が引用されていたため、どちらの例にも含めた。

窺える。

　内容としては、第 50 条と第 51 条では、音楽が有する鎮痛の効能を用いて治療をすることに言及されているほか、第 53 条や第 54 条、及び第 55 条では音楽の避暑的な効能あるいは睡眠導入の効能への言及が見られる。これらのことから、神津が上記の 5 条では、比較的鎮静的な音楽による精神的リラクゼーションに焦点を当てている様子が窺える。その一方で、第 56 条では各国の労働歌に言及しており、これは神津が、具体的な音楽内容に対する言及をしてはいないものの、音楽により労苦を取り除く、比較的快活な音楽を念頭に入れていたことも想像に難くない。

　用いる楽器としては、管楽器、打楽器、弦楽器と多岐に亘っており、神津は楽器自体よりも第 53 条や第 55 条で言及するように、各楽曲のメロディーやリズム、そして調性の選択方法を重視する傾向にあることが分かる。

　では、音楽療法例についてはどうであろうか。音楽療法例に該当するものは、以下の 11 条（第 39 条・第 40 条・第 41 条・第 42 条・第 43 条・第 44 条・第 45 条・第 46 条・第 48 条・第 49 条・第 52 条）であった。

［音楽療法例］
　　第 39 条　唱歌は胸部をして強壮ならしめり（洋書）
　　第 40 条　音楽の鬱閉症、狂疾、癇癪等を治する事（洋書）
　　第 41 条　フハリネリー音楽を以てフィリップ第五世の病を治したる事
　　　　　　　（洋書）
　　第 42 条　音楽を以て婦人の狂疾を治したる事（洋書）
　　第 43 条　クラリネットを聞きて宿病の癒えたる事（洋書）
　　第 44 条　バイオリンを聞きて熱病の癒えたる事（洋書）
　　第 45 条　洋琴を聞きて疾病の癒えたる事（洋書）
　　第 46 条　琵琶を聞きて頭痛の癒えたる事（漢籍）
　　第 48 条　杜子美が詩を誦して瘧病の癒えたる事（漢籍）
　　第 49 条　野人音楽を以て病を治する事（洋書）
　　第 52 条　音楽を治療に用うる方法に就いての説（洋書）

上記の音楽療法例のうち、洋書からの引用は9条であり、神津が挙げる典拠は、メーソン『音楽指要』（第39条）、イーストコット『音楽効用論』・バーニー『音楽史記』（第40条）、ムーア『音楽百科全書』（第41条）、ショメー『音楽衛生論』（第42条〜45条・52条）、カトリン『北米土人風俗史』・ルッペル『ニビヤ紀行』・ルポック『開化起原論』・ウィルクス『聯邦視察記』（第49条[83]）である。一方の漢籍からの引用は『古今説海』・『西使記』を典拠とする第46条と、『漁隠叢話』を典拠とする第48条の2条であり、ここでは圧倒的に洋書からの引用が多いといえる。

また、その洋書のうち5条はショメー『音楽衛生論』からの引用であり、ショメーからの影響は甚大である。さらに、音楽療法例は、やや例外は認められるものの、「音楽の衛生に関する事」のほぼ前半に引用が固まっているという特徴も見られ、これは神津が単なる音楽の効能よりも、音楽療法としての音楽の治療的効能を強調する目的を持っていたことを示唆していると考えられる。では、神津が引用及び紹介した音楽療法例にはどのような特徴が見られるのであろうか。

2. 「音楽の衛生に関する事」における音楽療法例の特徴

神津の記した各条の引用文から、まず浮かび上がってくるのは、西洋音楽療法例を紹介しながらも、日本における伝統的な「気」の概念を継承しているということである。それが顕著に見られるのは、第40条・第41条・第45条・第49条であり、ここでは西洋医学の spirits、あるいは consciousness を「神気」と、そして mind を「心気」と訳すなど、神津が「気」と音楽との影響関係を重視している様子が窺える。特に、神津は第40条、第41条、第45条、第49条といった4条で「神気」に言及しており、音楽が「神気」にもたらす影響について、神津が強調しているのは明白である。しかし同時代、

---

83 第49条に関しては、筆者は上記4つの典拠がエンゲル『万国音楽論』からの孫引きである可能性を前節で示唆したが、ここでは神津が挙げている典拠を列挙した。

　この考え方は神津のみに見られるものではなかった。例えば、神津と共にアメリカ留学をしていた伊沢と目賀田が連名で、1878（明治 11）年 4 月 8 日付けで提出した上申書には、以下のような音楽の効能に関する記述が含まれている[84]。

　　　夫れ音楽は学童神気を爽快にして、其勤学の労を消し、肺臓を強くして、其健全を助け、音声を清くし、発音を正し、聴力を疾くし、考思を密にし、又能く心情を楽しましめ、其善性を感発せしむ。

　上記の内容は、伊沢と目賀田がアメリカ留学時に得た知識をもとにして、学童における音楽の効能について打ち出しているものであるが、その中で伊沢と目賀田は、西洋にはない「神気」の概念を利用している[85]。「気」に関して、ほかの著作でも伊沢は「元気」の存在を強調していることから[86]、伊沢もまた、アメリカに留学していても、こうした東洋的な思想は排除しなかったことが窺える。それを受けて、伊沢の補佐的な立場で音楽取調掛の役職を歴任していた神津もまた、『音楽利害』における音楽療法論の中に「神気」を中心とした東洋的な「気」の概念を含めていたと考えられる。

　また、伊沢と目賀田の上申書では、「気」以外に音楽と肺の強壮との関連も、その後の音楽取調掛の唱歌教育推進における大きな特記項目となる。1884（明治 17）年に、伊沢により上申された『音楽取調成績申報書』における「音楽と教育との関係」には、「健康上の関係」という項目があり、そこでは唱歌の胸部、特に肺への強壮効果に焦点が当てられている[87]。この肺と

84　目賀田種太郎・伊沢修二「学校唱歌に用うべき音楽取調の事業に着手すべき在米国　目賀田種太郎、伊沢修二の見込書」東京藝術大学百年史編集委員会編『東京藝術大学百年史　東京音楽学校篇』第 1 巻、音楽之友社、1987 年、14 頁。

85　このほかにも、伊沢が音楽の効能について、1885（明治 18）年 1 月 28 日に著わしたと考えられる草稿が残っている。なお、これに関しては以下を参照のこと。
　　伊沢修二「音楽の功用を論ず」（半紙 17 枚綴）信濃教育会編『伊沢修二選集』信濃教育会、1958 年、317-326 頁。
　　また、目賀田は 1877（明治 10）年に著わした『教育雑誌』「監督雑報」の中で、上申状に先立ち「発声は神気を活発にし、生徒に疲倦憂悶なからしめ、健康を保つに宜し。」と言及している。なお、これに関しては以下を参照のこと。
　　目賀田種太郎「監督雑報第六号　読方を教うべきこと」『教育雑誌』第 39 号、1877 年、11-17 頁。

86　伊沢修二「元気即精神説」『伊沢修二教育演説集第二』明治館、1891 年、1-11 頁。[1891（明治 24）年 8 月 20 日に行われた京都府教育会における演説内容]

音楽との関連、とりわけ肺病の治療に音楽が役立つことに関しては、神津も『音楽利害』「音楽の衛生に関する事」の冒頭に値する第 39 条で示していることから、『音楽利害』での用語の解釈や、音楽の効能を強調する器官に関しては、当時の音楽取調掛との一致を見いだせる。

さらに当時、音楽取調掛は日本の新しい国楽の創成に専念しており、その国楽創成は、従来の伝統的な日本音楽のみをそのまま引き継ぐのではなく、日本音楽、そしてその基盤となっている中国音楽のほか、西洋音楽をも折衷することにより、新しく理論的構築や作曲を行うことを目指すというものであった。そして当時、この国楽を社会的急務であった国家衛生及び国民衛生に役立てることも重視されていた[88]。

したがって、神津は同じような姿勢で、同巻においても和漢洋の記述を無差別に編纂していると考えられる。ただし、国家衛生に及ぼす音楽の影響に対する神津の捉え方については、当時の音楽取調掛、とりわけ伊沢との相違点も見いだせる。伊沢は、国家衛生の基盤となる個々人の心身と音楽との関連については、精神に与える音楽の影響のほか、音楽の健康増進への寄与といった、とりわけ音楽効能説に関しての言及が目立つ[89]。その一方で、神津は『音楽利害』「音楽の衛生に関する事」において、音楽効能説のみならず音楽療法論も取り入れ、なおかつ音楽療法論を前面に押し出すことで、「衛生」をさらに広く捉え、音楽の持つ疾病治療能力や健康増進といった実用的価値を強調していると考えられる。

87　前掲『洋楽事始音楽取調成績報告書』109-110 頁。
88　明治期の国楽論に関しては、以下の文献などで詳述されているため、参照されたい。
　　江崎公子「国楽創成思想の成立過程についての一考察─明治七年から二十年までを中心として─」『国立音楽大学研究紀要』第 14 集、1980 年、1-14 頁。
　　河口道朗『近代音楽教育論成立史研究』音楽之友社、1996 年、145-155 頁。
　　吉川英史「明治の音楽観─日本音楽の価値に関する研究史の中から─」『日本音楽の美的研究』音楽之友社、1984 年、111-128 頁。
　　塚原康子『明治国家と雅楽─伝統の近代化／国楽の創成』有志舎、2009 年、107-134 頁。
89　音楽取調掛『音楽取調成績申方要略』文部省、1884 年、143-156 頁。
　　前掲『洋楽事始音楽取調成績報告書』109-110 頁。
　　前掲「学校唱歌に用うべき音楽取調の事業に着手すべき、在米国目賀田種太郎、伊沢修二の見込書」14 頁。

　このように、『音楽利害』における音楽療法思想では、西洋の理論を採用しながらも、それを当時、日本において根強い概念であった東洋的な理論に還元しながら論じており、これが結果的に和漢洋折衷の音楽療法論の展開に繋がっていくこととなる。また、第 40 条で spirits に「神気」という訳語を、mind に「心気」という訳語に当てはめたのも、神津の育った教育環境の中で培われた知識から訳出されたものであり、これといって特別なものではない。つまり、音楽関係者であった神津は、西洋的な spirits 及び mind の意味を十分に理解していなかった可能性があるのではないだろうか。

　また、『音楽利害』における音楽療法論では、「神気」「心気」「精神」といった用語を用いることにより、全体を通じて西洋の典拠よりも音楽の及ぼす精神面への影響を重視する神津の姿勢が浮かび上がってきた。さらに、神津は第 40 条で音楽の効能についてまず精神面に働きかけた上で、身体にも影響が及ぶといった時系列を示しており、この点は江戸期における益軒の音楽効能説で見られた精神面の重視と同一のものである。

　それにも関わらず、不思議なことに神津は『音楽利害』「音楽の衛生に関する事」で、益軒が論じた音楽効能説については触れていないのである。神津は、目についたあらゆる著作を引用しており、そこには和漢洋の間に差をつける姿勢は認められない。音楽療法に関する記述についても、西洋側の著書にその紹介が多いため、引用回数も西洋の著書が最も多くなったものと考えられる。このように少しでも音楽の効能、あるいは音楽療法についての記述があれば、神津は和漢の著書からも区別なく引用している。しかしながら、益軒が音楽の効能に言及した『養生訓』『慎思録』『楽訓』の記述を引用していないことについては謎が残る[90]。

　さらに、西洋音楽療法の原形思想をそのまま受容していない神津の様子を明らかに示しているのが、「音楽流体」musical fluid 論の排除である。神津は、ショメー『音楽衛生論』から複数の音楽療法例を引用しているものの、ショメーによる音楽療法論の中核をなす「音楽流体」論は全く翻訳していない。

90　なお、これら益軒の著作も音楽取調掛では所蔵していた。

神津が『音楽利害』で引用している箇所は、『音楽衛生論』のほぼ第7章に該当しており、その第7章の冒頭でショメーは以下のように論じる[91]。

　　　　磁気と電気は、痛みや身体疾患を治療するのによく用いられるが、それに大変よく似た鳴響流体が同様な力を持っていてはいけないのであろうか。

　上記に見られるように、ショメーは冒頭から持論である「音楽流体」と同義の「鳴響流体」の存在を示唆し、それが音楽の治療的効果の根源となるという仮説を挿入している。そして、上記文章の後にショメーは「音楽流体ないし、鳴響流体が存在し、それが音楽の治療的な力の根源である」として[92]、「音楽流体」と治療との関係を詳述していくのである。しかし、神津は一貫して、この「音楽流体」を『音楽利害』で引用しない。

　では、ショメーの提唱する「音楽流体」とはどのようなものなのであろうか。ショメーは『音楽衛生論』第4章で、音楽は音の集合体であるという定義のもと、音について、以下のように言及する[93]。

　　　　音は、純粋で単純な放射物であり、全ての物の物理的特徴が存在する。また、特別な液体や、あるいは単に万物に行き渡るその他の評価できない液体の変形であり、常に［身体器官によって］顕現することができるものでもある。そして音は、熱や光、電気のように、何千という異なった方法で組み合わせたり、変形させたりすることも可能なのである。

　上記で言及するように、ショメーは音楽の基となる音を一種の液体として定義づけ、変幻自在なものであると述べる。そして、この音の集合体である音楽を「音楽流体」あるいは「鳴響流体」と名付けた。また、その「音楽流体」は体内にも存在し、体内の「音楽流体」は神経を通って身体の各器官に伝達され、さらには、体外と体内の「音楽流体」は呼応するとショメーは述べる[94]。ショメーの体外と体内の物質が呼応するという思想は、アイザッ

91　Chomet. *Op. cit.*, p. 208.
92　*Ibid.*, p. 208.
93　*Ibid.*, p. 129.

ク・ニュートン Isaac Newton（1642-1727）のエーテル思想から着想を得ていると考えられる。ニュートンは、人体の中で生命的で空気的な spirits が生み出される化学的プロセスを発見しようと試みるほか、エーテルが spirits と密接に結びついており、外的なエーテルが、身体内の spirits を通じて神経液に作用し、運動を生み出すと考えていた[95]。

　また、ショメーは体内の「音楽流体」が、感情及び神経の動揺に左右されやすく、諸器官における「音楽流体」の量のバランスが崩れると、諸器官の活動過多や過少に繋がり、各種の病気を発症すると述べている[96]。したがって、ショメーは「音楽流体」の均衡を保つことが健康維持にとって重要であると共に、体外の「音楽流体」の効果的な摂取により、治療にも繋がるとして[97]、「パリの科学アカデミー」の記録をもとに、音楽療法の事例紹介を展開する[98]。

　そして、ショメーは「音楽流体の影響は、神経疾患の中でも特に女性のものに有効である」として、この「音楽流体」の語源は、その流体の恩恵を享受しやすい、女性の言葉から着想を得て命名したと言及するに至る[99]。その上で、「精神病院において、ある種の狂気の治療、もしくは、少なくとも救いのため、音楽を毎日使ってはどうか」と提案するのである[100]。また、ショメーは精神疾患に「音楽流体」が効果的であると提案する理由について、以下のように論じる[101]。

　　鳴響流体、あるいは音楽流体による効果は、束の間のものでも一時的なものでもない。この流体は、神経に直接働きかけ、動物組織の基本構造全体に関する固体や液体と完全に同調する。（中略）音楽を聞いた時

94　Ibid., pp. 129-130.

95　Antonio Clericuzio. "The internal laboratory. The chemical reinterpretation of medical spirits in England," in *Alchemy and Chemistry in the 16 th and 17 th Centuries.* Dordrecht: Kluwer Academic Publishers, 1994. pp. 69-72.

96　Chomet. *Op. cit.*, p. 162.

97　Ibid., p. 234.

98　Ibid., p. 212.

99　Ibid., p. 217.

100　Ibid., p. 223.

101　Ibid., p. 213.

に我々が感じる影響のことを思い出してみよう。音楽が我々の感情に訴えることにより、手足は震え、神経は錯乱し、喜びや悲しみ、静寂や歓喜の感情が音楽によって引き起こされる。また、興奮、感情、情熱も湧き起こる。将来的には、鳴響流体が我々の器官の働きに長く影響を与える証を得ることになるであろう。

　上記の内容からは、「音楽流体」による効果は断続的に見られるほか、外的な「音楽流体」は、神経に直接働きかけ、人体組織の固体や液体と完全に同調するものであることが分かる。さらにショメーは、それは音楽聴取時に体感するような、主として精神的な変化や感受により裏付けられると述べている。

　ショメーは、「音楽流体」論の裏付けのために、『音楽衛生論』第7章で各音楽療法例を列挙している。しかし、神津はショメー『音楽衛生論』第7章で論じられた音楽療法、及び音楽の効能に関する事例を『音楽利害』で複数引用するものの、もととなる「音楽流体」の理論については完全に排除している。

　これには、神津が『音楽利害』を著した際の目的が関係していると考えられる。音楽学校存廃の危機に立たされていた神津にとっては、ショメーが掲げる医学的な治療原理を日本に紹介するよりも、豊富な音楽療法及び音楽の効能に関する例を論じることにより、音楽の有効性を広く伝える必要があった。事実、神津は『音楽衛生論』においてショメーが、「パリの科学アカデミー」の記録をもとに、音楽療法の事例紹介を展開することに言及している部分も引用してはおらず、神津にとっては医学的及び科学的な側面を重視することが目的ではなかったことがここからも窺える。また、それは神津が『音楽衛生論』に書かれている臨床的記述を省略する傾向、あるいは楽器選択の理由や効果の根拠には具体的に言及しないといった点からも明らかである。やはり、これは神津が、医学関係者として音楽療法の治療原理や有効性を普及させる目的で著わしたのではなく、音楽の有効性を広く知らせるために、『音楽利害』を著わす必要があったという、神津自身の立場からきてい

る姿勢であると考えられる。

　さらに、江戸期に言及されていた音楽の効能に関しては、患者自らが歌ったり踊ったりするという能動的な活動に焦点があてられていたが、神津は第43条で能動的な舞踊について言及するものの、第49条の舞踊例は、患者の近くで他者が踊って治療を行うといった受動的な要素が強いものであった。また、歌うなどの能動的な音楽療法に関して言及しているのは第39条・第48条の2条のみである。そのほかは、患者が音楽を聞くことに主眼が置かれた受動的な音楽療法となっており、この点は主に能動的な活動によって効果を見込む、江戸期音楽効能説の思想とは異なる点であろう。

　さらに、『音楽利害』における音楽療法上で推奨されるのは、第42条・第43条・第52条などから分かるように、患者個人が慣れ親しみ、愛好している曲である。この点は、複数の条で強調されていることから、治療的手段として神津は、自身も文化土壌に根付いた音楽を用いることを勧めていると考えられる。そして、推奨される音楽としては、患者の精神状態と同質の音楽から治療を開始することを善きこととし、その後、徐々に気分を転導させるよう、精神状態に近い性質の音楽に移行することを勧める。これは、現代の音楽療法実践でも基盤原理として用いられている、Ira M. アルトシューラー Ira M. Altshuler（1893 頃-1968）の「同質の原理 Iso-principle」と酷似した考え方であり、実践的な音楽療法の視点が、この時代に既に受容されているということは非常に興味深い事実である。

　以上、考察の結果、神津の著わした『音楽利害』の特徴をまとめるならば、神津は、多数の和漢洋を折衷した音楽の効能に関する例、及び音楽療法の例を引用する中で、音楽療法に関しては、神津の留学時に出会った西洋音楽療法関連資料からの引用が多数を占めていた。一方で、神津は西洋音楽療法をそのまま受容していたのではなく、西洋側史料の豊富な治療例の中に、江戸期にも重視されていた音楽と「気」との影響関係を治療原理に据えながら、音楽の持つ有効性を広く紹介したということが明らかとなった。

結び

　本章では、明治前期の音楽行政官であった神津の『音楽利害』を中心として、同時代における音楽療法思想の特徴と変遷過程を考察した。その結果、明治前期は、主に音楽関係者によって精神に対する効能に主眼が置かれ、和漢洋の音楽効能説及び音楽療法論が無差別に紹介される様子が認められる。また、それと同時に、西洋の音楽療法論が流入した際、明治前期においては音楽と「気」との関係の重視など、江戸期の思想的基盤をもとに理解されたことが明らかとなった。

　『音楽利害』は、明治期において唯一、音楽療法についてまとまった内容を論じた書籍であるといえる。しかし、音楽療法について書籍を著していないとはいえ、明治期に音楽療法を大々的に実践しようとした精神科医がいる。その人物は、『音楽利害』刊行からおよそ 10 年後に、西洋の留学から帰国した呉秀三である。呉の音楽療法については、実践記録が断片的に現存しているため、本書第 3 章では、呉を中心として、日本音楽療法の展開期である明治後期の音楽療法思想の特徴は何であるのか、また、益軒や神津など、明治前期以前の音楽療法思想からの影響は見られるのかといった観点に主眼を置いて、考察を進めていきたい。

第 3 章

明治後期における音楽療法の展開
―呉秀三による音楽療法実践を中心に―

第1節　西洋音楽療法受容の勃興

　明治後期における音楽効能説及び音楽療法論の動向を探るべく、筆者は明治前期の調査と同様の手法で、雑誌及び新聞記事などの検索を行った。その結果、記事内で音楽効能説あるいは音楽療法論に言及している書籍2冊、新聞8記事、雑誌18記事がそれぞれ見つかった。

　明治前期は、音楽療法に関しては1記事、そして音楽の効能に関しても1記事であったことから、音楽の効能及び音楽療法を扱った記事の数が明治後期に急増していることが分かる。

　明治前期と同様に、音楽療法とはいえないものの、音楽の心身への効能について言及している記事も含め、該当記事に関する調査結果を［リストⅢ］（250頁）に列挙する。なお、音楽の効能に関する記事には○を、音楽療法に関する記事には◎をそれぞれ附すこととする。［リストⅢ］の調査結果からは、『音楽利害』刊行以降、音楽と医療との関係に対する関心が高まっていることが見てとれるであろう。以下、年代順にその内容を分析し、特徴を検討してみたい。

　まず、1893（明治26）年『音楽雑誌』第31号には、著者未詳「医学会員の音楽校参観」という題名で以下のような記事がある[1]。

　　去る十日午後一時より、大日本医学会員七百余名らは東京音楽学校を参観せられしが、村岡同校長は演奏を参観せしめたき旨をつげ、なお医学と音楽とは雖も密接の関係を有するものなり。例えれば本邦在来の音楽はまず赤砂糖の唯甘味多くして口さわりよきが如し。然るに欧州楽は、甘味あり、苦味あり、から味あり、しおからさ所もありて、よくこれを味わえば衛生上の滋養となり、かつ真のうま味あるものなり云々と述べ、また、当日演奏の楽曲に就き一々懇切なる説明せられ、続いて唱歌、ピ

1　著者未詳「医学会員の音楽校参観」『音楽雑誌』第31号、1893年、15頁。

アノ、バイオリン等数番の合奏を演ぜしに同会員諸氏には大いに満足せられ、氏の好意を感ぜし様子なり。(後略)

　上の記述では、医学界が音楽に興味を向けている様子と共に、音楽界側も「医学と音楽とは雖も密接の関係を有するものなり」として、音楽の持つ衛生上の効能を医学界に強調したいと考えている姿勢が顕著にあらわれている。また、その際、特に衛生上に効能がある音楽としては、日本の音楽よりも「甘味、苦味、から味、しおからさ」と表現される様々な音楽的性質を有する西洋音楽が重視されていることが窺える。

　さらに、1893 (明治 26) 年、『音楽雑誌』第 32 号に掲載された著者未詳「音楽と医療との関係」という以下の記事にも、西洋の音楽療法が紹介されている[2]。

　　ドクトルブラックマン論じて曰く、音楽は聴者の心臓及び脈管を膨張せしめ、血液の循環を自由ならしむるの効果あり。血液の循環自由なることは、営業上著しき効能あることは論ずるまでもなし故に、営業上に関する治療に於いては、音楽家は医家の離るべかざる良伴なり。ブラックマンは其論を証するため魯西亜 [ロシア] 人ドヂールが多年の実験より得たる結果を引用せり曰く。(第一) 音楽は血液の循環に影響を及ぼす。(第二) 血液の圧力は時に高くなり時に低くし、(第三) 音楽の獣類及び人類に及ぶ働きは、多くは心臓鼓動の度数を増すによって現わる。(第四) 音楽の結果たる血液循環の変化は呼吸の変化と伴う時として、然らざる事あれども、(第五、六七) 血液の圧力の変化は調の高低音の大小如何によりて異なる。(第八) 血液圧力の変化は人によって異なり、又国によって異なるあり。ドクトルブラックマンは、また殊に此問題のために組織せられたるセントセシリアの会が得たる結果を記して曰く、会は倫敦 [ロンドン] 禁酒病院に於いて其実験を始めたり。実験より得たる大体の結果によれば、奏楽は静粛を生じ、患者の二分一を安眠に誘

2　著者未詳「音楽と医療との関係」『音楽雑誌』第 32 号、1893 年、7-8 頁。

えり。ヘレンスボクルに於いてピアノを病院に備え、貴女の一群歌い、
且つ弾じたる結果として患者の中十の七は其熱度と痛苦とを減じたり。
ボルトン病院に於いては、一群の奏楽者一週に一度来て静かに楽を奏し、
患者は之によって大に苦痛を減ずるを得ると告ぐ。患者の心を休むるに
最も好結果ある者は、バイオリンなり。ドクトルブラックマンは此等の
実験に依りて病院にして、若し楽器を備えれば患者は之によって大に其
苦痛を減ずべく、健全なる多くの婦人は之によって一の新しき職業を得
るべしと結論す。

　典拠同定の結果、上記の記事に出ている「ドクトルブラックマン」とは、
アメリカの医師 J. G. ブラックマン J. G. Blackman（19 世紀頃）であることが
分かった。ブラックマンは、1892 年にイギリスの『医学雑誌』において
「音楽と医学」という題名で、上記の『音楽雑誌』で紹介されている、ロン
ドンでの音楽療法実践について紹介している。同記事では、ブラックマンの
言及する音楽聴取による血液循環促進との影響関係の理論的裏付けとして、
ロシア人医師である J. ドジール J. Dogiel（19 世紀）が提唱した音楽と生理学
に関する論にも触れられている[3]。なお、『音楽雑誌』における紹介は、『医
学雑誌』の内容を抜粋した上、ほぼ忠実な抄訳を行っていると捉えることが
できる。

　同記事には、音楽が影響を及ぼす対象として、神津までに見られた「気」
の概念は出てこない。その代わり、音楽との影響が強く論じられるのは、血
液循環との関連性である。また、記事内には、音楽療法が身体に及ぼす生理
学的メカニズムについて、血圧や心拍数、呼吸数といった具体化したテキス
トの中で明確な紹介が行われており、この点も、それまでの記事及び著作に
は見られなかった特徴ということができよう。

　また、音楽には血液への影響関係以外にも、患者に静粛をもたらして苦痛

3　J. G. Blackman. "Mudic and Medicine," in *Medical magazine*. Vol. 1, London: Southwood, Smith & Co.
　　1892. pp. 628-637.

　　J. Dogiel. "Ueber den Einfluss der Music auf den Blutkreislauf," in *Arch f.Physiol*. 1880. pp. 416-428.

を減らし、安眠と心の平安をもたらす効能も備わっているという。同記事には、特にピアノ、歌曲、ヴァイオリンの演奏を聞くことでもたらされる効能が大きいとの言及も見られ、ここでは、あくまで受動的な音楽療法に限定されているということも特徴の 1 つとして挙げられる。同時に、これらの音楽は医療現場において、補完治療として効果を発するとの見解も示されている。補完治療としての音楽使用については、益軒が江戸期に「楽」は心身に働きかけるという前提のもと、人体の全体像に焦点を当てて音楽の効能に言及していたのに対し、ブラックマンの場合は、苦痛を軽減するという個別的な音楽の効能への言及のみに焦点が当てられているという点で違いが見受けられる。さらに、同記事では明治前期に見られた個人による音楽療法論の紹介とは異なり、ロンドンで組織的に音楽療法が実践されている様子が伝えられている。ここからは、日本の医学界が音楽に興味を示していることを報じた前記事と同様に、明治後期以降、組織的な音楽療法の実践を日本国内で喚起する姿勢の萌芽が窺える。

　なお、同記事は『国民之友』にも全く同内容・題名・言葉によって紹介されているほか[4]、ほぼ同じ内容ではあるものの、多少変化がある形で同年の『婦人衛生雑誌』第 44 号に、「音楽と病との関係」という題名で紹介されている[5]。その内容を以下に記してみたい。

　　　音楽と唱歌とは依然として善く人を楽しましめ神を住かしむ故に、病者によりては悶を散じ、鬱を晴らし殆ど病のあることを忘れしむるに至るならんか。

　　　英国倫敦府に於いては是に於いてセント、セシリア協会なるもの起れり。此目的は諸症の患者に就き至って緩やかなる音楽を以て、患者の精神を安静ならしめ苦痛を減じ、睡眠を催さしむべきや否やを試験し、熟練なる音楽師を聘して、医師の依頼に応じ、奏楽して治療を助けしむるにありて、倫敦中央に一大音楽堂を建設し、昼夜音楽を奏し、電話機に

4　著者未詳「音楽と医療との関係」『国民之友』第 188 号、1893 年、40 頁。

5　著者未詳「音楽と病との関係」『婦人衛生雑誌』第 44 号、1893 年、26 頁。

よりて重なる病室に送るなり。しかして此協会は、先ずテンブランス病院より着手し、夫れよりヘレンスパーク病院及びボルトン病院に試みたりしが、何れも好結果なりしという。我国の琴、三味線の如何は、如何なるものなりや。三弦は兎に角、琴の如きは能く其効能佳良ならんか。

米合衆国ブオートランド己決監医の報によれば、音楽は人の血管及神経等に感動を与え、血液の循環を善くし、身体の温暖を増進せしむるの効あり。さるが故に、音楽師は実に医師の好伴侶なりと。又露国の国手ドギール氏は、生理上に於ける音楽の効力を研究して左の結果を得たりと。

第一　音楽は血液の循環を善くする事

第二　心臓の鼓動を進むる事

第三　音楽の作用によりて生ずる血液循環の変動は呼吸と相伴う事

第四　血圧の変動は、音調の高低大小及び音の種類に関係する事

第五　血液変動の模様は人と他の動物とに於いて、其趣きを異にし、又人種によりて異なる事

上記では、ブラックマンの名前は出てきていないものの、『音楽雑誌』で示されていたのとほぼ同様の内容が著わされており、典拠は同様に『医学雑誌』であると考えられる。しかし、『音楽雑誌』と明らかに異なる点は、ブラックマンの内容紹介に留まらず、琴や三味線を代用することによって、日本でも音楽療法としての効果を見込めないかとの模索を示している点であろう。

このことは、神津が『音楽利害』で、ひとまず理論としては、日本及び中国など東洋から伝わる伝統的な考えを基盤として据えた上で、それを実践する方法や手段、そして音楽の有効性を強調する目的で西洋音楽を紹介していたのに対し、『婦人衛生雑誌』における同記事では、理論自体は西洋を基盤としながらも、その実践内容、具体的には楽器の選別などは日本特有の物を用いることができないかと模索しているところに思考の転換が認められる。さらに、同記事では、前述した『音楽雑誌』「音楽と医療との関係」よりも、

団体や病院における組織的な音楽療法への詳述が見られるという点にも特徴
が見いだせる。

　このような音楽と医療について論じる記事がある一方で、『音楽雑誌』第
35 号では、音楽教育家の関多吉（19 世紀）が、「人間と音楽の関係を諭す併
せて当局者に望む」という題名で記事を著している[6]。同記事では、音楽の
持つ感情への働きかけに着目し、明治前期にも見られたように、人間の徳性
涵養あるいは忠君愛国の情を喚起するためには、音楽が必要不可欠であると
の認識が示されている。これら徳性涵養や風教への音楽の影響に関する言及
は、音楽学校存廃論争後も、当時の音楽教育論を中心として盛んに行われて
いた。そして、そのような議論の場においては、古代ギリシアのエートス論
や古代中国及び江戸期の礼楽思想を例として、音楽の効能を列挙する姿勢が
見られ、これは東西の音楽効能説あるいは音楽療法論に関して、東西の区別
を付けずに編纂するといった神津『音楽利害』の姿勢にも相通じる。

　また、礼楽思想に着目して、再度音楽の効能に言及した記事が、1894（明
治 27）年に『音楽雑誌』第 42 号へ掲載された「荻生徂徠の音楽談」である。
荻生徂徠（1666-1728）は、江戸期に活躍した儒学者であり、音楽論も著し
ている。同記事は、徂徠の音楽観を括弧書きの中で随所に引用しながら記述
されたものであるが、記事中、人体へもたらす音楽の効能に言及している箇
所は、以下のとおりである[7]。

　　音声は形なし、気を以て達するゆえ、物を隔てて聞こゆるなり。故に
　人の肌膚にとおり、肝腎に徹し、よく人の気を瀉し、心を動かす故に、
　心に怒なけれども、粗励猛奮の音を聞けば、怒心うごき、心に憂なけれ
　ども、急微礁殺の音を聞けば、憂思生ず。風を移し、俗を易うるは、楽
　より善きはなしといえり。（中略）凡そ音曲は鬱滞を導引し、邪穢を蕩
　滌し、気血を和順し、徳を養うべきものなり。「心中暫くも和せず、楽
　しまざれば鄙詐の心これに入り、外貌しばらくも荘ならず、敬ならざれ

6　関多吉「人間と音楽の関係を諭す併せて当局者に望む」『音楽雑誌』第 35 号、1893 年、4-6 頁。
7　著者未詳「荻生徂徠の音楽談」『音楽雑誌』第 42 号、1894 年、5-6 頁。

151

ば易慢の心これに入る」と言えり。昔を慕わば楽の箏、笙、篳篥、今の音曲にても謡い、小鼓なんど時々もてあそぶべきことにや。(後略)

　上記でも、音楽は精神的側面に影響を与えるということへの言及が見られる。さらに、その音楽の効能として着目されているのは、楽しさをもたらすという点である。ここでは、音楽により「楽」がもたらされると、鬱滞や邪穢が取り除かれると共に、気血が和順になった上、徳性までも養われるとする、音楽による重層的・時系列的な効能について議論が及んでいる。これはまさに、益軒が述べていた音楽効能説と軌を一にする内容であるといえよう。同記事の筆者は、江戸期の音楽効能説を巧みに利用しながら、最後に徂徠の言葉を引用して、楽しむことが心中を和ませ、卑しい心を排除し、外貌すら穏やかにするとしている。そして、古くより行われていた箏、笙、篳篥などの雅楽や、小鼓などで心を和ますことに言及し、「楽」を重んじた精神面への音楽効能説を論じているのである。

　このように、『音楽利害』刊行直後の記事には、特に音楽関連雑誌において、和漢洋の音楽効能説及び音楽療法の理論や実践内容を紹介する様子が認められる。その内容には、逸話的な部分が徐々に減り、西洋医学への忠実な眼差しも見られるようになっている。また、西洋音楽療法論を紹介する場合には、江戸期から強調されてきた「気」と音楽との関連性に言及されることはなく、西洋医学に準じて生理学的メカニズムを忠実に紹介するという特徴が認められる。そして、音楽療法を実践するにあたり、自国における楽器を選別する試みとして箏や三味線を提案することはあるが、治療原理で和洋折衷を試みるということは行っていないという点も特筆に値する。

　他方、日本における音楽効能説、あるいは音楽と人間との影響関係を論じる際には、未だ「気血」の循環促進及び音楽の「楽」を重んじる傾向にあったことも事実である。また、西洋と東洋、いずれの音楽療法や効能を論じる際においても、その主眼は、音楽の持つ精神面への反応であるという点は江戸期以来、共通している。

　その一方で、明治前期までの書籍及び記事内容との決定的な違いは、組織

的な音楽療法の実践紹介や、日本での医学界の興味関心を報じているという点である。これまでは、治療者個人単位での音楽療法に関する理論紹介が中心であったが、明治後期の記事からは、日本においても実践的な音楽療法への強いまなざしが窺え、実践導入の土壌作りが徐々に整えられているように思われる。

　では、続く明治 30 年代にはどのような傾向が窺えるであろうか、見ていきたい。この時期になると、音楽の治療的価値のみならず、広く生活上での音楽がもたらす効能について紹介する記事も散見されるようになる。1897（明治 30）年に『教育報知』で掲載された「音楽と疾病。」の内容は、以下のとおりである[8]。

> 　神経質疾病に音楽を用いて偉効を奏することは、以前より刀圭社会の注意を喚起する所なり。近日発刊せし独逸一医術新誌の報知によれば、当三才の小女に音楽を用いて効能ありきと。元来小女は、或神経質恐怖の発作により終夜安効を持続することを得ず。さればとて種々の治療服薬も効を奏する能わず。一日其医は其母に注意しと小女の臥床に入るに先だち、悲哀なる筝、幽鬱なる調子の音楽を使用することを注意せり。然るに、此療法は良功用ありしと見え、其夜より此小女は安穏に睡境に遊び、当魔気より襲わるるの憂なく、快く翌朝迄睡れり云々。

　上記からは、いわゆる強迫神経症の発作によって安眠が得られない少女に対し、就寝前には悲哀を喚起するような音色や楽器、そして隠鬱な調子の音楽を聞かせないようにしたところ、少女は朝まで熟睡できるようになったというドイツでの症例を紹介している。これは、神経質恐怖自体の直接的な治療事例ではないものの、音楽と感情、あるいは睡眠との関連性に着目した上で、音楽の取捨選択をした結果、神経質恐怖の発作が軽減した音楽療法例として特筆に値する。同様に、生活に密着した音楽の効能に関する例として、1902（明治 35）年『朝日新聞　朝刊』に掲載された「音楽の飲食に於ける影響」という以下の記事にも目を向けてみたい[9]。

8　著者未詳「音楽と疾病。」『教育報知』第 544 号、1897 年、15 頁。

　　巴里のグランドオペラ座付料理店主の観察によれば、劇場に於いて演奏するオペラの異なるに因り、観客の飲食に於ける需要も増減すと。例えば、グノ氏の作曲なるファウストを演ずる時は、三鞭酒［シャンパン］、ラム酒を求むる者非常に多く、為に料理店は少なからざる収入を得るという。何となれば、グノ氏の作曲は総じて神経を刺激し、聴者をして知らず知らず渇を感ぜしめ、飲酒の欲望を起こさしむ。其代り、サンドイチを注文する者絶えて無しと。（中略）料理店の不景気を覚ゆるは、ワグネル氏の作曲の舞台に上る時にして、聴衆は蒼色を頭に浮かべ、茫然として、更に料理店に立ち寄る気色なしという。

　上の記述は、フランスのパリ・オペラ座付の料理店を例として、オペラ座での演奏曲目と、演奏を聞き終えた聴衆の好む料理との関連性について、シャルル・フランソワ・グノー Charles François Gounod（1818-1893）やヴィルヘルム・リヒャルト・ワーグナー Wilhelm Richard Wagner（1813-1883）といった作曲家の作品を提示しながら論じている。上記では、各楽曲の性格が個々人の感情に働きかけ、その感情傾向により、飲食の種別にも影響があらわれるという、生活上に見られる音楽の影響について紹介されている。このように、明治 30 年代前後になると、音楽関連以外の雑誌及び新聞において、音楽と身体との影響関係がさらに幅広い視野のもとで論じられるようになっていることが分かる。

　音楽と身体との関連性について論じられる雑誌種類移行の一因としては、音楽関係者の音楽に求める目的や資質の転換が考えられる。西洋音楽及び音楽教育の受容が本格的に始まって以来、音楽取調掛及び東京音楽学校においても、国家教育の一環としての音楽、その中でも特に唱歌教育の重要性が大きく掲げられてきた。その後、本書第 2 章第 2 節でも詳述したように、1891（明治 24）年頃からは東京音楽学校存廃論争の煽りも受け[10]、1894（明治 27）年にかけて、徳育や風教に役立つ音楽の有効性を「効能」や「利益」という

9　著者未詳「音楽の飲食に於ける影響」『朝日新聞　朝刊』1902 年 9 月 15 日、7 面。
10　これに関しては、本書第 2 章第 2 節 95-97 頁を参照のこと。

用語を使って主張する風潮が高まった[11]。

　しかし、1895（明治 28）年以降、特に 30 年代後半からは徳育のための音楽ではなく、音楽に独自の美的価値を認めるような音楽美学的主張が増加するようになり、これが徐々に音楽論の主軸を担っていくようになる[12]。この流れに連動するように、明治 30 年代後半になると、音楽の効能に関する議論の場も徐々に音楽関連外に移行していくこととなる。そして、同時期から、症例及び理論の紹介に留まらず、さらに実際の音楽療法実践に目が向いていくことになる。その具体的な内容について、次節で検討してみたい。

11　奥中康人『国家と音楽─伊澤修二がめざした日本近代─』春秋社、2008 年、211-213 頁。
12　例えば、1895（明治 28）年の『帝国文学』第 1 巻第 8 号に掲載された著者未詳の小論「音楽界」には、「音楽は美術の一として、精神美を発揮する格好の表情具たる」というような主張が出てくる。さらに同じ頃、『音楽雑誌』にも、それまでなかった傾向の「音楽の天職」という論説が掲載され、著者の野々村直太郎は、音楽が風教に効果があることは認めているものの、それをもって音楽の究極の目的とすることには疑問を投げかけ、「独り音楽のみならず、すべて美術なるものは Art for its own sake なり、毫も他の目的を達するが為にあらず」と述べている。野々村という人物の詳細は不明であるが、その文章にはフリードリヒ・ヴィルヘルム・ヨーゼフ・フォン・シェリング Friedrich Wilhelm Joseph von Schelling（1775-1854）や、アルトゥル・ショーペンハウアー Arthur Schopenhauer（1788-1860）にも引用されており、西洋美学思想からの強い影響が窺える。そのほか、明治 30 年代後半に創刊された雑誌『音楽新報』にも音楽の美的価値に焦点を当てた論考が多く掲載されるようになるほか、1907（明治 40）年には当時、東京帝国大学の学生であった田辺尚雄が「音楽美学論」を雑誌『音楽』に発表している。このように明治 30 年代後半からは音楽美学論が一般に紹介され、その論が定着していった。なお、これに関しては、以下の文献を参照のこと。
同上、213-217 頁。

第 2 節　　呉秀三による東京府巣鴨病院での音楽療法実践

1.　新聞記事にみる東京府巣鴨病院での音楽療法実践内容

　引き続き、新聞及び雑誌記事を検索してみると、1902（明治 35）年にアメリカにおける音楽療法実践の内容が、日本に紹介されていることが分かった。その内容は以下のとおりである[13]。

> 　　病院の入院患者に音楽を聞かしめんとするの目的を以て、此程、米国ニウ、ヨークに病院音楽協会なるもの設立せられたりという。発起人はヴェセリヤス嬢という婦人なるが、この嬢は有名の音楽家にして、深く患者の治療に於ける音楽の偉功を信じ、将来は何処の病院にても必ず音楽隊を備え置くの時代来るべしと講じ居る由。また右協会の会員は、みな音楽家にて、無報酬をもって諸所の病院に赴き、奏楽をなす筈なりとす。

　ここで紹介されているヴェセリヤス嬢とは、エヴァ・ヴェセリウス Eva Vescelius（？-1917）のことである。ヴェセリウスは、全米で初めての本格的な音楽療法団体「全ニューヨーク療法協会」を設立した音楽家として知られている。全ニューヨーク療法協会は、実質 1903 年から始動しているが、『東京市養育院月報』のように、始動の前年に既に日本において、同会のことが紹介されているのは驚きである。
　さて、20 世紀初めよりアメリカでは、団体としての組織的な音楽療法活動が盛んになるが、その先駆けは各種病院で行われた慰問演奏活動にあった。ヴェセリウスが 1918 年に著わした論文「音楽と健康」では、音楽を治療の手段として考え、薬と同じ原理で病気に音楽を処方することを提案している[14]。ここに見られる音楽を処方箋のように用いる考え方は、その後、エド

13　著者未詳「病院に於ける音楽」『東京市養育院月報』第 14 巻、1902 年、8-9 頁。

ワード・ポドルスキー Edward Podolsky（1902-1965）の提示する「音楽処方」
に受け継がれ[15]、精神疾患ももちろん含まれるものの、呼吸器系統及び循環
器系統など、身体への治療に対しても音楽は積極的に用いられるようになって
いく。そして、この両軸の思想が20世紀前期アメリカにおける音楽療法
の主流思想を形成していくのである。

　さらに、「音楽と健康」では、それまでの西洋音楽療法の歴史について概
略的に紹介するほか、各症例に対して有効な調性やリズム、メロディーの検
討や、既存曲における応用方法の提案が行われており、かなり具体的な音楽
療法の方法論がこの段階から提示されていることが分かる。協会組織の紹介
からも分かるように、アメリカの音楽療法動向について、同時期に近い状態
で日本にもその情報が入ってきていたことは大変興味深い。

　上記は、病院と音楽との関係について、アメリカの事情を参考にして紹介
された記事であるが、1902（明治35）年に掲載されたそのほかの新聞記事を
調べてみたところ、1902（明治35）年1月13日の『読売新聞』朝刊には、
「瘋癲と音楽」という題名のもと、精神病院である東京府巣鴨病院[16]で行われ
た、音楽療法の実践に関する記事が見つかった[17]。その内容は以下のとおり
である。

　　巣鴨の瘋癲病院医長呉秀三氏が瘋癲病者に音楽を聴かせて、之に依り
　て病勢を和らげんとの計画ある由は、去る五日の紙上に記したるが、い
　よいよ昨十二日午前九時より同病院講堂に於いて、之を実行したり。初
　め、男の患者約百名を入場させて聴かせたるは、
　　▲ピヤノ合奏（前田久八、岡野貞一）▲ヴァイオリン合奏（石野巍、高
　折周一）▲ピヤノ独奏（前田久八）▲唱歌合唱　中学唱歌集中なる
　　「寄宿舎の古釣瓶」更に「去年の今夜」「豊太閤」（東京音楽学校生徒諸
　氏）▲ピヤノ、ヴァイオリン、セロ、三部合奏（前田、石野、岡野の

14　Eva Vescelius. "Music and health," in *Musical Quarterly*, Vol. 4. No. 3., 1918. pp. 376-401.

15　Edward Podolsky. *Music therapy*. New York: Philosophical Library, 1954. 335p.

16　以下、巣鴨病院と表記する。

17　著者未詳「瘋癲と音楽」『読売新聞　朝刊』1902年1月13日、4面。

［図7　「瘋癲と音楽」（『読売新聞』明治35年1月13日）］

三氏）

　　患者は大抵静粛に聴き居たるが、演奏終わりて、今度は女の患者を同じく百名ばかり入れて、再び前の演奏を繰り返し、次に患者の演奏ありて、患者に聴かせたるが、患者中選ばれて演奏者となりしは、川村スズ、大野ヨネの二人にて、スズは三十余、ヨネは年二十三。スズの琴、ヨネの三味線にて汲汐[18]を奏したり。ヨネの技なかなか巧みにして、スズも先ず巧みなる方なりしが、ヨネは本所に生れて新橋に芸者となり、更に水戸に赴きしも余りお座敷も少なかりしより、心配して瘋癲病院に入るに至りしものとぞ。次に矢張り大野ヨネの清元明烏なる筈なりしが、差し替わりて鈴が森となり、次に、ヨネ、スズの二人にて甚句を唄い、同じく患者なる桜井ミヨとて五十歳位の老婆が胴より上をごむにて巻き、一寸法師に擬して踊り、最後にスズが北洲[19]を語りて、荒木ハルという患者が三味線を弾き、午後零時三十分頃無事に済みたり。

　上記では、巣鴨病院で精神疾患患者に演奏聴取を用いて行った音楽療法実践の様子が記されている[20]。これは、巣鴨病院で当時、医長を務めていた呉秀三（1865-1932）が勧めたものであると考えられるが、呉はオーストリア

18　正しくは長唄〈汐汲〉である。
19　現在は清元〈北州〉と表記されることが多い。

やドイツ、フランスへの留学経験を有し、東京帝国大学医科大学教授と併行
して、巣鴨病院医長の任に就いている[21]。当時、巣鴨病院は東京帝国大学医
科大学の研修及び研究施設として利用されており、日本における精神医療の
最先端技術及び中枢を担う機関であった。

　同記事の内容からは、まず岡野貞一（1878-1941）や前田久八（1874-1943)、
石野巍（19 世紀-20 世紀）といった、当時、東京音楽学校の関係者であり、
その後、近代日本音楽界を牽引していく音楽家によってピアノ、ヴァイオリ
ン、チェロなどの西洋楽器演奏が行われたほか、複数の東京音楽学校の学生
による合唱演奏が行われたことが分かる。この演奏に関しては、男女の患者
それぞれ 100 人が聴取している。その後、女性患者に対しては、患者の中か
ら選抜された 4 名による三味線、箏の演奏や舞踊などが行われた。同記事で
は、これらのことから、和洋音楽の試行、また演奏家による演奏と患者によ
る演奏といった種々の演奏が試行がされていることが明らかとなっており、病
院側の多様な演奏内容及び方法による患者への影響を観察する目的が窺える。

　では、この演奏を聞いた患者の反応はどのようなものであったのだろうか。
それに関しては、その翌日より続けて『読売新聞』に「瘋癲者に音楽を試
む」という題名で連載された記事を見ていくことにより検討してみたい。ま
ず、1902（明治 35）年 1 月 14 日付の記事内容に目を向けてみよう[22]。

　　　一昨日、東京府巣鴨病院に於いて行いし瘋癲患者に対する音楽演奏の
　　　模様は、其概略を昨日の紙上に記したるが、尚同院医長呉博士の演説を
　　　始め、音楽演奏中に於ける患者の挙動並びに俗曲を演じたる患者の病室
　　　等に就きて見聞したるところを掲ぐべし。▲呉博士の演説と談話　　　博

20　なお、同記事の冒頭に書かれているように、1902（明治 35）年 1 月 5 日の『読売新聞　朝刊』
　　には、「音楽と瘋癲病院」という題名で、巣鴨病院において行われる音楽療法実践について紹
　　介されている。また、本来この音楽療法実践は、1 月 10 日に行われる予定であったようであ
　　り、準備の都合で延期となる旨が、1902 年 1 月 11 日の『読売新聞　朝刊』に掲載されている。
　　著者未詳「音楽と瘋癲病院」『読売新聞　朝刊』1902 年 1 月 5 日、4 面。
　　著者未詳「瘋癲病院音楽演奏の延期」『読売新聞　朝刊』1902 年 1 月 11 日、4 面。
21　呉秀三「年譜」『呉秀三先生顕彰記念誌』呉秀三先生顕彰会、1981 年、26-29 頁。
22　著者未詳「瘋癲者に音楽を試む」『読売新聞　朝刊』1902 年 1 月 14 日、2 面。

［図8　明治期：東京府巣鴨病院の外観］

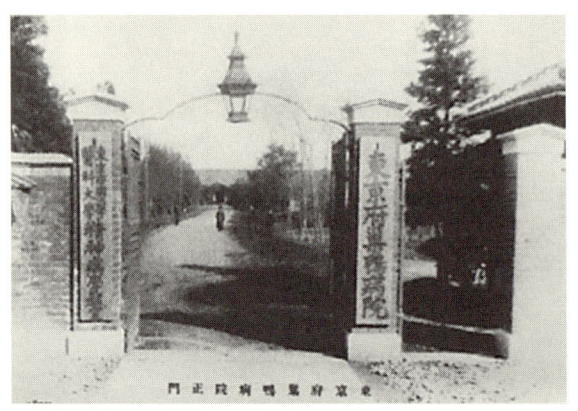

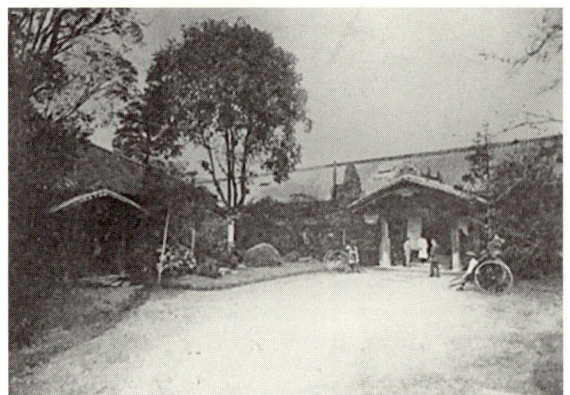

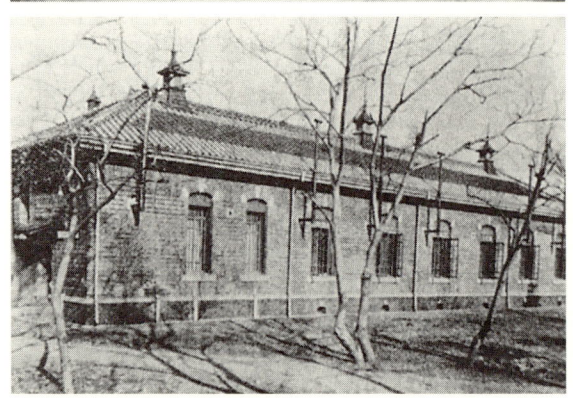

（所蔵：日本精神医学資料館）

［図9　東京府巣鴨病院の見取り図］

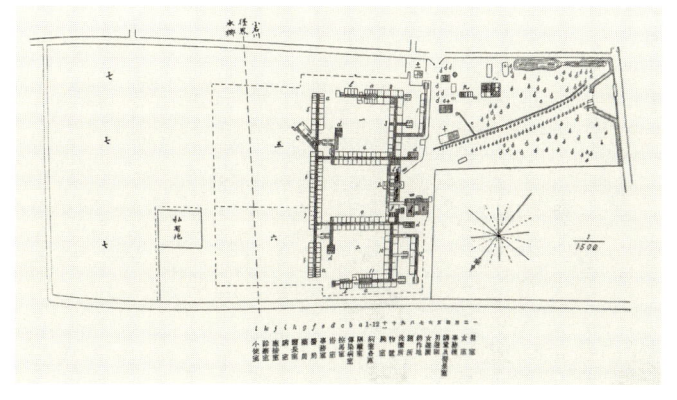

（所蔵：日本精神医学資料館）

士は、音楽演奏に先だち来賓並びに患者に対し、今回当院に於いて音楽会を催したる所以は、先ず患者の無情を慰め、快楽を与うると共に、音楽の感化が患者に及ぼす結果の如何を研究せんが為なり云々と述べ、続いて西洋諸国に於ける癲癇病院が患者取扱いの方法沿革より、巣鴨病院に於ける今後の計画等を述べたるが、（中略）記者は音楽演奏終わりて、後更に博士に就いて問うところありしに、博士はこれに答えて、従来の方法にては、患者が全治退院後も入院中の習慣よりして自然怠惰に流るるの弊あれば、今後は夫々職業を授け、幾分かずかずの報酬を与えて、これを奨励するの方法を取るべく、職業とは庭造りには当院構内の樹木の手入れ、大工には院内の修繕工事、女子には裁縫と各々本来の業務に就かしむるの考えにて、また全ての取扱方法も全て寛やかにし、時々院内に於いて今日の如く音楽を催し、或は踊り芝居などをも見せ、又市中音楽隊などをも招きて患者に快楽を与えたしとの希望なり云々と語りたり。さて当日演奏会の模様を観たるに、▲男の患者は静粛にして音楽演奏中は各々耳を傾け、熱心に聴き居たるが、第二演奏の曲たる石野、高折両氏のバイオリン合奏後、榊医学士は、患者に対して第一の曲たる前田、岡野両氏合奏のピヤノと何れが面白かりしやと問いたるに、患者の多数はピヤノの方が面白かりしと答え、斯くて第五のバイオリン、セロ、

ピヤノ三部合奏と終えるまで、大声を発するなど、別に騒がしき事なく静かにして聴き居たりき。▲女の患者は喧騒　　女の患者は男の患者に比すれば、余程騒がしくして、音楽演奏室に入るやアー可笑しいとて無暗にからからと笑うものあり。何事か呟やく者あり。或は、何か叫ぶ者ありたり。されど、第一の曲たるピヤノの合奏始まるやさしもに騒がしかりし者も水を打ちたる如く静まりて、微妙なる楽器の音色に耳を傾け居たりしが、第二の曲バイオリンの合奏終わりて、榊学士は、例の如く患者に向かい、ピヤノの方が面白かりしと思う者は手を挙げよと告げたるに、これに応じたるは僅か五六名ばかりなりしが、此中にも二十歳余りなる一人の銀杏返しは、バイオリン演奏中始終床板を踏み鳴らし、コトンコトンと足拍子を取り居たりき。夫れより順次音楽の演奏あり。終わって榊学士は又も一同に向い何れの曲が最も面白かりしやと尋ねたるに、一人は皆が面白なった大勝利大賛成と叫び、他や始めの如くに笑うもあり饒舌るもありて、頗る騒々しかりき。（つづく）

　同記事によると、呉は音楽が患者を慰めると共に、快楽を与えると考えており、その音楽の感化に関する研究のために音楽会を催したという。また、従来の治療及び入院の方法では、患者が全治退院後も入院中の習慣によって自然怠惰な方向へ流れる傾向にあったため、今後は職業訓練と並行して、時々院内において音楽会を催すほか、踊りや芝居などをも鑑賞することによって患者に快楽を与えたいと考えている様子が分かる。すなわち、呉は音楽の効能としては、患者へ快楽を与えるということに主眼を置いていることが、同記事から読み取れる。

　また、同記事では、男女の患者における嗜好性の違いが強調されることが明らかである。さらに、ここからは患者の状態及び嗜好性を病院側が観察している様子も見られ、観察と実験を通じて、巣鴨病院での音楽療法の内容確立を模索している様子が窺える。なお、患者の嗜好性を観察していた榊学士とは、当時同病院の医員であった榊保三郎（1870-1929）のことである。榊は、呉の二代前の巣鴨病院医長であった榊俶（1857-1897）の弟で、ヴァイ

オリンの名手としても知られ、巣鴨病院での慈善音楽会において、その腕前
を披露することもあった。

　同記事では、演奏家による演奏聴取時の反応のみ記載されているが、患者
自身が演奏した際の、聞き手側の様子はどのようなものであったのだろうか。
これについては、1902（明治35）年1月15日の記事に、以下のように記録
されている[23]。

　　　さて、音楽の演奏ありて入院患者の俗曲演奏に移りぬ。▲銀杏返しの
　　慎怒　　先ず、川村スズ、大野ヨネ両女は、潮汐の一曲を奏し、続いて
　　ヨネが、お駒才三鈴ケ森の段を語り始めたるに、彼のヴァイオリン演奏
　　中始終足拍子を取り居たりし銀杏返しは、頻りに何か呟きつつ、シクシ
　　クと泣き出したるが、やがて声を揚げて罵り叫び、看護婦の制するをも
　　聴き入れずして、駄々をこね始めたるより、看護婦其他の人々は左右よ
　　り手を執り、場外へ連れ出したるが、同女は、自分が演奏者に選ばれざ
　　りしと憤り、嫉妬心を起して騒ぎ出したるものなる由、此の際ヨネは早
　　くも夫と推しけん。同女に向いて御免よと軽く一言謝したるは、流石に
　　芸子程ありてなかなかの愛嬌なりき。次にスズの三味線にて、ヨネが甚
　　句を唄い、桜井ミヨと呼べる毬栗頭の老婆の踊り、顔の滑稽にて人々
　　を笑わせ、続いて右スズ並に荒木ハル、加藤ミネ、三名連弾にて北洲を
　　語りぬ。▲背負って行け　　右患者の演芸中、俄かに騒ぎ出したる為、
　　退場せしめられたる女の患者は、前記銀杏返しの外に、一名の骨格逞し
　　くして仁王面したる四十歳計りなると都合二名なりしが、此女も何か頻
　　りと罵り叫びつつ、看護婦に手を執られて席を退くに際し、背負って行け
　　とて大に看護婦を困らせたり。其他にも二三名の折々声を放ちたるがあ
　　りしも、演芸中は先ず概して静かなりき。▲按摩上下七百文　　川村ス
　　ズ等三名の北洲の浄瑠璃終わるや、患者の一人にて脚天に怪しげなる銀
　　杏髷を結い、蛙の如き面相したるが、突然声を発して惜しい惜しいと叫

23　著者未詳「瘋癲者に音楽を試む（昨紙第三面のつづき）」『読売新聞　朝刊』1902 年 1 月 15 日、
　　4 面。

　び、やがて後の方に向かい、私は按摩で御座りまして何にも芸等は心得

　ませぬが、元の按摩になりましたら、奥様方の御贔屓を願いますと言い、

　其終りに一段声を張揚げ、按摩上下七百文！

　この記述からは、先んじて行われた音楽家による演奏に比べ、患者4名に
よる演奏及び演芸の方が、聴衆患者の精神状態をより大きく動かしている様
子が窺える。それは、嫉妬心により興奮状態に陥った患者の様子や、滑稽な
踊りを見て大笑いをしている患者の様子、また、聴取後に騒ぎ出したり、自
身の前職について語りだす患者の様子からも明らかである。これらの内容か
らは、患者自身に馴染みの深い楽曲及び楽器による演奏の方が、より患者の
精神状態に至近することができる様子が浮かび上がっているとも考えられる。
では、最後に患者の中から選ばれた演奏者の素性について掲載している
1902（明治35）年1月16日の記事に目を向けてみたい[24]。

　　▲演芸患者の素性　　荒木ハルは清元の師匠だった。川村スズは、茶
　屋奉公せし事もありて、哀れなる経歴ある由なれど、詳しくは聞き洩ら
　しつ。其他は、何れも芸妓上がりなりとぞ。▲大野ヨネの身の上話
　当日の演芸終わりたる後、記者は吉川医学士の案内にて、男女の病室を
　見回り、最後に彼の大野ヨネの病室を訪れたるが、同女は最も軽症の患
　者なる由にて、尋ねるに応じて身の上の事どもを語りたるが、同女は、
　本所徳衛門町の者にして、十六歳の時始めて新橋の芸妓屋若菜屋の抱え
　となりて栄子と称し、其後柳橋に転じ、一昨年中即ち十九歳の時、湯島
　天神下同朋町の芸妓屋福天野へ抱えられ福芸と名乗り、昨年八月中、水
　戸大工町松島屋方へ転じ、万作と呼びたりしが、しばしばお茶を挽く所
　よりお岩稲荷へ願立して、煙草を絶ちたり。然るに或る日、客に酒を強
　いられて痛く酩酊し、其時うかと煙草を吸いたるが、其神籬にやありけ
　ん。間もなくして気が変になりたりと語り、夫より一先ず自宅に帰りて
　根岸病院に入り、五十日計りを経て、客臈二十二日当巣鴨病院へ移りた

24　著者未詳「瘋癲者に音楽を試む（つづき）」『読売新聞　朝刊』1902年1月16日、4面。

　　る由を告げたるが、其言語挙動等さして普通の人と変わりたる所なかり
　　き。依りて記者は吉川学士に問う所ありしに、学士は之に答えて、彼は
　　此程より切に退院を乞うてやまず、病気も追々と軽快に趣きたれば、不
　　日退院さすべき都合なりとぞ。▲患者の踊り　　ヨネの病室には彼の加
　　藤ミネと外数名の患者あり。此室には琴、三味線、月琴等の備えもあり。
　　ミネは吉川学士の勧めに従い、ヨネの三味線にて一番の踊りを演じたる
　　が、其軽妙なる事、精神病者とは思われぬ程なりき。（後略）

　この内容から、演奏者として選抜された患者は、入院前に清元の師匠や芸
妓をするなど、演芸に近しい環境で生活を送っていた人物が殆どであったこ
とが分かる。また、同記事の記者が彼らについて「軽症」あるいは「普通の
人と変わりたる所なかりき」と述べていることから、患者達の症状は比較的
軽度であることもここから窺える。同記事に出てくる吉川学士とは、当時、
同病院の医員であった吉川壽次郎（19世紀-20世紀）のことであり、吉川は
巣鴨病院で「作業療法」を推進した人物として知られている。

　現在であれば、個人情報の観点から、このような個人名や履歴を含む詳細
な実践例が公開されることはない。しかし、数度に亘り連載された記事から
は、当時、日本における精神医療の主軸を担う巣鴨病院で行われた、音楽を
用いた新しい試みに寄せられた関心の大きさを明らかに窺い知ることができ
る。ここで特筆すべきは、この時代に既に、日本で音楽を治療や入院生活の
中で用いることを実践し始めた精神病院が存在したということである。

　では、巣鴨病院における実践的音楽療法は、どのような思想から影響を受
けて行われたのであろうか。推進者である呉の人物像及び精神医学理論に着
目して検討してみたい。

2.　呉秀三の人物像及び「作業療法」としての能動的音楽療法

　巣鴨病院で音楽療法実践を推奨した呉は、広島藩医で蘭方医であった呉黄
石（1811-1879）の三男として江戸・青山に生まれた。また、母のせきは蘭

[図10　呉秀三]

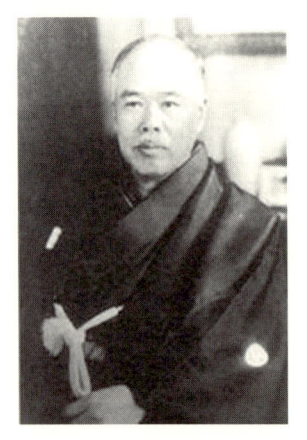

（所蔵：日本精神医学資料館）

学者であった箕作阮甫（1799-1863）の長女であり、つまり呉は蘭学の家に育ったということになる。しかし、蘭学に偏らず東洋の思想知識も軽視するべきではないとする父の指導の下、幼き頃から漢学にも励んでいた。1890（明治23）年、帝国大学医科大学卒業後は大学院に進み、精神病学を専攻する。1891（明治24）年に助手兼東京府巣鴨病院医員となり、同年より精神科領域や医学全般に関する論文及び著作を刊行し始める。1896（明治29）年4月に帝国大学医科大学助教授となった後、1897（明治30）年から1901（明治34）年まで、オーストリア、ドイツ、フランスに留学した[25]。

　呉は、1898（明治31）年の10月より、ウィーン大学のリヒャルト・フォン・クラフト＝エービング Richard von Kraft-Ebing（1840-1902）と、その後継者ユリウス・ワグナー・フォン・ヤウレッグ Julius Wagner von Jauregg（1857-1940）について精神医学を、そしてハインリッヒ・オーバーシュタイナー Heinrich Obersteiner（1847-1922）について神経解剖学及び神経病理学を研鑽した[26]。

　その後、呉はドイツにおいてハイデルベルク大学のエミール・クレペリン Emil Kraepelin（1856-1926）のもとで研鑽を積むことを希望し、翌年4月、ハイデルベルク大学に転学する。そして、クレペリンから疾病学的精神病理学を、ヴィルヘルム・ハインリッヒ・エルプ Wilhelm Heinrich Erb（1840-

---

25　前掲「年譜」26-27頁。
26　呉の留学時期に関する事柄については、以下の文献を適宜参照した。
　　秋元波留夫「呉秀三」呉秀三先生顕彰記念会編『呉秀三先生顕彰記念誌』呉秀三先生顕彰記念会、1981年、43-45頁。
　　岡田靖雄『呉秀三—その生涯と業績』思文閣出版、1982年、223-266頁。
　　林道倫「呉秀三先生生誕百周年記念講演　日本精神医学の過去と展望」呉秀三先生生誕百年記念会編『呉秀三先生生誕百年　記念会誌』呉秀三先生生誕百年記念会、1965年、16-21頁。

1921）から神経学を、フランツ・ニッスル Franz Nissl（1860-1919）から神経病理学の新技法をそれぞれ学んだ。さらに、1900（明治 33）年 5 月に呉はベルリンに移り、フンボルト大学医学部のシャリテ附属病院においてフリードリッヒ・ヨリー Friedrich Jolly（1844-1904）及びテオドール・チーヘン Theodor Ziehen（1862-1950）の精神医学に接し、ヘルマン・オッペンハイム Hermann Oppenheim（1858-1919）から臨床神経学について学んだ。呉は後年、神経疾患について積極的に研究を行っているが、その素地はこの時代に形成されたと考えられる。また、ドイツ滞在中に呉は、アルトシェルビッツ精神病院の見学を行っており、当時のアルトシェルビッツ精神病院で徹底して行われていた、患者の尊厳を守る姿勢と信愛仁慈の精神、また開放的空間での治療に感銘を受けている[27]。

　さらに、呉は留学期間を 1 年延長して、1901（明治 34）年 4 月よりフランスに赴く。ここで呉は、パリのサルペトリエール病院でピエール・マリー Pierre Marie（1853-1940）について臨床神経学を学び、また、フィリップ・ピネル Philippe Pinel（1745-1826）以来の精神医学の人道主義を体得して、同年 10 月に帰国する。帰国後、呉は日本の精神病院における非人道性を問題視し、精神疾患患者に対する監禁及び繋鎖の廃止を訴え、看護法の整備に努める[28]。その姿勢の基盤には、前述したアルトシェルビッツ精神病院での見学、そしてサルペトリエール病院での経験があると考えられる。

　帰国後、呉は巣鴨病院医長、初代東京府立松澤病院[29]長等を歴任し、前述の人道主義的精神医学・看護法の整備のほか、フンボルト大学シャリテ附属病院でオッペンハイム、チーヘンなどから学んだ精神及び神経疾患治療の普及に積極的に取り組む。そのほか、精神病学に関しては『精神病学集要』の増訂版において自身も述べているように、クレペリン、クラフト＝エービン

27　呉秀三「アルトシェルビッツ癲狂院」岡田靖雄編『呉秀三著作集—第二巻　精神病学篇』思文閣出版、1982 年、65 頁。

28　岡田靖雄・吉岡真二・金子嗣郎・長谷川源助「呉秀三先生生誕 100 年祭をまえに」精神医療史研究会編『呉秀三先生—その業績』呉秀三先生業績顕彰会、1974 年、472 頁。

29　以後、「松澤病院」と表記する。なお、現在の病院名は新字体で「東京都立松沢病院」となっているため、現在の病院を指す場合には、「松沢病院」と表記することとする。

グ等の理論を踏襲し、特に精神分類学及び病理学においては、クレペリンの体系を導入して、日本の精神病学を一新した。

さらに、呉の功績の 1 つには、西洋の先進的な「移導療法」Ablenkungstherapie を治療に取り入れたことが挙げられる[30]。これは、精神療法の 1 つであり、呉は自ら著わした『日本内科全書』第 2 巻第 3 冊『精神療法』の「緒論」において、ドイツでの精神療法の重視について、以下のように論じる[31]。

> 第十八世紀に於いて、独逸の医師は皆、哲学・心理学に通暁したりしかば、病人の精神状態は治療上に少なからざる価値あるを知り、（中略）この療法の価値を認めて、その実地医学上の意義を明らかにしたるは、ライル氏の功績なり。彼は、治療法を大別して外科的治療法・内科的治療法の二つとなし、精神療法を以てこれ等と並びて、実地医師に必要なるものとなし、殊に、精神病者を治療するに欠くべからざる手段となせしが。

ここで呉は、18 世紀以降、ドイツでは精神療法が重んじられるようになったことに言及しており、中でも「ライル氏」の功績が大きいと述べる。「ライル氏」とは、ドイツの精神科医であるヨハン・クリスティアン・ライル Johann Christian Reil（1759-1813）のことである。ライルは、1803 年に著わした『精神疾患患者のための応用精神医療狂想曲』の中で、精神療法の重要性を説いている。また、それと同時に同書では、音楽が精神疾患患者の固定した精神状態から、患者を引き離す手段として有効であると述べ、心理的手法として音楽、特に歌唱・器楽演奏を行うことを勧めている[32]。なお、ライルの音楽療法については、呉がドイツ留学時に師事したクレペリンも『精神医学百年史』の中で触れている[33]。

30　そのほか、医学史にも深い関心を持ち、シーボルトや華岡青洲、外祖父である箕作阮甫等の伝記を著している。

31　呉秀三『精神療法』青山胤通他編撰『日本内科全書』第 2 巻第 3 冊、吐鳳堂、1916 年、15-74 頁。

32　Johann Christian Reil. *Rhapsodieen über die Anwendung der psychischen Curmethode auf Geisteszerrüttungen.* Halle: Curtſchen Buchhandlung, 1803. pp. 142-251.

33　エミール・クレペリン『精神医学百年史』岡不二太郎・山鼻康弘訳、金剛出版、1977 年、89-90 頁。

次いで、精神療法の１つである「移導療法」について、呉は以下のように述べる[34]。

> 移導療法は叡智的療法の一つにして、病人の観念思想が病のために常規を逸せるをば、他に移動することによりて、正道に復せしむるを目的とする。

上記では、「移導療法」患者の観念思想を移動させることにより、患者の治療に役立つことが記されている。さらに、呉は「移導療法」の具体例について以下のように説明を続ける[35]。

> その方法は幾通りもあり。或は単に五官感覚を以て病的現象を誘い去らんとするものあり（ルーツェー氏・チーヘン氏）。又、幻聴あるものに対して音叉療法を施し、又、視覚的刺激を試用することあり。オッペンハイム氏は、身体の或所に痛所ある病人に就いて、懐中時計を耳辺につけ、注意をしばらくこの響きに傾けしめ、その痛所に触れても感ぜぬ程なるを求め、或はその痛所（甲）と其処より遠く離れたる場所（乙）と二個所に触れ、その触方を乙のところには強くし、甲の所には特に注意せずば感ぜぬ程微かにして、それを程よくするならば、甲の所に触れるのはこれを感ぜざるに至るべし。これを反復して練習すれば、甲乙両所に同じ強さの刺激を与えても、乙のところのみこれを感ずることとなり。（中略）病人が自分の思惑によりては、病所に痛きことをなすもこれを意識せざるに至るべしと言い。（後略）

ここでは、「移導療法」の一手段として、幻聴症状を訴える患者に音を用いた治療を行うことが言及されるほか、疼痛治療に対して懐中時計の針音を用いた反復練習を用いるという、オッペンハイムの治療例について紹介している。呉が述べる「オッペンハイム氏」とは、前述したドイツのフンボルト

34　前掲『精神療法』60 頁。
35　同上、60-61 頁。

大学医学部のシャリテ附属病院で、呉が神経臨床学を学んだヘルマン・オッペンハイムのことである。また、上記で五官感覚をもって病的現象を拭うことを勧めた人物として名前が挙がっている「チーヘン氏」も、呉がシャリテ附属病院で精神医学を学んだテオドール・チーヘンのことである。ここから、呉は「移導療法」に関しては、特にシャリテ附属病院で見聞、習得した臨床知識に影響を受けていることが分かる[36]。

　呉は、『精神療法』の中で「移導療法」を「作業療法」Beschäftigungstherapie と「遺散療法」Unterhaltung oder Zerstreuung とに分類した上で、さらに「作業療法」を「生産的肉体作業」「不生産的身体作業」「精神作業」に細分化し、「遺散療法」については「受動性精神的作業」として、「読書」「観劇」「旅行」に分けてその有効性を述べていく[37]。

　「作業療法」とは、身体諸器官の生理的活動に影響を与えるのではなく、明確な目的を持って精神的に活動することにより、治療効果を見込むものであり、特に規則的な作業は患者に様々な利益をもたらすものである。多くの精神疾患患者は、罹患のために認識、感情、意志、行為を外界や他人と区別して受容することが困難になるが、呉は「作業療法」を実施する時には、この状況が改善されるとする。その理由としては、常に意識が動揺していた患者も、作業に興味が出てくると、観念が意識の外に追いやられ、本来の精神的活動を再開するからであるという。そしてその結果、患者は受動的生活から能動的生活に移り、自信と意志を強めることにより、病気が軽快へと導か

36　なお、「ルーツェー氏」とは、ドイツの耳科医ヨハン・コンスタンティン・アウグスト・ルーチェ Johann Constantin August Lucae（1835-1911）ではないかと考えられる。

37　呉の推進する作業療法と音楽との関連性については、以下の論文でも触れられている。
　　幸信歩「我が国の精神科作業療法の導入における呉秀三の役割:日本の精神科作業療法における歴史的一考察」『福祉図書文献研究』第 15 号、2016 年、35-43 頁。
　　幸信歩「我が国の精神科領域の源流に関する歴史的研究:呉秀三が精神科領域を選択するまでの一考察」『福祉図書文献研究』第 16 号、2017 年、59-68 頁。
　　また、明治期の巣鴨病院における音楽療法については、以下の論文でも一部触れられている。
　　幸絵美加「日本の精神病院における音楽療法史の探求　第 1 報：明治時代」『音楽療法』第 10 号、2000 年、11-19 頁。
　　幸絵美加「日本の医療福祉における小児分野の音楽活動の歴史の探求　第 1 報:明治時代の養育院周辺」『日本芸術療法学会誌』第 35(1) 号、2006 年、130 頁。

れるのである[38]。これは慢性患者においても同様であり、「作業療法」は患者の感情や観念に働きかけ、物事に対する興味を回復させるといった効力を発揮する[39]。

　呉によると「作業療法」の実施は、心身を修養するほか、患者を安静にし、催眠剤の使用減少にも繋がるという[40]。また、「作業療法」は精神の不安を招く観念や衝動を、訓練的作業で他方へ誘転することによって、関係脳部を休養させる[41]。さらに、妄想性の症状においても、妄想の発現を遮り、寛解状態に導くほか、不眠に対しても有益であるという[42]。そして、患者による作業は、収益と繋がることも多々あり、家計に収入をもたらし、経済状況を改善させる利点も見込めるのである[43]。

　では、具体的に「作業療法」とはどのようなことを行うのであろうか、それについて呉は以下のように述べる[44]。

　　　作業の種類は、病人の個性に鑑みて選ぶべし。よく心身を興発して、しかも疲労せしめざる程度のものを可とす。愉快なる読本、簡浄なる教科書籍、遊戯、音楽、手工及び労作等これに適す。

　上記からは、患者の個性に適した作業を推奨し、その中には音楽も含まれていることが分かる。また「作業療法」は、前述したように筋肉の勤労を要する「生産的作業」、生産的ならざる筋肉作業としての「不生産的身体作業」、そして「精神的作業」の 3 つに分類される。まず、「生産的作業」とは、園芸、手工業、労役など実際に筋肉を使用して全身運動を行い、何かを生産する活動を示す[45]。次いで、「不生産的身体作業」とは遊戯のことを示し、「精神的作業」は、病人の注意を移動する活動を示す[46]。

38　前掲『精神療法』62-63 頁。
39　同上、63 頁。
40　同上、63 頁。
41　同上、63 頁。
42　同上、64 頁。
43　同上、64 頁。
44　同上、66 頁。
45　同上、68-69 頁。

さらに、「精神的作業」は「成産的精神作業」「受容的作業」「不成産的精神作業」に分けられる[47]。「成産的精神作業」とは、風景の撮影、製図、絵画、粘土の造形などを行い、「受容的作業」は講話を聴き、彫像図画を鑑賞するように他人の作業を引き受けて精神を動かすものを指す[48]。そして、残る「不成産的精神作業」について呉は以下のように述べる[49]。

> 不成産的精神作業として挙ぐべきは、読書・作文・習字・計算・植物学的検索・顕微鏡的検査・音楽弾奏など。病人自ら、注意の傾瀉を不能と感じ、又は独立して精神業務を成すこと叶わずと信ずる場合には、何か或事柄、或品物を精細に記述せしめ、又は或理論的問題を提出して、これを解説せしむる如きは甚だ宜し。

上記の内容からは、「不成産的精神作業」の一環として、音楽弾奏という患者自らが行う能動的な音楽活動が含まれていることが分かる。この音楽弾奏が「不成産的精神作業」に含まれる理由としては、理論的秩序に基づき記載された楽譜を見ることや、断続的に演奏するという作業行為が患者の注意を喚起するからと考えられる。

では、この音楽弾奏ではどのような楽器が用いられたのであろうか。『明治四十四年東京府巣鴨病院年報』には、1911（明治44）年に、音楽弾奏のために以下の楽器が購入されたと記されている[50]。

オルガン1台	ヴァイオリン2台	ハーモニカ2台
手風琴2台	琴1台	三味線17台
胡弓1台	月琴6台	尺八2台
横笛5台	太鼓1台	

46　同上、69頁。
47　同上、70頁。
48　同上、70頁。
49　同上、70-71頁。
50　東京府巣鴨病院編『明治四十四年東京府巣鴨病院年報』1912年。（国立国会図書館所蔵）

上記の購入楽器を見ると、音楽弾奏は、オルガン・ヴァイオリン・ハーモニカ・手風琴（アコーディオン）などの洋楽器、箏・三味線・尺八などの和楽器、胡弓・月琴などの中国（明清）楽器といった和漢洋様々な楽器を用いて行われていたことが分かる。また、1911（明治44）年には楽器のほか、楽譜59冊・蓄音機1台も購入している。

このように、呉は「作業療法」における「精神的作業」の中に、音楽弾奏という患者自らが行う能動的な音楽活動を含めており、精神疾患の治療に対し、「作業療法」の一環として音楽療法を推奨していることが分かる。そして、この「作業療法」の一環として音楽を用いるという考え方は、前述したクレペリン『精神医学百年史』でも紹介されている。クレペリンは「作業療法」の項目で、労働的作用と並行して、患者の興味関心ある作業内容を導入することの効果について以下のように述べる[51]。

> 患者の失った食欲と睡眠を回復させ、患者の臆病や内気、陰鬱な考え込みを払しょくし、患者が逃げ出した社会の仕事へもう一度立ち戻る最上の方法でもある。（中略）音楽と歌謡をやらせることをハインドルフとシュナイダーは薦める。

ここでは、患者の興味関心ある作業の一環として、ハインドルフとシュナイダーが音楽と歌唱を勧めている様子が描かれている。ドイツの精神科医アレツァンダー・ハインドルフ Alezander Haindorf（1782-1862）は、『精神疾患病理学・治療法試論』の中で、「作業療法」として患者が継続的な楽器演奏を行うことの有効性を論じている[52]。また、同じくドイツの精神科医ペーター・ヨーゼフ・シュナイダー Peter Joseph Schneider（1791-1871）が1835年に著わした『音楽と詩』でも、歌唱や楽器演奏など、能動的な音楽活動の有効性が論じられている[53]。

当時、アメリカを中心として、西洋諸国の多くでは、音楽と生理的メカニ

51　前掲『精神医学百年史』94頁。
52　Alezander Haindorf. *Lehrbuch der Störungen des Seelenlebens: Oder, Der Seelenstörungen und ihrer Behandlung, vom rationalen Standpunkt aus entworfen*. Leiptiz: Vogel, 1818. pp. 65-70, 81, 132-154.

ズムとの関連性を重視し、高血圧や胃腸障害などの、身体への治療を重んじた音楽療法論も大きく取り上げられる傾向にあった。その中で、ドイツでは19 世紀から 20 世紀にかけて、特に心理療法及び神経学的側面に焦点を当てた音楽療法の発展も著しかった。そして、その発展の主な担い手は精神科医及び神経科医であり、実際の医療現場で実験と治療が繰り返されていた[54]。その先駆けとなったのは、前述したように呉が精神医療において模範にしたライルであった。

　その後、精神科医のペーター・リヒテンタール Peter Lichtenthal（18 世紀-19 世紀）は、ライルの音楽療法論を基盤として、1807 年に『音楽医者』という著作を出版し、音階上の各音が、異なった心理的効能をもたらすという新しい論を提唱した。そして、適当な心理的効能を発揮する楽曲を用いることによって、音楽が精神障害の治療に貢献すると考えた[55]。

　さらに、前述したシュナイダーは、『音楽と詩』において、患者の医学的訓練としての作業、つまり「作業療法」の一環として音楽を用いることを提唱している[56]。そして、シュナイダーは精神疾患の治療訓練の体系に音楽療法を組み込み、精神衛生プログラムへの音楽療法の導入も行った。これら、19 世紀前半におけるリヒテンタールやシュナイダーの音楽療法論は、19 世紀半ば以降、西洋における精神医学発展の中心的働きを果たすドイツの精神医療において、徐々に定着していった。

　その一例としては、1830 年代以降、バーデンの精神病院で[57]、全ての患者

53　Peter Joseph Schneider. *Die Musik und Poesie: Nach ihren Wirkungen historich-kritisch dargestellt, oder Systematisch geordneter Versuch einer genauen Zusammenstellung und möglichst richtigen Erklärung derselben: Eine auf Belehrung und Unterhaltung abzweckende Familien-lektüre für die gebildete Welt.* Erstes Buch. Bonn: Carl Georgi, 1835. p. 352.

54　Amy. B. Graziano and Juleno. K. Johnson. "Music as a Tool in the Development of Nineteenth-Century Neurology," in *Music and the Nerves 1660-1945*. Ed. by J. Kennaway. London: Palgrave Macmillan, 2014. pp. 152-169.

　　J.K. Johnson, A. B. Graziano and J. Hayward. "Historical Perspectives on the Study of Music in Neurology," in *Neurology of Music*. Ed. by F. C. Rose. London: Imperial College Press, 2010. pp. 17-30.

55　E. Völkel. *Die spekulative Musiktherapie zur Zeit der Romantik: Ihre Traditionen und ihr Fortwirken.* Düsseldorf: Triltsch, 1979. pp. 42, 61.

56　*Ibid.*, p. 77.

を対象として行われていた音楽療法が挙げられる。同病院のスタッフとして、呉が留学先で初めて師事したクラフト＝エービングも音楽療法に携わっており、作曲を通じた患者とのコミュニケーション促進を積極的に行っていた[58]。

　一方、1840 年代以降のドイツ精神医学は、各地における大学病院の増設と並行し、心理主義者に代わり、身体主義者へと実権の移行が見られた。これにより、実施される音楽療法の面においても変化が見られるようになった。つまり、これまでは精神疾患が心理的原因により引き起こされるという考えのもと、心理面へ働きかける音楽、とりわけ各楽曲の全体的な曲調がもたらす効能が重視されていたのに対し、神経学が目覚ましく発展し、「神経精神医学」が開花したドイツ及び同様の医学的流れにあったフランスの神経科医は、音楽の構成要素がどのようにより具体的な身体における神経的・生理的に効果をもたらすかについての研究を積極的に行った。例えば、メロディーといった音楽的刺激がもたらす「快感」あるいは「不快感」といった神経学的な反応について、血圧及び呼吸の測定によって影響関係を考察することが主流になったほか、どのような音楽構成要素が失語症の治療に影響を与えるのかを検証するために、音楽の様々な側面を調査し始めたのである[59]。

　そこで着目したいのが、留学時に呉が師事していたシャリテ附属病院のオッペンハイムである。オッペンハイムは、既にフランスで行われていたジャン＝マルタン・シャルコー Jean-Martin Charcot（1825-1893）の失語症に対する音楽療法を踏襲し、さらに発展させた。1888 年にオッペンハイムは、自身が所属するシャリテ附属病院の失語症患者に対して、音楽形態及び組織の暗記や忘却課程に関する調査を行った結果を公表している[60]。その具体的な内容としては、失語症患者に対して定期的に歌曲の暗唱や、器楽曲の表記

57　当時はまだ精神病院という名称ではなく、精神疾患患者を収容する施設として運営されていたが、後に病院となっていくため、ここでは精神病院と表記した。

58　Cheryce Kramer. "Music as Cause and Cure of Illness in Nineteenth-Century Europe," in *Music as Medicine— The History of Music Therapy since Antiquity*. Ed. by Peregrine Horden. Aldershot: Ashgate, 2000. p. 347.

59　Graziano and Johnson. "Music as a Tool in the Development of Nineteenth-Century Neurology," in *Music and the Nerves, 1700-1900*. London: Palgrave Macmillan, 2014. pp. 159-160.

60　*Ibid*., pp. 160-161.

法及び暗譜の技術、また、音価と和声への理解を測定するために聴音訓練を行うというものであった。この調査について、オッペンハイムは、医者が失語症患者の現状を計る大きな手立てとなると述べる。また、こうした音楽を媒体とした訓練が、脳の言語機能の中枢（言語野）が損傷されることにより、一旦獲得した言語機能、すなわち「聞く」「話す」といった音声に関わる機能や、「読む」「書く」といった文字に関わる機能に障害が認められる失語症患者の症状を、好転させる結果を導きだすと結論を出している[61]。

オッペンハイムの音楽療法は、ハイデルベルク大学でエルプの同僚であった精神科医のアウグスト・クノブライヒ August Knoblauch（1836-1919）や、音楽心理学者のリヒャルト・ヴァラシェク Richard Wallaschek（1860-1917）などの神経科医が、音楽認識処理が言語認識処理に対応することを認めることに伴い、ドイツの精神及び神経医学上に広く根付いていった。

このような精神療法及び神経学的な見地からの訓練に視座を置いた音楽療法は、1880 年代末から 1900 年代初頭にかけてドイツで積極的に行われており、その時期は呉が留学をしていた時期と重なる。そして、オッペンハイムをはじめとして、クラフト＝エービング、クレペリン、エルプなどは、まさに当時最先端の音楽療法が行われていた医療の現場で、精神医学及び神経医学の研究を行っており、呉は、彼らから治療の一環としての音楽療法に関する知識を得たに違いない。

したがって、呉が帰国後に作業療法における能動的音楽活動を勧めたこと、また、前述した『音楽雑誌』第 32 号の著者未詳「音楽と医療との関係」のように音楽と生理学的メカニズムとの関係に焦点を当てるのではなく、音楽を明確な目的をもって精神的に活動することにより、治療効果を見込む精神療法の一環として捉えていることの背景には、呉が実際に見聞した、主としてドイツでの音楽療法思想が基盤にあると考えられる。

前述したように、呉が留学していた時期には、既にドイツにおいて精神疾

61　A. B. Graziano, A. Pech, C. Hou and J. K. Johnson. "Hermann Oppenheim's Observations about Music in Aphasia," in *Journal of the History of the Neurosciences*, Vol. 21. 2012. pp. 1-16.

患及び神経疾患への治療として、「作業療法」に音楽を用いるということは
比較的一般化していた。それを裏付けるように、呉は 1904（明治 37）年に
著わした「中欧に於ける癲狂院の近況」の中で、以下のようにドイツでの
「作業療法」の状況について論じている[62]。

> フリードマットの癲狂院の報告を見ると、「作業の興味を喚起せんが
> 為には、吾人は常に患者の頃合なる適宜なる欲望を満たし、又其常襲し
> て妨害なき習慣を行うことを許し、或は病室内外の出入を自由にし、或
> は散歩又は遠足を勧め、舞踏演劇の如きをなすことを勉む」と書いてあ
> り。

ここでは、「作業療法」の一環で舞踊や演劇が行われ、患者自らがやはり
能動的な音楽活動を行う様子を紹介している。このように、呉は主としてド
イツで学んだ理論及び状況を模範として、医長を務める巣鴨病院において
「作業療法」の中に能動的音楽療法を取り入れた。

では、「移導療法」のうち、もう一方の「遣散療法」には、音楽は含めら
れないのであろうか、次項で見てみたい。

3.「遣散療法」における「慰楽」としての受動的音楽療法

呉は、「作業療法」は精神を誘導すると同時に、稽古訓練を求めるもので
あるのに対し、「遣散療法」は純粋な精神誘導法であると定義するが[63]、ただ
し両者の区別は困難であると付け加えている。そして、呉は「遣散療法」の
作用について、以下のように論じる[64]。

> 遣散には又、病人の病症に関する観念を他に移誘するの他に、その方
> 法に対する精神的嗜好によりて、病人の情緒を幸良にし、脳髄の疲労疲

62　呉秀三「中欧に於ける癲狂院の近況」岡田靖雄編『呉秀三著作集―第二巻　精神病学篇』思文
　　閣出版、1982 年、87 頁。
63　前掲『精神療法』71 頁。
64　同上、71-72 頁。

慰を回復せしむるの作用あり。此の如き有利なる影響を得るには、二個
の条件を必要とす。その一には、鬱散の方法が甚しく病人の注意を惹き、
興味を喚起することにして、又、一はその種類、持続が病人の神経能力
に適合することなり。

このように、呉は「遺散療法」には、患者の症状に関する観念をほかに移
誘すると共に、精神的嗜好により病人の情緒を良好にし、脳髄の疲労疲憊を
回復する作用があるとする。この「遺散療法」は、現在のレクリエーション
にあたる「鬱散療法」の概念に近く[65]、呉はこのレクリエーションも治療の
主要な手段と見なし、その精神面への影響を重視している。そして、さらに
「遺散療法」の具体的な内容に関して、呉は以下のように述べる[66]。

　　他人の作業を引き受けてこれに就きて、精神を働かすものなり。(中
　略) 名作家の荘重清淳なる曲目を試みて治療上に応用するを要す。

上記の内容からは、「遺散療法」の一環として音楽が用いられており、さ
らにその音楽は楽曲鑑賞に限定され、受動的音楽療法が行われている様子が
分かる。そして、呉は「遺散療法」としての音楽の効能について以下のよう
に詳述する[67]。

　　音楽は感情に好影響を与え、病人を慰安し、爽快にし、何か嗜みある
　人には最も適当なり。演劇にては、悲惨にして面を向け得ぬ程のもの、
　又は神経病者、精神病者を主人公とする如きものは、其種の病院には適
　当せず。感情抑鬱なるものには移気の方法となり、爽快を覚えしむるは、
　却て喜劇の方なり。(中略) 音楽の嗜みある人には劇の内容よりもその
　曲自身が興味を引くなり。(中略) すべて音曲に関するものに就きては、
　聴覚による神経過敏を招くことなきや如何を考えざるべからず。(中略)
　その種類と時間的持続とに注意を怠るべからず。この要、演劇・音楽会

65　前掲『呉秀三』47 頁。
66　前掲『精神療法』72 頁。
67　同上、74 頁。

［図11　アルトシェルヴィッツ精神病院見取り図］

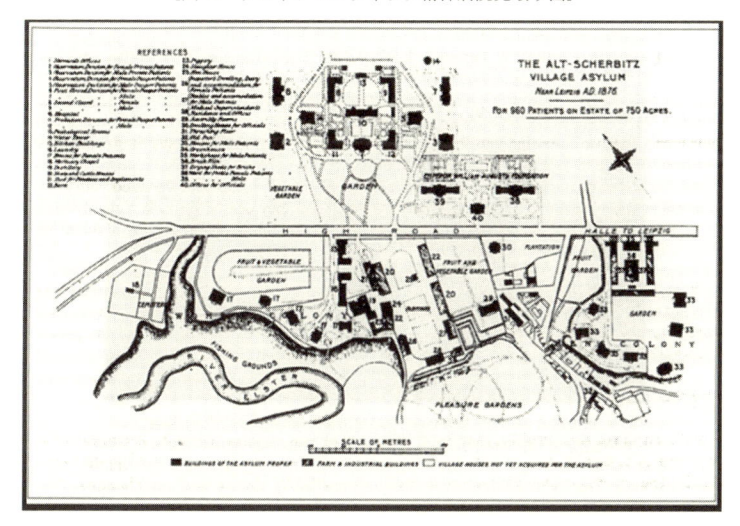

（ジョン・ジバルド『貧困層への近代収容所計画』より転載［所蔵：大英図書館］）

などはその内容を顧慮し、これを妄りに推奨すべからず。世には往々音楽に没頭する所謂、音楽的強迫観念の病人あり。此の如きものには、勿論音楽による鬱散法はこれを禁ずべし。

　上記から、呉は音楽療法の効能として、患者を慰安させ、爽快にさせるという点に着目していることが分かる。これまで紹介、あるいは言及された音楽療法論で強調されてきた、音楽の持つ精神を慰める、あるいは快楽をもたらさせるという効能のみならず、呉はここで爽快にさせる効能も強調しているのである。この、音楽が患者に慰安をもたらし、爽快にさせるという記述は、呉が1916（大正5）年に増訂版を著した『精神病学集要』にも見られる[68]。音楽がもたらす爽快感について、1887（明治20）年頃に呉は「感情は、爽快にして楽しみ、奏し歌うと共に回復し、感情移り易い」と直筆で雑記を残しており、比較的早い段階で、音楽のもたらす爽快感には既に着目を得ていたものと考えられる[69]。

　また、「慰安」つまり患者の精神状態を慰め、楽しませることへの重視は、

ドイツ及びフランスで見た精神病院での実践内容及び施設充実の共感から得た可能性が高い。呉は、1902（明治 35）年に「アルトシェルビッツ癲狂院」という論文を著わしており、そこには同病院で行われている音楽療法について、「是等建物の東に接して果物の園、野菜の園あり。続きて花壇形の庭園あり。其中には会楽所あり。患者の集会遊楽踏舞等慰撫歓楽をなすの場所となす。此棟には一大室あり。其一方には舞台を設け、他方には小集室、料理室と二階に楽隊室あり。」と述べている[70]。この論文の内容からは、アルトシェルビッツ精神病院では、患者への慰撫と歓楽のために音楽鑑賞や舞踊を行える施設が整っている様子が窺える[71]。

　さらに呉は、「遺散療法」としての音楽の効能に言及する前の記述において、推奨する音楽や演劇は、比較的快活で楽しい要素のあるものであるとしている。そして、「その種類と時間的持続とに注意を怠るべからず。この要、演劇・音楽会などはその内容を顧慮し、これを妄りに推奨すべからず」と論じているように、曲目の種類と演奏時間を考慮した上で、音楽会を催すことを勧めている。また、この「遺散療法」実践の一環として行われた音楽会が、まさに『読売新聞』に掲載されていた音楽会に該当する。

　呉は後に、この音楽鑑賞を「慰楽」と名付け、病室外での定期的な音楽会を開催するようになる。そして、この室外活動の初代担当医員が、『読売新聞』にも出てくる吉川学士であった[72]。

68　呉秀三『精神病学集要　前篇（第二増訂版）』吐鳳堂書店、1916 年、919 頁。
　　なお、患者への爽快感を含め、呉が精神疾患と音楽との関連性を重視した背景については、京都癲狂院で音楽が導入されていたことに着想を得ていた可能性も否めない。日本最古の公立精神病院とされる京都癲狂院は、1875（明治 8）年に開業し、開業当初よりモラル・トリートメント moral treatment を背景として、患者の保養のために楽器を準備していた。また、同病院では精神療法、とりわけ作業療法の導入や遊戯の有用性についても既に示唆が認められるが、治療として用いる音楽の具体的な内容にはまだ触れられていない。また、巣鴨病院で見られるような体系的、連続的な音楽療法も行われていなかったものと思われる。しかしながら、病院における精神疾患への治療の 1 つの手段として音楽を用いることへの着眼という意味では、巣鴨病院における体系的な音楽療法実践以前にその萌芽を認めることはできる。なお、京都癲狂院の音楽導入に関しては以下の文献を参照されたい。
　　小野尚香「京都府立『癲狂院』の設立とその経緯」『日本医史学雑誌』第 39 巻第 4 号、
　　　1993 年、480-481 頁。
69　呉秀三『直筆雑記綴』。（未刊資料　東京大学医学図書館所蔵）
70　前掲「アルトシェルビッツ癲狂院」65 頁。

『読売新聞』に掲載された記事は、当時の精神医学界でも注目を集め、1902（明治 35）年に発刊された『神経学雑誌』第1巻第1号でも以下の内容が紹介されている[73]。

巣鴨病院の音楽会

　　東京府巣鴨病院にては、去る一月十二日音楽演奏会を催したり。演奏に先だち、医長呉秀三氏は精神病者看護法の歴史を述べ、実物と写真とによりて往時、西洋諸国に使用せられたる脅迫的看護器を紹介して、其不可なることを説き、音楽会の趣旨を述べ、夫より演奏に移れり。

71　アルトシェルビッツ精神病院は、明るい院内のもとで行う自由治療を重んじた精神病院として知られ、呉も同病院における医療に感銘を受け、1902（明治 35）年に著わした「癲狂村（精神病者の作業療法に就きて）」において、ドイツで最も優れた病院として評価している。また、呉が後年、松澤病院建設の折、施設設計の手本としたのが、アルトシェルビッツ精神病院であったほど、アルトシェルビッツ精神病院の施設及びその中で行われている治療や活動に傾倒していた。さらに、呉が1年帰国を延長して向かったフランスのサルペトリエール病院でも、ピネル以来、人道主義的な治療展開の中で、患者への慰撫と歓楽のために定期的な音楽鑑賞が行われていた。したがって、呉が行った受動的音楽療法の思想背景には、ドイツ及びフランスで学んだ人道主義的な精神医療の影響が反映されていると考えられる。なお、これに関しては以下の文献を参照のこと。
　　呉秀三「癲狂村（精神病者の作業療法に就きて）」岡田靖雄編『呉秀三著作集―第二巻　精神病学篇』思文閣出版、1982 年、50-51 頁。
　　橋本明「松沢とアルト・シェルビッツ―日独の精神病院プロジェクトの比較研究―」『精神医学史研究』第 15 巻第 1・2 号、2011 年、81-95 頁。
　　ただし、音楽が慰めに繋がるという思想の素地としては、本書第 1 章第 4 節で論じたように、蘭学の翻訳において、江戸期幕末においては既に精神疾患に音楽が慰撫をもたらすことについて言及がされていたことから、留学前より呉も音楽の慰撫効果についての知識があった可能性がある。呉は、西洋精神医学の導入において大きな役割を担った人物であるが、そのほかにも、ドイツの医師・博物学者で、日本において西洋医学を広めたフィリップ・フランツ・フォン・シーボルト Philipp Franz Balthasar von Siebold（1796-1866）や、呉の祖父にあたる蘭学者である箕作阮甫の伝記を著すなど、蘭学・洋学を含む歴史学の知識も豊富であった。これらのことから、呉の考える音楽が患者の慰めに繋がるという思想の重視は、江戸期幕末の蘭学から得た知識の地盤上に、呉が実際に留学先で音楽療法の実践に触れることにより開花した可能性が高いと考えられる。なお、呉の著したシーボルトや箕作阮甫の伝記に関しては、例えば以下のような著作が挙げられる。
　　呉秀三『シーボルト　其生涯及び功業』岡田靖雄編『呉秀三著作集―第一巻　精神病学篇』思文閣出版、1982 年、3-81 頁。
　　呉秀三『シーボルト翁の伝』岡田靖雄編『呉秀三著作集―第二巻　精神病学篇』思文閣出版、1982 年、82-94 頁。
　　呉秀三『箕作阮甫』大日本図書株式会社、1915 年、114 頁。
72　松下正明編『精神医療の歴史』中山書店、1999 年、357 頁。
73　著者未詳「雑報」『神経学雑誌』第 1 巻第 1 号、1902 年、85 頁。

ピアノ合奏	前田久八　岡野貞一両氏
ヴァイオリン合奏	石野巍　高折周一両氏
ピアノ独奏	前田久八氏
唱歌	音楽学校諸生徒氏
ピアノ、ヴァイオリン、セロ合奏	前田　石野　岡野三氏

　　患者を男女に別ちて聴かしめ、後に入院女子患者の演奏、三味線及び琴ありたり。演奏中患者一般に静粛にして、深く満足せざるはなかりき。之を要するに、音楽は精神療法の一端にして無緒の患者を慰め、不平の念慮を喜ばしめ、痴患者を楽しめ、其効果の見るべきものあるや疑うを容れず。斯て天下の慈善家と各地の精神病院とに之を勧誘する所以なり。

　上記の記事では、演奏会の内容について『読売新聞』と大きく異なる点は見受けられない。しかし、音楽が精神療法の一端と明記されるほか、音楽による患者への慰安を各地の精神病院に喚起している点に特徴がある。また、この音楽会の様子は『明治三十五年東京府巣鴨病院年報』にも「音楽会及び慈善会」と「慰楽」という項目に分けて記されている[74]。

　さて、「慰楽」は多くの場合、巣鴨病院講堂で行われていたが、音楽会開催の母体は「精神病者慈善救治会」という組織であった。同会は、1902（明治35）年10月10日に呉の発案により組織された[75]。また、同会の事務所は巣鴨病院内に置かれ、呉は同年の年報における「最近の施設」という項目の中で、「精神病者慈善救治会」設立の意図について以下のように述べる[76]。

74　東京府巣鴨病院編『明治三十五年東京府巣鴨病院年報』1903年。（国立国会図書館所蔵）
75　救治会の変遷については、以下の文献を適宜参照した。
　　日本精神衛生会編『図説　日本の精神保健運動の歩み―精神病者慈善救治会設立100年記念―』
　　日本精神衛生会、2002年、46-71頁。
76　『東京府巣鴨病院年報』は散逸しており、国立国会図書館、東京大学医学図書館、及び東京都
　　立松澤病院で資料収集を行ったが、現段階では1987（明治30）年から1902（明治35）年、
　　1903（明治36）年、1905（明治38）年から1907（明治40）年、1911（明治44）年、1912
　　（明治45）年のものしか調査できていない。なお、1902（明治35）年以前には音楽に関する項
　　目は見当たらず、1907（明治40）年についても音楽に関する項目は見当たらなかった。

[図12　精神病者慈善救治会のパンフレット及び関係者写真]

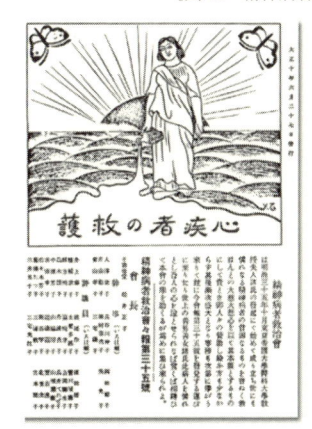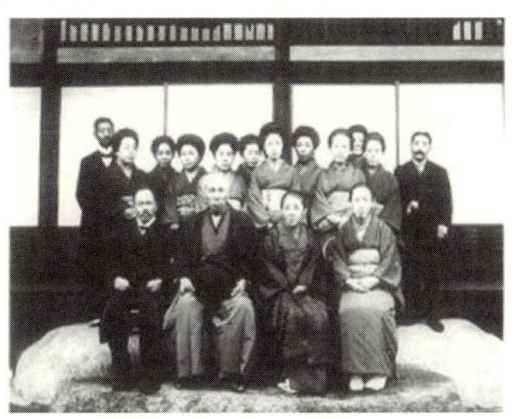

（前列：一番左が呉秀三、左から二番目は大隈重信）
（所蔵：日本精神医学資料館）

　此に附載すべきは、精神病者慈善救治会の事にして、西洋に於いては、精神病院の国内至る所に建設せられ居るに関わらず、又、許多の慈善的事業にして精神病者に関するもの少なからず。右の会合も又、同様の旨趣を以て生じたるものなり。左に其成立及び事業を記載すべし。

　精神病者慈善救治会は、明治三十五年十月上旬、東京帝国大学医科大学教授及び民間医伯の夫人並に従来慈善事業界に知名の夫人等三十余名の夫人発起人となり、同年十月十日の会合により、規則第十五条を確定して本会の設立を告ぐ。（後略）

　呉は、西洋への留学中に精神病院の救護会の存在を知り、帰国後に「大日本婦人衛生会」でその救護会について講演を行った[77]。それをきっかけに翌1902（明治35）年10月10日、呉の夫人である呉皆子（19-20世紀）が主唱して「精神病者慈善救治会」が設立された。その事業内容は、巣鴨病院はじめ府下の精神病院への慰問であり、具体的には音楽会、演芸会を催すほか、菓子などの配給を行っていた。さらには、特に巣鴨病院で不足する備品の寄

77　三宅鑛一「救治会の想い出で」『救治会会報』第52号、1932年、2頁。

附や、会員の紹介ある者には巣鴨病院における外来診察に便宜を与え、貧困者には同会から施療施薬も行った[78]。

　では、「精神病者慈善救治会」は、どれ程の頻度で音楽会を行っていたのであろうか。『明治四十四年東京府巣鴨病院年報』には、「慰楽」という項目があり、次に示すような 1 年間に行われた音楽会の日時や内容の記載がある[79]。

　　　明治四十四年中、患者慰楽のため、催したる音曲其他は左の如し。
　　　二月二十日　　　患者慰楽の為め、精神病者慈善救治会の寄附により筑前
　　　　　　　　　　　琵琶を催したり。
　　　四月二十二日　　精神病者慈善救治会の寄附により、女浄瑠璃を催したり。
　　　六月五日　　　　精神病者慈善救治会の寄附により、落語手踊浄瑠璃を催
　　　　　　　　　　　したり。
　　　九月二十四日　　精神病者慈善救治会の寄附により、女浄瑠璃を催したり。
　　　十一月十日　　　演芸家、早川辰燕の寄附により患者慰楽のため、浪花節

78　なお、「精神病者慈善救治会」の設立、及び「精神病者慈善救治会」主催により、同会の周知
　　を目的として一般の人々を対象に行われた慈善音楽会についての内容は、1902（明治 35）年
　　11 月 23 日付けの『読売新聞』「精神病者慈善救治会の創立」、同日付の『東京日日新聞』「精
　　神病者慈善救治会」、同年 12 月 3 日・4 日・6 日付の『読売新聞』連載記事「精神病者慈善救
　　治会音楽会」などで紹介されている。
79　前掲『明治四十四年東京府巣鴨病院年報』。（国立国会図書館所蔵）
　　なお、救治会は音楽会のほかに、慰安会や演芸会も 1903（明治 36）年より年に数回開催して
　　おり、そこでも音楽鑑賞が含められていた。この慰安会及び演芸会に関しては、『朝日新聞』
　　及び『読売新聞』で以下のように複数回紹介されており、当時の関心の高さがここからも窺え
　　る。
　　著者未詳「精神病者の園遊会」『朝日新聞　朝刊』1903 年 6 月 8 日、3 面。
　　著者未詳「巣鴨病院の園遊会」『朝日新聞　朝刊』1903 年 8 月 10 日、2 面。
　　著者未詳「巣鴨瘋癲病院の慈善演芸会（上）」『朝日新聞　朝刊』1905 年 2 月 14 日、6 面。
　　著者未詳「巣鴨瘋癲病院の慈善演芸会（下）」『朝日新聞　朝刊』1905 年 2 月 15 日、6 面。
　　著者未詳「巣鴨病院の大園遊会」『朝日新聞　朝刊』1905 年 10 月 28 日、6 面。
　　著者未詳「巣鴨病院園遊会」『読売新聞　朝刊』1905 年 10 月 29 日、3 面。
　　著者未詳「巣鴨病院の秋季園遊会」『朝日新聞　朝刊』1905 年 10 月 30 日、6 面。
　　著者未詳「巣鴨病院　昨日の園遊会」『朝日新聞　朝刊』1905 年 10 月 30 日、3 面。
　　著者未詳「精神病者慰籍演芸会」『読売新聞　朝刊』1907 年 11 月 11 日、3 面。
　　著者未詳「巣鴨病院の園遊会」『読売新聞　朝刊』1908 年 5 月 25 日、3 面。
　　著者未詳「狂人一日の遊楽―巣鴨病院の慰安会」『読売新聞　朝刊』1911 年 10 月 30 日、3 面。

を催したり。

　其他、祭祝日には、患者の茶菓を饗し、時々蓄音機を聴かしむる等、前年と同様なり。

　ここでは、2・3ヶ月に1回の割合で年に5回、受動的音楽療法の場としての音楽会が催されているということが分かる。また、その内容は西洋音楽の鑑賞ではなく、筑前琵琶や浄瑠璃、浪花節などのいわゆる俗楽が中心である。これは、明治前期での音楽療法思想を概観した際に見受けられたような、神津が『音楽利害』「淫楽の弊害を論ず」において三味線や浄瑠璃などを淫楽として排除していた姿勢とは明らかに異なっている。また、これらの音楽会のほかにも、祝祭日には蓄音機による音楽会が開かれていたということも興味深い[80]。

　さらに、『明治四十五年東京府巣鴨病院年報』によると、同年には、年間7回の「慰楽」が行わている。そこでは浪花節、筑前琵琶のほか、落語や活動写真として映画の上映も行われており[81]、「慰楽」に、より幅広い内容が含

---

[80]　欧米では、既に病院において蓄音機を用いて患者に音楽を聞かせることによってもたらされるリラクゼーション促進効果に注目されていた。日本においても「病院の蓄音機使用」という題名で1900（明治33）年12月12日の『読売新聞』に以下の内容が紹介されている。「此程、米国より帰朝せし人の話に依れば、米国紐育に於ける公私の各病院にては、患者を慰撫するため、蓄音器を備え付け、聴疾患者の枕頭へ之を持ち運び、高尚なる音楽を奏せしめ、或は高僧の説教又は名望家の演説等も聴かしめ居れりという。我国の病院にても、早晩これに習うことなるべし。」このことから、当時、広く日本でも蓄音機の効果については知られていたものと思われる。また、蓄音機から聴取する音楽が麻酔効果を増進させるとして、1904（明治37）年の『中外医事新報』でも「音楽の麻酔経過に及ぼす作用」という題名で、以下の内容が紹介されている。「一千九百一年、ラボー氏は、パリ医学会の席上にて、音楽が麻酔の経過に佳良の作用を呈することを報告せしが、ロート氏は、ベルヌ大学にありて、三百人の患者に就いて、音楽の麻酔の経過に及ぼす作用を研究し、ラボー氏の説の誤まらざることを認めたり。音楽は、蓄音機により、其受音器を患者の耳に接合せしめたり。其試験の結果に依れば、（1）麻酔は音楽の結合によりて、感作を受け、ゲルトネル氏血圧計を以て之を測るに、血圧は音楽を奏すると共に昂進す。（2）麻酔は之によりて安静且平等なるを得、（3）興奮期は短し、（4）嘔吐を発することなく、覚醒後、悪心を覚えることも稀なり。（5）已に一回依的兒麻酔又は、哥羅彷謨麻酔を受けたる者は、音楽麻酔は通常の麻酔に優れることを認む。」
　なお、これらの蓄音機に関する記事に関しては、以下の文献を参照のこと。
　著者未詳「病院の蓄音器使用」『読売新聞　朝刊』1900年12月12日、3面。
　著者未詳「音楽の麻酔経過に及ぼす作用」『中外医事新報』第584号、1904年、62頁。
[81]　東京府巣鴨病院編『明治四十五年東京府巣鴨病院年報』1913年。（国立国会図書館所蔵）

まれている様子が分かる。なお、これらの主催及び寄附は全て「精神病者慈善救治会」であった[82]。

　では、患者は、この音楽会後にどのような反応を示していたのであろうか。巣鴨病院の後身である東京都立松沢病院内には、「日本精神医学資料館」があり、同資料館の倉庫には、明治期以降の「挙動帳」の一部が保管されている。「挙動帳」とは、現在の看護記録のことであり、患者個人の各日の様子が看護人により記録されている。そこで、現存している「挙動帳」のうち、「慰楽」としての音楽会が始まった1902（明治35）年以降に該当し、尚且つ、患者自身が音楽会に参加しているものを検索した。すると、1905（明治38）年の6月24日に入院した男性患者A氏の「挙動帳」には、上記1911（明治44）年2月20日、4月22日、9月24日に行われた音楽会参加後の様子が看護人により記されていた。その内容は以下のとおりである[83]。

> 二月廿日　　本日は作業に従事せば、午後一時より講堂に来られて、琵琶を聴かれ帰りたるなり。（中略）夕食完全にして、夜も安眠せられたり。[看護人による押印あり]
>
> 四月廿二日　本日も袋貼りをする。午後一時より講堂にて娘義太夫を催さし、氏は時おり大に悦び、（後略）。[看護人による押印あり]
>
> 九月廿四日　（前略）講堂にて居しの義太夫をみて五時頃帰室。夕食後少しの間、雑記の後、安眠せる。その他異常なし。[看護人による押印あり]

　上記の看護記録からは、患者であるA氏が同年に5回行われた音楽会のうち、3回に参加していることが分かる。そして、音楽会は午前に行われた作業療法の後、午後の比較的早い時間から行われていることなど、これまでの記事や年報からは不明であった情報が「挙動帳」からは明らかになってい

82　同上。

83　東京府巣鴨病院編『○○○○○殿挙動帳［明治38年6月24日入院］』（未刊資料　東京都立松沢病院内「日本精神医学資料館」所蔵）

る。また、「挙動帳」の当該箇所における前後の脈絡を概観すると、A 氏は感情を表に出すことが少なく、不眠を訴えていた様子が屢々見受けられる。

　「挙動帳」のみでは、A 氏の疾患に関する詳細を窺い知ることは困難であるものの、2 月及び 9 月の音楽会後は安眠している様子が報告されているほか、4 月には「大に悦び」として感情の表出に関する指摘がされており、音楽療法の効果とも受け取れる報告が窺える。

　このように、「挙動帳」において音楽会に関する記述が見られること、そしてその後の患者の様子についても報告が実施されていることなどを総体的に鑑みると、担当の医師のみならず、看護人も含め、病院全体で治療としての「慰楽」に対する認識は図られていたのではないかと考えられる。

　以上、巣鴨病院では 1902（明治 35）年以降、精神疾患患者への治療の一環として、能動的音楽療法及び受動的音楽療法を行っていたことが明らかとなった。その思想的基盤には、呉の留学先であったドイツやフランスで行われていた精神医療あるいは音楽療法思想が大きく関連し、それまでは理論及び症例の紹介に留まっていた日本における音楽療法が、ここにきて初めて本格的実践にまで押し進められたことが明らかとなった。

松澤病院における大正期以降の音楽療法

　では、明治期に巣鴨病院で行われた音楽療法は、後身の松澤病院に移設、名称変更された大正期以後、どのようになったのであろうか。巣鴨病院の音楽療法は、大正期の松澤病院でも同様の形で引き継がれ、昭和期に入ると、明治期より行われていた「慰楽」としての受動的音楽療法は、慰安会という形で継承された。これについては、実践記録書の現存が確認され、それが、「日本精神医学資料館」所蔵の未刊資料『病者慰安会書類綴』（2 冊）である[84]。

　同記録書には、「教育治療」の一環として行われていた運動会のほか、

84　厳密には『東京府立松澤病院　病者運動会其他慰安会　書類綴』（第 1 分冊）、『東京府立松澤病院　病者慰安会書類綴』（第 2 分冊）であるが、ここではまとめて『病者慰安会書類綴』と呼ぶこととする。

[図13　東京府立松澤病院の外観]

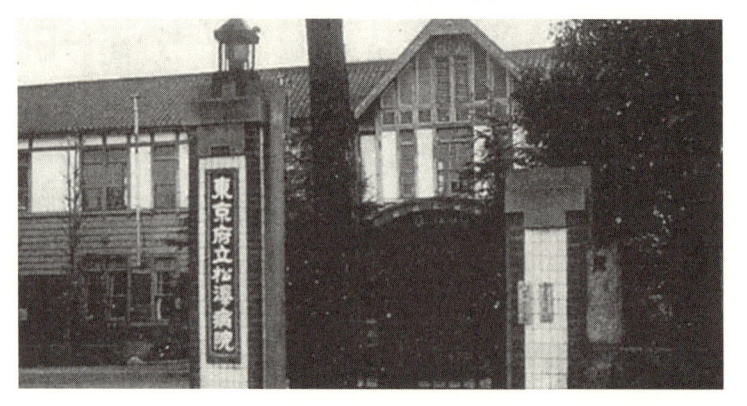

（所蔵：日本精神医学資料館）

[図14　東京府立松澤病院の見取り図]

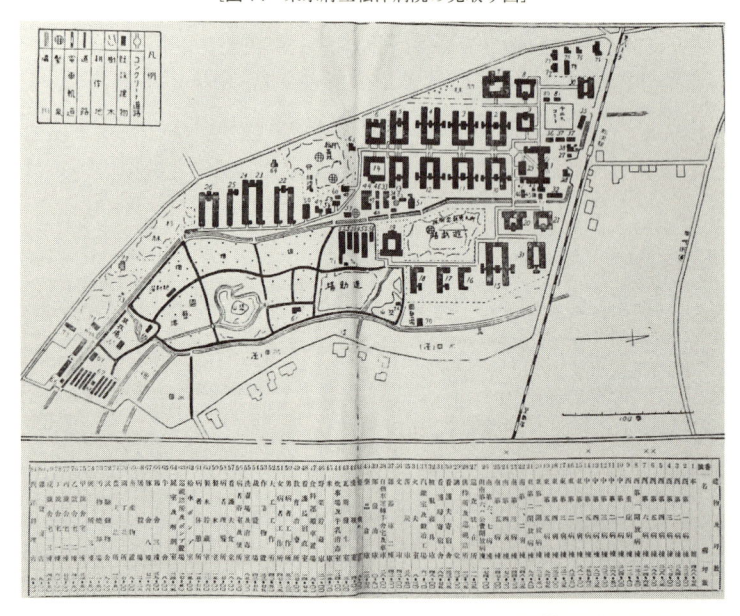

（所蔵：日本精神医学資料館）

音楽関連の慰安会として「レコードコンサート」「音楽会」「映画会」「演劇・演芸会」といった、各種慰安会に関する具体的な情報が記載されてい

［図 15　修養学院内部の様子］

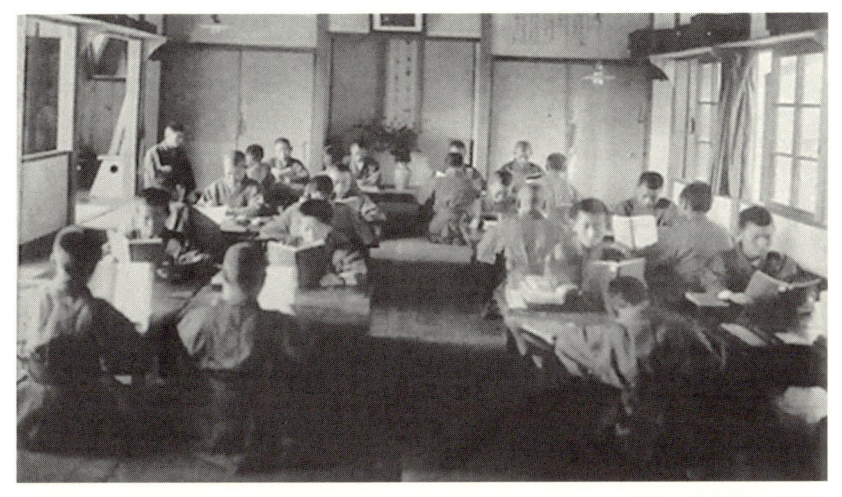

（所蔵：日本精神医学資料館）

る。

　『病者慰安会書類綴』は 2 冊から成り、第 1 分冊は昭和 4 (1929) 年 11 月
から 1936 (昭和 11) 年 12 月まで、第 2 分冊は 1937 年（昭和 12）年 1 月から
1947 (昭和 25) 年 1 月までに松澤病院で行われていた各種慰安会の情報が掲
載されている。『病者慰安会書類綴』第 1 分冊によると、1929 (昭和 4) 年か
ら 1931 (昭和 6) 年にかけては、年に 1〜2 回だった慰安会は、1932 (昭和
7) 年から増加傾向にあり、1932 (昭和 7) 年には 4 回、1933 (昭和 8) 年に
は 12 回、1934 (昭和 9) 年には 15 回、1935 (昭和 10) 年には 14 回、1936
(昭和 11) 年には 15 回にのぼっており、その後は年に 10 回前後の慰安会が
定期的に開催されている。

　さて、『病者慰安会書類綴』は、松澤病院の教育治療部の担当者により記
録された。松澤病院における教育治療とは、1903 (明治 42) 年に前身の巣鴨
病院内の児童のために小学校（名称：修養学院）を設け、授業を行ったこと
が発端となっている。これは、日本で教育治療に関する精神病学の学問的確
立期に相当する、明治 40 年代中頃より、ヘルバルト派のルードリヒ・アド
ルフ・シュトリュンペル Ludwig Adolf Strümpell（1812-1899）や精神科医の

ヴィルヘルム・ワイガント Wilhelm Weygandt（1870-1939）などといった、ドイツにおける理論研究成果の摂取や事例紹介などの啓蒙活動が行われたことに起因する。その後、明治末期から大正期にかけては、巣鴨病院内の修養学院を設立するほか、精神科医による特殊児童調査の実施など、治療教育実践の試みや障害児問題の実態把握が開始された[85]。入院中の精神低格児や精神薄弱児を主な対象とした、巣鴨病院での修養学院に関しては、以下の記述が認められる[86]。

> 教育的治療の目的を以て教師一名毎日教授の任に当たり、医員之を監督し、学校は明治四十二年三月に設けられ、大正四年に精神病者救治会より寄付金を得て、教授用具、生徒用具を整頓せり。明治四十二年三月、男子部・女子部の一室を学校に当てしが、大正七年春より大正博覧会出品陳列場を引取りたる時、之を学舎に当て、患者中未丁年者・白痴・痴愚・其他事情によりて普通教育を受けざりし者を教育することとせるが、先れ是明治四十年頃より戸田俊定・村瀬戒興・木村大徹・黒杭俊継・人見貞開・桑原随旭等ノ諸氏に委嘱し、普通学の教育をなさしめたるが、大正三年十月三十日に至り、前小学校本科正教員たる藤井房次郎講師となり（尋常小学校程度の）、手工（襟章・指輪・造花・編物・ぼうる箱・麻つなぎ等）の教養を為し以来ややみるべきものとなれり。

上記からは、学校としての修養学院は、病院内の男子部と女子部の一室を用いて 1903（明治 42）年の 3 月に設けられ、松澤病院が母体となっている慈善団体「精神病者救治会」の寄付金によって、大正 4（1915）年に教授及び生徒の用具を揃えることができたということが分かる。また、同学校では 1918（大正 7）年の春からは、教育家によって尋常小学校程度の手芸・学科が教授されていたということも記されている。

85　山崎由可里「戦前期日本の精神病学領域における教育病理学・治療教育学の形成に関する研究」『和歌山大学教育学部紀要．教育科学』第 54 号、2004 年、21-24 頁。

86　「東京府立松澤病院の歴史」『呉教授在職二十五周年記念論文集第三部』東京府立松澤病院医局同人、1928 年、52-53 頁。

　修養学院の基盤ともいうべき教育治療は大正期の廃校後、一度は活動の場を失っていったものの、1929（昭和4）年10月28日に、医師の菅修が、「患者に作業をさせること」「患者に太陽の光線を当たらせること」そして「患者の慰安に努めること」を大きな柱として掲げた「教育治療部趣意書」を病院に提出したことから再起する。そして、慰安会が教育治療部という組織下の管轄でこれまで以上に積極的に行われるようになり、その実践記録書として「教育治療部趣意書」提出の翌月に誕生したのが、『病者慰安会書類綴』なのである。

　そもそも教育治療とは、松澤病院における治療の中でどのような位置を占めていたのであろうか。昭和初期の松澤病院では、患者への主要な治療として、薬物及び化学的治療のほか、教育治療、作業療法、栄養療法、そして精神療法が行われており[87]、このうち精神療法と教育治療の一環として音楽が用いられていた。では、実際にどのような音楽が、どのような理論のもとで治療として活用されていたのか。

　『昭和四年東京府立松澤病院年報』には、「教育治療」という項目があり、そこには以下の記述が見られる[88]。

　　各病棟娯楽室には遊戯品を備え置き、自由に之を使用せしめ、医薬と相俟って治療の一方法と為せり。

　娯楽品及び遊戯品

オルガン	1	ハーモニカ	1	ヴァイオリン	1
月琴	1	琴	3	三味線	12
蓄音機	27	将棋盤	10	テニス道具	1
野球用バット	1	スポンジボール	3		
硯箱	115	石盤	28	ピンポン台	1

87　東京府立松澤病院編『昭和五年東京府立松澤病院年報』（東京都立松沢病院内「日本精神医学資料館」所蔵）
88　東京府立松澤病院編『昭和四年東京府立松澤病院年報』（東京都立松沢病院内「日本精神医学資料館」所蔵）

［図16　教育治療所の様子と娯楽室にあったピアノ］

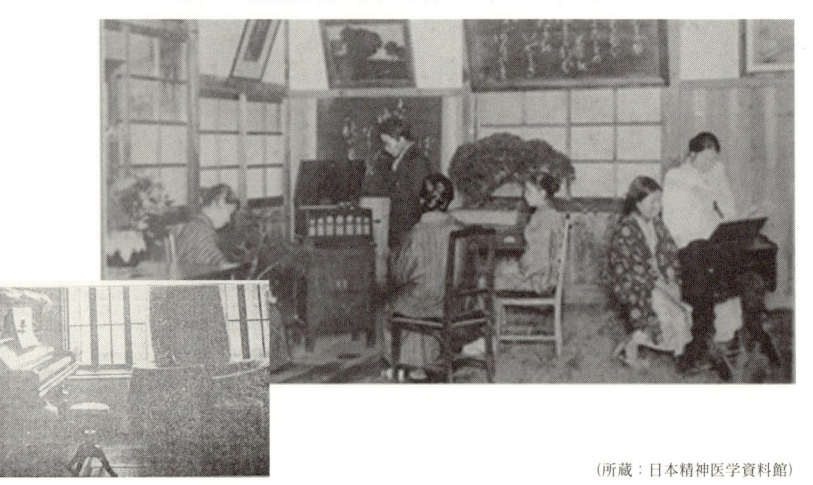

(所蔵：日本精神医学資料館)

| 手ミシン | 1 | 輪投 | 6 | 地球儀 | 1 |
| 卓球盤 | 1 | ミシン機械 | 5 | | |

　上記からは、教育治療の一環としての娯楽が、各病棟の娯楽室で行われ、そこには球技や手芸などができる器材のほか、オルガン、ハーモニカ、ヴァイオリンといった西洋楽器や、月琴、琴、三味線といった明清・和楽器が常設してあったことが窺える。また、西洋楽器が各種 1 台ずつであったのに対し、琴は 3 台、三味線は 12 台もあったことから、西洋楽器に比べて和楽器の設置数の方が多かったことも分かる。

　病院側は、患者に上記の楽器を自由に利用させ、他の医薬投与と併用することにより、さらなる治療を見込んでいた。また、楽器のみならず当時普及が著しかった蓄音機が 27 台も設置されていたという事実も注目に値する。また、この教育治療は、娯楽室のほか、病院内の教育治療所でも展開されていた。それに関する記述が、以下の『昭和十年東京府立松澤病院年報』に見られる[89]。

　　教育治療は、科学的に病者の気分を善導し、安心克己自重等の意力を

養成し、合理的なる生活を誘致するに勉む。教育治療所には、常に新聞雑誌、其の他、参考となるべき一般図書類、又は「ラジオ」、蓄音機、「オルガン」、「ピンポン」、碁、将棋盤等の遊戯品を備え置き、常に閲覧並びに使用せしむ。[中略] 病者の情操教育をなし、且つ精神の病化を防止しつつあり。斯くの如く、教育治療に於いても、漸次進歩し、目的に副うることは、当局の奨励与って力あり。

　上記から、教育治療所には、蓄音機やオルガン、ピンポンなどのほか、新聞雑誌や図書類、ラジオ、碁、将棋盤類といったさらに多岐にわたる遊戯・娯楽品が設置されていたことが分かる。楽器を含む遊戯・娯楽品を患者は自由に手にすることができ、病院内では能動的及び受動的に音楽活動が行われていた。

　そして、これらの活動は、作業、運動、慰安によって患者の気分を善導し、さらには患者の精神を安心や克己、自尊心あるものにすることを目的とした教育治療部の信条のもとで行われた[90]。

　その中で、「慰安」とは松澤病院における治療の中でどのような位置にあったのであろうか。『昭和三年東京府立松澤病院年報』に設けられた「慰安」という項目では、以下のような記述が見られる[91]。

病者の精神慰安に留意を要するは、治療上特に重要なることをなるを以て、院外より名士を聘して講演を請い以て、病者の気分を善導するに努む。

　ここからは、精神の慰安が治療上重要であるため、院外から招聘した人物による講演（公演）により、鑑賞している患者の気分を善導することが明記されている[92]。

89　東京府立松澤病院編『昭和十年東京府立松澤病院年報』（東京都立松沢病院内「日本精神医療資料館」所蔵）
90　同上
91　東京府立松澤病院編『昭和三年東京府立松澤病院年報』（東京都立松沢病院内「日本精神医療資料館」所蔵）

［図17　松澤病院における演芸会の様子］

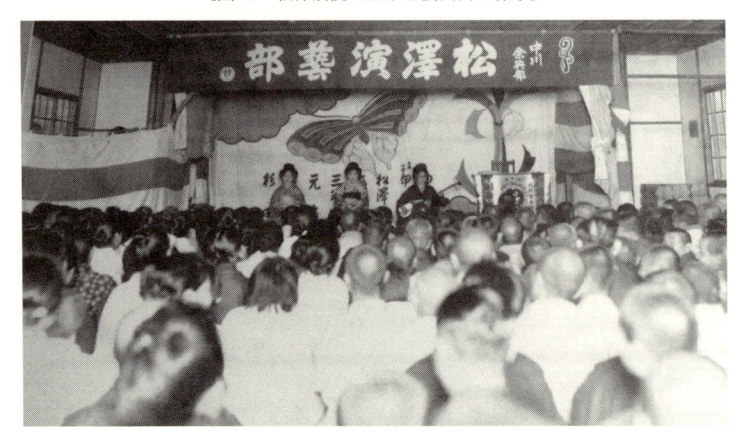

（所蔵：日本精神医学資料館）

［図18　松澤病院における園遊会の様子］

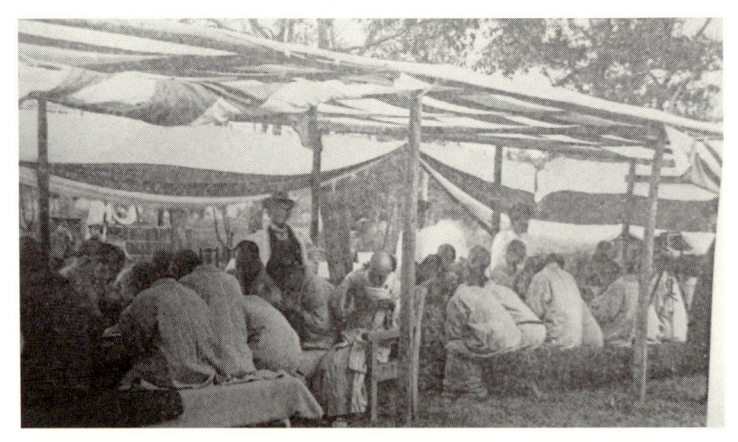

（所蔵：日本精神医学資料館）

　では、治療の一貫として重視された慰安としての音楽とは如何なるもので
あったのか、『病者慰安会書類綴』に基づき、昭和初期の音楽療法について
概観してみたい。患者自らが演奏するのではなく、音楽等を視聴することに

92　そのほか、『病者慰安会書類綴』の慰安会内容からは、患者や医者、看護人が出演者、あるい
　　は弁士となって開催する演芸会や映画鑑賞会なども行われていた。

力点が置かれる音楽関連慰安会は、受動的音楽療法に該当し、前述したように「レコードコンサート」「音楽会」「映画会」「演劇・演芸会」がそれぞれ定期的に開催されていた。これらに用いられた楽曲は、総じて明るい題材という共通点が認められ、時として流行歌なども含みながらも、他方で過度な刺激を与える歌詞やテーマをもった楽曲は排除するといった病院側の留意が認められる。用いられた楽器に関しては、ピアノ・ヴァイオリン・コルネットといった比較的優しい音色を有す洋楽器と、三味線や小太鼓のような患者に馴染みのある和楽器が重点的に用いられており、患者の趣味嗜好や背景にある文化土壌に配慮しつつ、病院側の試行錯誤の下で選別されている様子も『病者慰安会書類綴』からは顕著に窺える。

　さらに特筆すべきは、試行錯誤から生み出された各慰安会のプログラムには、まず、患者の興味関心をひきつけるために明るい音楽で導入を図り、次いで浄瑠璃や浪曲など喜怒哀楽の要素を多分に含む演目で患者の感情をゆさぶり、最後は、耳馴染みがあり、患者の多くが支持する楽曲によりクールダウンを図るといった、現代の音楽療法実践にも相通じるような、一連の音楽療法プログラムの様相さえ見られることである。

　このように、昭和初期の松澤病院では、患者自らが楽器を演奏する能動的音楽療法と、音楽関連慰安会で演奏などを聴取する受動的音楽療法の双方を通じて、「教育治療部」が目指す作業、運動、慰安によって患者の気分を善導し、患者の精神を安心や克己、自尊心を高めるという目的の達成に努めていた。これにより、明治後期に開花した巣鴨病院の音楽療法実践は、その後も各時期での発展を見せつつ、継承されていった様子が明らかとなったであろう。

　では、明治後期に話を戻し、次節以降は巣鴨病院での音楽療法が開始された後に各種新聞や雑誌で紹介された各種音楽療法論について検討してみたい。

第3節　酒井勝軍の音楽療法論

1905（明治38）年1月に、『衛生新報』に掲載された「音楽は御薬也（上）」という以下の記事を見てみたい[93]。同記事を著したのは、東京唱歌学校長及び陸軍通訳官であった酒井勝軍（1874-1940）である。酒井は、呉と異なり医学関係者ではなく、神津と同様に音楽関係者である。

　　聞くからに優美な感に打たれる音楽は、時にとっては御薬の効力があります。と言って音楽は素より薬石でもなんでもないから、直ぐに内服したり外用したりする訳に参りませぬ。腹が痛むから音楽を一服飲むと言うことは出来ませぬが、音楽の効能は、心理的作用、神系的作用によって、病勢を減少し、元気を回復すると言うのであります。つまり、薬という字は楽という字の上に草を冠むらした位ですから、楽の音がお薬になることは請合いであります。

　　音楽の医療力ある実例は、昔から沢山あって、一々申上げきれぬ位でありますが、其中で例を挙げて見ると斯うです。某伶人はフハリネリーを弾奏して、西班牙［スペイン］王フィリップ五世の幽鬱病を全治したともあり。又仏国の医師デユーバルは、クラリネットを吹奏して、痙攣病患者を全治したこともあり。其他、バイオリンやピアノや琵琶や笛で病気を全治した例は、古今東西に亘って沢山の実話があります。箇様に、音楽が病気に効力があるという不思議の例が猶一つあります。それは亜米利加［アメリカ］又は阿弗利加［アフリカ］の土人は、とても全快の見込みがないという大病人のある時は、歌に合せて盛んに舞い躍り、其病気を治めるということです。

　　音楽の医療上に有用であることは、私が改めて発明した訳でなくして、欧米諸国に於いては、久しき前から此説が学者間の学説になって居ます。

---

[93]　酒井勝軍「音楽は御薬也（上）」『衛生新報』第3号、1905年、2頁。

此学説が一層勢力を得て来た訳は、今より九年前ロンドン市にセント、セシリヤ協会というが設立せられたことがあります。此協会は、専ら神経病に就いて、音楽の医療力を研究する目的を以て設けられた者であります。其結果が非常に良好であったので、音楽の医療力があることは、学術上から承認せらるる様になったのです。それが為、遂々米国まで、セント、セシリヤ協会が設けられるようになったのであります。

　（前略）此セント、セシリヤとは人名であって、確か西暦二世紀の末から三世紀の始めに存在した、羅馬［ローマ］の貴族の令嬢で、音楽奨励に熱心の人でありました。ところが此セシリヤ嬢は熱心な基督教徒であったので、両親は非常に之れを憎しみ、無理矢理に基督教反対の青年バレリヤンの妻に致しました。ところが、セシリヤは夫バレリヤンを始めとし、夫の弟まで熱心な基督教徒に感化して仕舞いました。某時偶像を拝めと役人から命ぜられたのに反抗した為、遂に死刑に処せられたという、所謂殉教者の一人であります。其祭日が毎年、十一月二十二日と定められ、是をセント、セシリヤ祭日と呼做して居ます。此セシリヤは、オルガンを発明したという説もありますが、真偽はどちらか分りませんが、兎に角、音楽の道には少なからぬ功績のある人であります。聖セシリヤ協会はつまり此功績ある人を銘名した訳であります。

　近年は、盛んに音楽医療の研究が諸国に拡がって来ましたが、其中で最も良好の成績を得たのは、露西亜［ロシア］ペトルブルクのタルチャノッフ教授と、伊太利［イタリア］ツールンのマツソ教授と、仏蘭西［フランス］パリーのテール教授等でありし、到る所其成功を祝されて居るのであります。

　上記で、まず酒井は、音楽の効能について、心理的作用及び神経的作用により、病勢を減少し元気を回復すると述べる。これは、前述してきたように、当時の雑誌や新聞での記事と同様、精神と音楽との関連に主眼を置く姿勢が酒井にもあることを示している。

　その後、酒井はファリネリやデューバルが治療した音楽療法例、またアメ

リカやアフリカでの音楽儀礼に見られる音楽療法例を紹介するが、これはいずれも神津が『音楽利害』で紹介した内容であるため、酒井が『音楽利害』を参照した可能性は極めて高い。ただし、酒井はここでは神津が『音楽利害』で言及した「気」の概念について触れることはしていない。

そして、神津には見られなかった新しい情報として、酒井はロンドンで1896年に設立された「聖セシリア協会」について言及し、ここでも精神及び神経と音楽との関連性を強調する。ただし、同協会による音楽療法実践に関しても、既に、前述した『音楽雑誌』や『婦人衛生雑誌』など、明治後期の初めに刊行された各種雑誌において紹介されている内容である。その後、酒井は音楽療法がロシアやイタリア、そしてフランスなど各国に広がっている情勢に目を向け、音楽療法による効果の大きさを指摘しながら記事を締めくくっている[94]。

同記事は、完全に西洋に視点を据え、音楽療法の有効性の大きさと西洋での現状を紹介する目的で書かれたものと考えられる。また、酒井は『音楽利害』からも情報を得ていると思われるものの、『音楽利害』には見られなかったそのほかの比較的新しい西洋諸国の音楽療法動向にも精通している様子が窺える。酒井は、1898（明治31）年から1902（明治35）年まで渡米し、サンフランシスコで新聞記者をした後、シカゴ音楽大学で音楽研究に勤しんだ。また、その後も通訳官としてロシアなどにも赴いており、これらの経験が、『音楽利害』刊行以降の西洋諸国における新しい音楽療法知識の紹介に繋がっていると考えられる。

酒井による同記事は連載物であり、1905（明治38）年2月に刊行された『衛生新報』第4号に掲載された酒井勝軍「音楽は御薬也（下）」では、以下

94　同記事における「露西亜ペトルブルクのタルチャノッフ教授」「伊太利ツールンのマツソ教授」「仏蘭西パリーのテール教授」のうち、現段階では「露西亜ペトルブルクのタルチャノッフ教授」の典拠しか明らかになっていない。なお、この「露西亜ペトルブルクのタルチャノッフ教授」は、I. de タルチャノフ I. de Tarchanoff（19世紀）であると考えられ、タルチャノフは1894年に以下の論文を著わしている。

　　I. de Tarchanohh. "influence de la musique sur l'homme et sur les animaux," in *Atti d. 11. Cong med. Internaz.* Vol. 2. 1894. pp. 153-157.

の内容を著わしている[95]。

　殊に米国の神経学者フレデリック、ベーターリン博士の実験と所説とは、非常に米国学術界を動かしたのであります。今ここに博士がサンフランシスコのメール新聞記者に語った御噺を申して見ましょう。

　　私は未だ音楽医療協会の設立を公然発表する機会がありませんが、来年は必ず其機会があろうと思います。音楽は確かに医療上大功ある者で、多くの病気治療に適用することが出来ると確信して居ます。例令えば、不眠症の如きは、如何に難症であっても必ず音楽で治療することが出来ます。瘋癲病、殊に幽鬱病の如きは、必ず著しい効能があります。しかし斯く申しても、音楽が薬の代用をするというのではない。則ち音楽は、薬の及ばぬ所を助けて、其功を顕すというのであります。私は、米国の諸病院に於いて、此音楽を利用して大功を奏せられんことを希望するのであります。

　皆さんは米国ニューヨークのワード婦人病院では、色を以て病気を治療して居るということを御聞きなすったなら、定めし音楽を以て病気を治療することを御信用なさるでしょうと思います。則ち、音楽を聞けば気が和らぐ、気が和らげば脳の故障が少なくなる。又唱歌すれば肺を適当に運動するから、従って呼吸力が増大する。又、唱歌すれば腹部に力を込めるから、胃腸の働きを能くする。血液の循環もよくなる。心臓も強くなるという訳であります。

　今、リーク氏の医学論の一説を紹介してみましょう。

　　音楽は聴神系に一種の偉大なる感能を起こして、全ての神系に其感動を波及するが故に、人の健康を保育すること大なる者なり。そもそも人の心気を圧抑する悪念は、先ず神系に不快なる感動を起し、ひいて心神を隠閉せしむるが故に、幽鬱症を惹起す者なれば、之に反して快活なる感動を与えて、其反応を招く時は、該症を平癒する

95　酒井勝軍「音楽は御薬也（下）」『衛生新報』第 4 号、1905 年、3 頁。

ことを得るなり。則ち、音楽は人に最も愉快の心情を起こさしむる者にして、悲痛を変じて嬉楽となし、不幸を変じて幸福となすこと音楽に如く者なし。されば、昔時、セノクレーツは音楽を以て狂疾を救治したるとあり。（中略）蓋し、笛音に此妙功ある所以は、所謂局部の組織分子に微妙なる振動を起こして、其苦痛を救うが故なり。古代の楽師ビウレッテイの論によれば、音楽の癲癇神経病等を治するに、二理由あり。一には、音楽は耳覚に触れて苦痛に沈む気を他に移奪することにして、二には人の精神及び局部の神系組織に属する分子に与うる、其振動と感能とによりて、神系の作用及び血液の循環を通達して、苦痛を退ぞくるにあり。

音楽は一方には神系、脳髄及び血液循環に直接に生理的医療力を及ぼす者ですから、微妙なる音楽治療は中々電気治療などの企て及ぶべきでありません。ですから、欧米に於ける許多の病院の中では、毎週一回或いは数回、音楽演奏会を催す所がある位です。音楽が医療力あることは是を見ても認識しなければなりません。殊に、病後の人などには其元気を回復し、精神を静養するには至極適当の者と思います。

近来、方々の女学校では、種々運動があって、フートボールやベースボールなどはまだしものこと、薙刀や撃剣や柔道などをやる向きも見受けます。簡様な運動は、健康上から見ては申し分ないかもしれませんが、婦人に最も大切な優美という方面から如何の者でありましょうか。それよりか、婦人らしく別な方法により、其身体が健全に発達することが出来れば、それでよかろうと思います。そうするには音楽の中でも唱歌が適当かと思います。則ち唱歌は優美快活な美性を涵養すると共に、身体を健全にし、筋肉を円満に発育し、其上にも美声を涵養する者であるからです。故に、唱歌は婦人の運動としては最上最美の者であると思います。

唯、運動として以上の功能があるのみならず、健康上大切なる休養に於いても音楽が必要であります。何ぜなれば、運動すれば必ず身体が健康になるとは言われません。（中略）然るに、唱歌は運動と休養とを兼

有して居る者であります。例令えば、球投げをして疲れてからは読書する訳にいかぬから、横になって居ります。然るに此時にオルガンを弾くなり、歌を謡うなりすれば、一方には疲労を消滅し、一方には活気を養う訳になります。

　以上申述べました理由によって、音楽は屹度御薬になるものであります。此事は私堅く請合います。

　上記の冒頭では、アメリカの神経学者「フレデリック、ベーターリン」が論じた、補完療法としての音楽の有効性について触れられている。このベーターリンについては、現段階で典拠の同定はできていないが、酒井は同記事で、不眠やメランコリーを含む精神疾患の治療に音楽が効果的であり、当時のアメリカでは既に音楽療法が盛んになりつつある様子を紹介している。そして、その過程としては、音楽を聞けば「気」が和らぎ、その結果、脳の故障が少なくなるために治療に繋がるという、精神面から身体面を治療できることを強調した内容に言及する。その際、酒井は神津の『音楽利害』で見られたのと同様に、東洋医学的基盤を持つ「気」という用語を用いて精神面への音楽の影響を解説している。

　その一方で、酒井は歌うことは肺を適当に運動させるために、呼吸力を壮大にさせ、また、腹部に力を込めるために、胃腸の働きをよくし、結果として血液循環が促進されて、心臓も強くなるといった身体機能に特化したメカニズムの紹介も行っている。

　さらにジョン・リーク John Leake（1729-1792）の医学論の一説として、再度精神と音楽との関連について目を向ける。このリークによる音楽療法論は、イギリスの聖職者で音楽家でもあったイーストコット『音楽効用論』に含まれており、これに関しては、神津も『音楽利害』で同内容を紹介している。神津が「心気」と訳した mind について、酒井は神津と同様に「心気」という用語を用いている。他方で、神津が「神気」と訳した spirits については「心神」と記し、神津との若干の解離をここでは示している。

　しかし、この「心神」とは、そもそも漢語であり、奈良時代に日本に流入

してきた東洋における伝統的な用語である。古代中国において「心神」とは、人間の精神、感情、判断、意識などの心的活動と同一視され、精神面に特化して用いられる用語であった[96]。つまり、酒井は「心神」という用語を用いることによって、「音楽は御薬也（上）」の冒頭で明示した「音楽は心理的作用及び神系的作用に影響する」という精神面への音楽の効能を強調しているということが窺える。したがって、西洋医学において身体機能に欠かせないspiritsという物質的な概念は、酒井においても神津と同じく受容されなかったと言わざるを得ない。また、同記事において酒井は、欧米における音楽療法の普及状況や、病後の患者への音楽の効能のほか、子女教育の場での歌唱及び器楽演奏による効能にも言及している。

　このように、酒井は同記事において一部で補完療法としての音楽の有用性にも目を向けるものの、題名からも分かるように、音楽を薬であると捉えており、代替療法として音楽が治療の一角を担うことを強調していた。そして、精神面に対する音楽の効能を強調しながらも、リークの説などを用いることにより、血液循環や内臓器官への効能にも言及し、生理学的メカニズムへの重視も認められる。しかしその一方で、酒井は神津と同様に「心気」という用語を用いるほか、引用文ではなく自分自身の解釈文において「元気」及び「活気」という「気」に関する用語を使用していることから、東洋医学思想からの解離があるとは言い難い。酒井の姿勢は、前述した呉の音楽療法実践例とは異なり、どちらかというと東西を折衷した神津の音楽療法思想に近いといえる。この背景には、神津と酒井とが音楽関係者という共通点を持っており、知識及び用語理解の問題において、どこまで彼らが西洋医学、あるいは西洋音楽療法思想を受容できたかという問題とも関連があるであろう。

　さて、同記事において酒井は、アメリカの音楽療法に関して、精神及び神経学的側面に着目して論じられた事例を紹介している。確かに、当時のアメリカでは、17世紀及び18世紀イギリスにおける音楽療法の流れを汲み、一

96　欒竹民「漢語の意味変化について—『心神』を一例として—」『国文学攷』第142号、1994年、34-55頁。

部の精神科医や神経科医によって精神疾患に対する音楽療法についても検討
されていた。しかしその一方で、実験主義的な思想のもとで行う高血圧や胃
腸障害、肺病、疼痛など身体疾患への音楽療法を特に重視する傾向にあった
のが、近代アメリカ音楽療法思想の大きな特徴である[97]。また、19 世紀中頃
からは各疾患に対して、音楽を薬のように処方する理論及び実践が音楽療法
論の主軸を担った。さらに、19 世紀後半から 20 世紀初頭にかけては、各種
公立病院や盲・聾学校において、患者や生徒に器楽及び声楽などの生演奏を
行い、そこでは対象者の生理的反応の調査を目的として掲げ、実験的に音楽
家及び内科医が中心となって盛んに音楽療法が施行された。そして、第一次
世界大戦中には負傷兵士の身体的・心理的戦争後遺症に対する音楽療法も積
極的に行われた。このように、近代のアメリカでは身体的、生理学的な側面
に主眼を置いた音楽療法が行われていた。そして、音楽療法の担い手に関し
ても、ドイツやフランス、イギリスなどでは、精神科医及び神経科医によっ
て臨床的な音楽療法の治験が繰り返されることが主流であったのに対し、ア
メリカでは音楽家及び内科医が中心となって、実践的な音楽療法が施行が際
立っていた[98]。

　アメリカにおける 18 世紀から 20 世紀初頭までの音楽療法思想の変遷を概
観してみると、酒井は、身体的な観点を強調する傾向のあるアメリカの音楽
療法の中で、比較的異種的な見解を示した神経学的及び精神学的なアプロー
チを抽出して、同記事での紹介を試みている。つまり、酒井は、音楽の有効
性を広く伝える目的のもと、西洋諸国における音楽療法思想を数多く紹介す

97　近代アメリカの音楽療法に関しては、以下の文献を参照のこと。
　　G. N. Heller. "Ideas, Initiatives, and Implementations: Music Therapy in America, 1789-1848", in *Journal of Music Therapy*. Vol. 24（1）. 1987. pp. 35-46.
　　Peregeine Horden. "Commentary on part V, with Notes on Ninettenth-Century America and on Mesmerism and Theosophy", in *Music as Medicine—The History of Music Therapy since Antiquity*. Ed. by Peregrine Horden. Aldershot: Ashgate, 2000. p. 321.
　　W. B. Davis. "Music Therapy in 19 Century America", in *Journal of Music Therapy*. Vol. 24（2）. 1987. pp. 79-81.
98　ただし、フランスやイギリスにおいても、1900 年の前後数年間は、精神科医や神経科医によ
　　る臨床的な音楽療法と並行して、音楽家と内科医などの医学関係者が共同で行う音楽療法も展
　　開されることになる。

る中で、アメリカにおける音楽療法も紹介したともいえるであろう。しかし、その場合の事例の取捨選択に関しては、同時期に刊行されているほかの記事にも見られるように、精神面への音楽の効能を重視するといった、酒井自身の見解が見てとれる。

　このように、治療としての音楽に対する関心のさらなる高まりを同記事から窺うことができるが、酒井が「音楽は御薬也」を発表した翌年の 1906（明治 39）年には、神津及び酒井と同様に、音楽関係者の山崎恒吉（19 世紀 -20 世紀）が『音楽と其趣味』を著わしている。同書には、正に「音楽療法」という項があり、そこで示されている内容は以下のとおりである[99]。

　　　医術上に於いて、音楽療法なる語を時々耳にすることあり。多く精神病者に用いられ、理学上の応用には非ざるも、心理上の応用なり。此療法あるに因りても、音楽が吾人の精神上の心理、肉体上の生理に最も密接なる関係あることは、知るに難からざるなり。

『音楽と其趣味』は、古今東西の楽器や音楽史、音楽理論が広く概説されている音楽論の書である。上記でもやはり、これまでの記事内容と同様に、音楽と精神面との関係に重点が置かれているが、具体的かつ詳細な治療効果に対する言及は見当らない。しかしながら、本項はこれまで「治療」や「医療」という言葉と共に用いられてきた音楽について、「音楽療法」という用語を記載しており、これは管見の限り、書籍及び雑誌・新聞記事において初出であると考えられる。ただし、この記事の内容から察すると、この用語が同記事出版前に既に医学界で用いられていたと推側することは容易である。

　以上、明治 30 年代には各記事及び書籍で、音楽療法のほか、生活に密着した音楽の効能にも目を向けながら、ドイツ、フランス、イギリス、アメリカ、イタリア、ロシアなど西洋諸国の例が幅広く紹介されていた。同時代の西洋音楽療法の紹介内容は、確かに歌唱による能動的音楽活動の効能に言及するものも見られたが、その多くは、精神疾患への受動的音楽療法に関する

99　山崎恒吉『音楽と其趣味』同労会、1906 年、158 頁。

ものであった。さらに、明治前期の神津『音楽利害』が示した和漢洋折衷の音楽療法論が受け継がれる様子もやや見受けることができるものの、神津は和漢書も用いるのに対して、明治 30 年代の書き手は専ら洋書を用いて音楽療法を紹介する兆候が見られた。それに伴い、身体生理や内臓器官に着目した音楽効能説及び音楽療法論の展開も顕著となる。

　また、この時代の記述として特筆に値するのは、『音楽と其趣味』で見られたように「音楽療法」という用語が既に使用されるようになり、定着するようになっていたこと、そして特に、西洋で行われた音楽療法の紹介のみならず、実際に日本において体系的、継続的に、音楽療法の実践を試みる動きがあった巣鴨病院の実例である。巣鴨病院では、まだ模索段階ではあるものの、受動的音楽療法と、能動的音楽療法とが実施されていた。これは、これまで理論の紹介に留まっていた音楽療法について、日本でも文化土壌に根差した実践的な試みが行われていたことを示す顕著な例である。

　さて、酒井による記事の後、明治 40 年代に入ると、1907（明治 40）年 3 月の『朝日新聞』に、著者未詳「精神病と音楽」という記事が掲載されている。その内容は以下のとおりである[100]。

　　精神病の療法に就いては、未だ完全なる方法を見い出す能わず。而も、本病の患者は年々に増加して、好療法の発見せらるるを期待するや久し。然るに、精神病学者として刀圭界に功績少なからざる教授レーモンド氏の報告に依れば、精神病患者を治療するに薬物を用うることをなさず、各其症状に従い、左の如き新療法を応用せり。

　　一．神経衰弱症には、毎日数回少時間づつ、低音の楽声を聞かしむ。

　　一．商業上の失敗等金銭問題によりて発狂せし者には、高音の楽声を聞かしむ。但し、一日三回、一回三十分を超ゆ可らず。

　　一．貧困其他外界の迫害によりて起りし者には、螺旋喇叭等より発する悲哀の調ある楽声を聞かしむ。但し毎日、二回より始めて、遂

100　著者未詳「精神病と音楽」『朝日新聞　朝刊』1907 年 3 月 14 日、7 面。

に一日数回に及ぶ。

　以上の方法により、治療せし患者は薬石を用い、治療せし者よりも経過頗る良好なりと。

　上記では、精神疾患患者に対し、薬物療法よりも音楽療法の方が有効であることが述べられている。その際、音楽を聞かせる回数、楽器、そして音の高低、旋律の調性など、これまでの記述より具体性を増した音楽療法論が紹介されている様子が分かる。上記の内容は、精神疾患の治療に音楽が有効であることに言及されているが、精神と音楽との関連性については、1907（明治40）年4月に刊行された『西洋古今名訓逸話集』にも「音楽の効用」という項目で触れられている[101]。そこでは、戦争時に軍隊を鼓舞したり、または兵士を癒す音楽の効能について言及されているが、説話風に語られているという特徴が見られる。

　さらに、1907（明治40）年7月には、精神疾患と音楽との関連について、『読売新聞』の朝刊で掲載された、著者未詳「精神病者と音楽」という題名の記事があり、内容は以下のとおりである[102]。

　　音楽と人の精神との関係は、甚だ密接なるものなれば、音楽によりて精神の異状を治療すべきことは決して難からざることなれども、古来其関係を研究したる人甚だ少きが、今キュバの某博士は、大抵声の音明は、大胡弓の如きものの音は、神経衰弱を治め、吹笛の如き高声音は経済上に関係を有して、金銭の損失せるによりて発作したる精神の錯乱症を鎮静し、又、其音の底に何となく悲哀の調を帯べる螺旋喇叭の如きは、外界の迫虐苦責による癲狂を治するの作用あることを発見し、之を以てこの種の精神療法を施すことを得るべきことを唱道せりと。されど独りピアノのみは何等の治療上の価値を有せず、却て精神上の悪作用を及ぼすものにして、同博士がピアノを演奏する千人の少女に就きて研究したる

101　成瀬正弘編「音楽の効用」『西洋古今名訓逸話集』警醒社、1907年、130-131頁。

102　著者未詳「精神病者と音楽」『読売新聞　朝刊』1907年7月29日、3面。

　　所によると、其内六百人諸種の神経病に罹り居るものなりと。

　同記事でも、精神疾患に対する音楽療法について論じられている。同記事はキューバでの事例に基づき、精神疾患の症状に応じて楽器や音程を選別することの必要性について論じられている。ここでは、弦楽器及び管楽器は精神疾患の治療に有効との見解が示されているが、他方、鍵盤楽器であるピアノの独奏は治療的効能を有せず、むしろ精神面へ悪影響がもたらされることが示されている。

　このように、1907（明治 40）年には、単に精神と音楽との関連性に言及する内容ではなく、連続的に疾病としての精神疾患に対する音楽療法の有効性について論じる記事が掲載されている点に特徴が見出される。その背景には、精神科医の呉が継続的に巣鴨病院で精神疾患患者に行っていた音楽療法実践の影響もあると考えられる。

第4節　こしのみねによる西洋音楽療法の紹介

次いで、同年の 1907（明治 40）年 5 月より 3 回に亘って『修養慰安　心の友』に連載されたドープレス立案、こしのみね翻案「最新発案　音楽治療法」の内容を検討する。以下、各項ごとに原文を翻刻した後、分析を試みることで、同記事の内容を検証してみたい。まず、『修養慰安　心の友』第 3 巻第 5 号に掲載された「最新発案　音楽治療法（一）」の内容は以下のとおりである[103]。

プラートンの音楽観

大哲プラートンの言に曰く、天の音楽を人に与えたるは、単に感官を喜ばしむるのみの目的にあらず。心中の悶々を慰し、病身の苦悩を和ぐるが為にも資せしむるものなりと。

昔より今に至るまでピッポクラトの門弟は、常に此の大哲の言を脳裏に銘刻して、音楽を以て病人を癒すの道を講究したるものの如し。何となれば瘋癲、憂鬱症、帰思病、乱心、僻偏、精神錯乱、先天蠢呆、囈語、昏睡病、止動病、非斯的里亜、中風、脳炎、舞踏病、神経病、熱病、痛風、坐骨神経痛、僂麻質斯、ペスト、麻疹、恐水病等を治療し、若くは慰撫するが為に、種々様々に応用したることあればなり。負傷、蠱触などを治療するに応用したることすらあり。消化、呼吸、分泌等を促進するが為には、一種の興奮剤として屢々之を利用しつつあり。

是によりて之を観れば、音楽は医学上如何なる大職を有するかを知るべし。

上記では、まず冒頭で、古代ギリシアの哲学者プラトン Plato（前 5 世紀）におけるエートス論に基づいた音楽観について紹介されている。その後、古

103　ドープレス氏立案、こしのみね翻案「最新発案　音楽治療法（一）」『修養慰安　心の友』第 3 巻第 5 号、1907 年、27-29 頁。

代から近代に至るまで、古代ギリシアの医師ヒポクラテス Hippocrates（前 6世紀）の門弟、つまり古代から当時までの医師たちが、精神疾患のほか、麻疹や坐骨神経痛に至るまで、心身における各種の疾患に対して音楽がもたらす効能について追究してきたことを論じる。また、消化、呼吸、分泌などを促進する一種の興奮剤としての役割も音楽は果たすとし、具体性には欠くものの、古くから伝わる音楽と治療との関係性についての総論を導入として述べている。

　当時の西洋音楽療法に関する著作及び論文では、科学的な治療内容に言及する前に、このように古代ギリシアで行われた例を冒頭で述べることにより、音楽の持つ治療効果の強調を行う傾向が見受けられる。しかし当時、実際に行われていた音楽療法では、古代ギリシアで重視された楽器及び旋律のエートス論を用いることは既になく、患者個人の性質や病気に即した実質的な治療原理が言及されるようになっていた。

死人を蘇生せしめんと努めたり

　太古には詩人、楽人、医者など往々一人の身に之を兼ねたり。テルパントル、タレート、チルテーなどは、医士兼楽人にてありき。ゼノクラト、ヒッポクラト、アスクレピアード、ガリエン、アレテー、セリウスオレリアヌス、テオフラスト等は、種々の病気に音楽を利用することを命じたり。而も、医術の之に施して効なき病気に利用することを命じたるものなり。生ける人のみならず、死せる人までも音楽の力に支配せられたりと言う。ナモールク曰く『古人は史に垂んとせる者に鋭き音楽をきかしめ、絶息せる者をも蘇生せしめんことを務めたり』と。伝に言う、初めて音楽を利用して、病を治療せんと欲し、之を希臘［ギリシア］に於いて試験したる者はピタゴールなりと。

　上の記述では、古代ギリシア及びローマの哲学者たちが音楽療法を行ったとの内容が含まれている。各内容について、筆者が出典を特定し、原典にあたって確認してみたところ、各人物が行った音楽療法については、以下のとおりであった。

　上記でゼノクラトと表記されているクセノクラテス Xenocrates（前 396-前
314 頃）は、狂乱を音楽で治し、次いでアスクレピアードと表記されている
アスクレピアデス Asclepiades（前 2 世紀-前 1 世紀）は、サルピンクスという
トランペットに似た管楽器の甲高い音色や振動を用いて聴覚障害を治療し
た[104]。また、ガリエンと表記されているのはガレノス Galenos（130 頃-200
頃）であり、ガレノスは、酔っ払いや狂人をアウロスという葦笛によって、
スポンデイオン[105]やドリア旋法[106]を演奏することで治療することを勧めた[107]。
さらに、セリウスオレリアヌスと表記されているのは、カエリウス・アウレ
リアーヌス Caelius Aurelianus（5 世紀）と考えられるが、カエリウスは痛み
のある部分にアウロスの振動を与えることにより、その痛みが痙攣と共に軽
減するとしている[108]。そして、テオフラストス Theophrastos（前 373-前 287
頃）は、坐骨神経痛による痛みをアウロス演奏によって軽減させることを提
唱する[109]。最後に、同記事の下部でピタゴールと表記されているのは、ピュ
タゴラス Pythagoras（前 6 世紀）であり、ピュタゴラスがアウロスを用いて

104　Martianus Capella. *De nuptiis Philologiae et Mercurii*. Vol. IX. In M. Meibom, ed. *Antiquae Musicae Auctores septem*. Vol. II.（Amsterdam, 1652）Facsimile. New York: Broude Brothers, 1977. p. 178.〔Monuments of Music and Music Literature in Facsimile. Second Series-Music Literature, LI〕
　　　なお、サルピンクスとは直径の小さい青銅の直管から成る管楽器で、先端は鐘形に広がってお
　　　り、耳を突き刺すような金属製の鋭い音色に特徴がある。
105　スポンデイオンとは、条約締結や宴席での飲酒に先立つ献酒に際して演奏された荘重な響きの
　　　旋律のことであり、その韻律も長音節 2 つの連続からなっていて、短音節が除外されるため、
　　　ゆっくりとした厳かなテンポで演奏されていた。なお、このスポンデイオンに関しては以下の
　　　文献を参照のこと。
　　　イアンブリコス『ピュタゴラス伝』佐藤善尚訳、国文社、2000 年、104-105 頁。（叢書アレク
　　　サンドリア図書館第 4 巻　所収）
106　ドリア旋法とは、古代ギリシアで用いられていた旋法であり、最も落ち着きのあるもので、最
　　　も男性的な性格を有する旋法とされていた。
107　Galen. *On the Doctrines of Hippocrates and Plato*. Edited, translated and commented by Phillip de Lacy.
　　　Berlin: Akademie-Verlag, 1984. pp. 330 331.〔Corpus Medicorum Graecorum, V 4, 1, 2〕
　　　なお、アウロスとは、対になった等しい 2 本の管から成っており、管は円筒形もしくはわずか
　　　に円推形をしている。長さは多少の差異があるが、一般的には 50 センチほどのものが多いと
　　　言われており、甲高く熱狂的な音色に特徴がある。
108　Caelius Aurelianus. *Tardarum passionum* libri V. Vol. II. Edited by G. Bendz and Translated by I. Pape.
　　　Berlin: Akademie Verlag Gmb H, 1993. pp. 866-867.
109　Aulus Gellius. *The Attic Nights*. Books I-V. Edited and translated by John. C. Rolfe. Cambridge, Mass.:
　　　Harvard University Press, 1954. pp. 352-355.〔Loeb Classical Library, 195〕

狂乱を治療したとされる音楽療法例については、フィロデモス Philodemus
（前 110-前 30 頃）やセクストス・エンペイリコス Sextus Empiricus（2 世紀-3
世紀）そしてガレノスなど古代の複数の人物によって伝承されている[110]。

　このように、古代ギリシア及びローマから伝わる複数の音楽療法がここで
は紹介されている[111]。ただし、ヒポクラテスとアレテウス Aletheus（前 2 世
紀）に関しては、現段階で典拠の同定を行うことができていない。さらに、
上記の記述では、治療としての音楽のほかに、死人を蘇生させるための音楽
にも言及されており、音楽による人身への多義的、そして逸話的な影響関係
もここで紹介されていることが分かる。

病院の窓下に楽を奏す

　今日に至りては、病気の治療に音楽を利用することなきにあらず。ボ
ナバルトが東洋軍楽隊に命じ、毎日病院の窓の下に楽を奏せしめたる。
今も又、多くの衛戍地に於いて軍楽隊が一週に一二回、軍隊の病院に演
奏をきかしむるが如き。之が例証として見る可し。

　英国にても、或る慈善会にて多くの病に音楽を利用し、其心身に対す
る効験の著しきを試験せり。英京倫敦に於いて音楽救助所ようのものを
設置し、同所より電話術の道によりて各病院の病室に音楽を伝えしめ、
頗る好結果を奏せり。就中、奇効を奏するは騒々しき病人を鎮静して、
沈黙又は安眠に就かしむる事是なり。其他、手術を受けたる人に音楽を
きかしめて、其苦痛を著しく軽減せる等の例もあり。ウイオロンの効験

110　Philodemus. *De musica librorum quae exstant.* Ed. By J. Kemke. Leipzig: Teubner, 1884. p. 58.
　　　Sextus Empiricus. *Against the Musicians.* A New Critical Text and Translation. By D. D. Greaves.
　　　Lincoln: University of Nebraska Press, 1986. pp. 130-131.
　　　Galen. *On the Doctrines of Hippocrates and Plato.* Edited, translated and commented by Phillip de Lacy.
　　　Berlin: Akademie-Verlag, 1984. pp. 330-331.［Corpus Medicorum Graecorum, V 4, 1, 2］
　　　Martianus Capella. *Op. cit.*, p. 178.
　　　Iamblichus. *On the Pythagorean Way of Life.* Text, Translation, and Notes. By J. Dillon and J. Hershbell.
　　　Atlanta: Scholars Press, 1991. pp. 134-135.
111　　なお、古代ギリシアの音楽療法に関しては、以下の文献を参照のこと。
　　　光平有希「楽器を用いた古代ギリシアの音楽療法」公益信託松尾金藏記念奨学基金編『明日へ
　　　翔ぶ 2―人文社会学の新視点―』風間書房、2011 年、185-202 頁。

最も著しきが如し。

　兎に角、音楽の病気に応用して奇効を奏することは、長き研究の材料なり。

上記の記述では、軍病院において定期的に音楽演奏を行っていたことと並び、ロンドンの聖セシリア協会が行っていた音楽療法について紹介している。同協会では、電話線を用いて各病院の病室及び手術室で音楽を聞かせ、その病症を和らげたり、手術の苦痛を軽減させていた。ここでは前述の、やや逸話的な古代での音楽療法論から一変して、近代においても音楽は病気の治療に効果的であるということが論じられている。つまり、これらの記述では、総じて人間の長き歩みの中で、音楽は常に治療手段として検討され続けてきたことを強調していると考えられる。

獨、墺医師の研究

　独逸の某医の言に曰く、「音楽は健全なる人を柔弱ならしむることあるに、病人の心を鎮静することは頗る妙なり」と。音楽を聴きて頭痛する者あり。或いは、婦人にして大風琴の音を耳にして知覚を失う者すらあり。彼の文士ルーソーも其著作の中に、或る僧侶が音楽に余り感を打たれ、時々、祭壇を立去らざるべからざることありきと語れり。此等の例によれば、音楽はときに人の害となることなきを保せずと雖も、墺国の某医の研究によれば、音楽は概して、血液の循環を助け、呼吸をはやめ、消化を促進せしむるものありと言う。即ち、音楽にして快活愉快なれば、眼光輝き、顔面色つき、脈拍忽速となり、体温を生じ、心臓の鼓動及び消化など全て皆早まれども、音楽にして遅緩沈痛なれば、目眩み、顔色青ざめ、脈拍、呼吸、心臓の鼓動等全て皆微弱となり、遅緩となるものなり。

上の記述では、音楽による効能と逆効能について言及されていることが分かる。江戸期には、淫楽・淫声が人心を感化するとして排除されたが、この時代における音楽の逆効能に関しては、ドイツでの症例を挙げ、音楽を聞く

こと、つまり受動的な音楽活動によって精神面及び頭部や聴覚への悪影響が
もたらされることについての一例が紹介されている。さらに、同記事ではド
イツのほか、オーストリアでの症例を挙げ、音楽による効能にも言及する。
そこでは、音楽は血液循環、呼吸、消化を促進するという身体面への効能が
示される。それと同時に、音楽によって快活愉快な気持ちが引き起こされる
と眼光が輝き、顔色がすぐれ、脈拍が早くなり、体温が上昇し、そして心臓
の鼓動や消化も活発になるという。これは、前述した酒井「音楽は御薬也
（下）」でも言及されていた身体にもたらす音楽の効能に関する内容とも一致
しており、このメカニズムは当時の西洋音楽療法思想の受容上で、複数の翻
訳を通じ、日本でも徐々に浸透するようになったものであると考えられる。

音楽は疲労を忘れしむ

音楽は神経組織にも効力を及ぼすが故に、兵士に疲労を忍ばしめ、対
戦若しくは、大活動の場合には、其勢力を倍加せしむるものなり。音楽
につれて舞踏するときは、神経を興起せしめ、筋肉を強健にするの利益
あり。音楽を離れて舞踏すること能わざる人々が、音楽に励まさるると
き、終夜舞踏して、尚其疲労を覚えざるを見ても知る可し。繊弱なる女
性にして一挙手一投足にも忽ち疲労を感ずる者が、ピヤノの音に伴われ
て数時間歌舞を継続することを得るも、又、其一証として見るべし。彼
の工場に於いて、工夫が俗歌を歌いつつ、業を取り、彼の軍艦に在りて
水兵が甲板の上に軍歌を唱いつつ勤務に服する等、何れか是其例証なら
ざらんや。

上記では、冒頭で音楽が神経組織に効力を及ぼすという内容が記載されて
いる。これまでも、神経自体に音楽が影響をもたらすといった内容は見受け
られたが、ここではさらに踏み込んで神経組織という用語を用いて言及して
おり、この点は新しい示唆の含みを認めることができる。また、ここで言及
されている神経組織に影響をもたらす音楽に関しては、演奏を聞く受動的な
音楽活動であっても、あるいは、自身が楽器を演奏したり歌を歌うなどの能
動的な音楽活動であっても、対象者に疲労感を忘却させる効能を有すると

いった興味深い視座も示されている。

人の性質と楽音の関係

　　独逸の某医学博士は、音楽と各種の気質との関係を研究して、左の結果を報道して曰く、多血質の人は愉快なる音楽を好み、憂鬱性の人は荘重なる音楽を愛し、冷静なる人は概して音楽を好まず、温和なる人及び学者などは、良詩人にもあらざれば、良音楽人にもあらず。

　　然れども、是は絶対的議論なりと思うべからず。勿論、嗜好は気質に由ること多しと雖も、尚又遺伝、境遇及び教育等にも由ることを考えざるべからず。されば学者なりとて必ずしも、皆音楽を好まずと、言うべからず。時として、大学者にして大音楽家たることもあり。

　上記ではドイツでの研究が紹介され、各人の気質や性格と音楽の嗜好性について言及されている。ドイツは 18 世紀の生気論以来、医学において気質に注目が集まっていた。また、日本でも本書第 1 章第 4 節で触れたように、フーフェランドの理論の翻訳によって、その気質の概念は受容されている[112]。ここで注目したいのは、気質と音楽の関係は密接であるものの、それは絶対ではなく、個々人のもつ遺伝や境遇、そして教育など生来の環境にも影響されるとして、臨機応変な姿勢を提示しているという点である。音楽療法に関しては、これまで見て来た記事内容の中でも、一部で薬のように音楽を調剤することが提案されていたが、その反面、同記事における気質と音楽との関係については、柔軟な姿勢が示されている。

音楽治療法六箇条

　　独逸の某医学博士は、音楽治療法に就きて、六箇条の規則を立てて曰く、

　　（一）音楽が簡易にして癒よ天然の心情を発露すれば、癒よ大なる影響勢力を及ぽすものなり。就中、教育に乏しき人々に於いて然

112　これに関しては、本書第 1 章第 4 節 79-81 頁を参照のこと。

りとす。

（二）各国各々、其国の調子があるが故に、音楽も此調子に接近する
　　　に伴われて、益す其国の人民に影響を及ぼすこと大なるものな
　　　り。

（三）音楽は、人の感触性の程度に由らざるべからず。

（四）音楽の感動は、徐々と感知せしめざるべからず。即ち、緩調を
　　　以て始まり、徐々と相進みて急調に入らざるべからず。然れど
　　　も、怒り易き性質の人に取りては、之と反対の順序を取らざる
　　　べからず。

（五）人の気質に応じて調を換えざるべからず。切言すれば、ストッ
　　　プを変換せざる可らず。憂鬱性の人にはフリュート若しくはハ
　　　ルプを好適とするが如き一例なり。

（六）概して言えば、音楽の感化を及ぼすことは、下流社会よりも、
　　　上流社会に於いて尚一層多大なりとす。

　「音楽治療法六か条」では、ドイツでの音楽療法に関する内容が紹介され
ている。呉秀三の音楽療法実践に関する分析箇所でも論じたが、19世紀・
20世紀のドイツにおける音楽療法は、他国に比べ、精神疾患への音楽療法
が特に発展していた。したがって、上記の内容も精神面への影響に焦点が当
てられており、音楽の持つ影響力の大きさを強調しながら、各人の気質や病
気によって調性や楽器の選別が必要であるという内容が説かれている。また、
ここに示される患者の趣味嗜好や文化土壌に鑑みて楽器を選別するという考
え方は、前述した巣鴨病院での、患者による三味線や琴など和楽器での演奏
と相通ずる。なお、この「最新発案　音楽治療法（一）」の内容は、1907
（明治40）年4月18日発刊の『読売新聞』にも「最新発案　音楽治療法」と
いう題名で転載されている[113]。

　次いで、翌月発刊の『修養慰安　心の友』第3巻第6号に掲載された「最

113　ドープレス氏立案、こしのみね翻案「最新発案　音楽治療法（特に夫人に奇功あり）」『読売新
　　聞　朝刊』1907年4月18日、5面。

新発案　音楽治療法（二）」の内容は、以下のとおりである[114]。

音楽治療法と病気の種類

是より、尚一歩を進めて、音楽を治療法として利用する各種の病気に就き、逐一簡単に記さんと欲す。

先ず第一瘋癲なり。一千七百三十三年、クアレン氏、瘋癲者の音楽に依りて癒された一例を示して曰く、『瘋癲患者あり。或る日、其病の激発せんとするに当り、遇々音楽を聴きしに、発病直に停息し、単に其前兆を示せるのみにて止みぬ。斯て、其後、発病せんとする度毎に、之を実験せるに、不思議にも其効験甚だ著名にして、病は終に激発の習性を失うに至れり』と。

ブルクマン氏、又十三歳の一少女がピヤノの音をききて、瘋癲に類似する痙攣を癒されたることを伝えり。

次に鬱憂症に就いてマルケー氏（一千七百六十九年）、其治療法を示して曰く、『此病は、先ず其困憊せる神経を、覚醒せしめざるべからず。而して之が為には、愉快なる音楽に依るより良法はなし。音楽は聴神経を悦ばしめ、それより他の之に感ずる神経に及ぼし、終に精神までに其感動を波及するに至るものなり。何となれば精神爽快を覚え、愉快なる思想起り、支体までも平穏に復し、機関の作用皆善く行わる云々』と。

是に由りて推論するときは、鬱憂を治する音楽は、悲哀恐怖をも治し得るべきを知る可し。何となれば悲哀と鬱憂とは親類の如きものなればなり。是故にピッポクラトは、鬱憂を指して悲哀と恐怖との混合なりと言えり。

さて一歩進んで、如何にして鬱憂症を癒すべきかと言うに、先ず初めは、低音より徐々と高音に遡る法を取らざるべからず。然り乍ら鬱憂症にも種類あり。意地悪き鬱憂症の人に対しては、寧ろ活発勇壮なる音楽を奏して、直に其心気を爽快ならしめざるべからず。

114　ドープレス氏立案、こしのみね翻案「最新発案　音楽治療法（二）」『修養慰安　心の友』第3巻第6号、1907年、25-27頁。

　音楽を以て精神錯乱を治するの法は、古来最も頻繁に行われたるものなり。ブルドマーロー氏、十七世紀の伝えたる奇話は、人の能く知れる所なり。或いは美婦人が、良人の不誠実を憤りて精神錯乱せしことあり。医師は之を癒さんが為に、音楽人を病者の室の後に置き、幕をへだてて、病人の境遇に好適の音楽を三回演奏せしめ、其後十八日間此方法を継続したるに、病人は全く平癒し、理知の用毫も常人と異らざるに至れりと言う。

　兎に角、精神に異状を呈する者に、音楽を聴かしむる時は、心安んじ、精神平穏となり、平居不眠症の者も、遂には常人の如く起臥するに至るの例は一にして足らず。

　是を以て、仏国の医界に有名なるドクトルフオデレ氏は、十九世紀の初に左の言を語りて曰く、『吾人は音楽を二方面より観察せざるべからず。一は娯楽的、若しくは職業的方面より、他は興奮剤的若しくは鎮静剤的方面より………』と。楽器としてはハルプ、ヴイオロン、ピヤノ、風琴という順序なり。ヴイオロンは殆ど全ての病に適合す。楽器としても又病者を慰安するが為に造られたるものの如し。

　止動病患者にも音楽を応用したる例に乏しからず。ロゼル氏の言に依れば、或る妙齢の女子が止動病に類似の神経病に罹りたるとき、其発病せんとする度毎に、ヴイオロンをきき、斯くして毎度其発病を防ぐことを得たりという。

　是も止動病に罹れる妙齢女子なるが、病勢の発作中にも聴官の用を失わず、寧ろ却て其作用鋭敏になるが如く思われたれば、巧妙なる楽人は其側にヴイオロンを演奏したるに、初の程は左程音楽の妙味に感ぜざるものの如くに見えたれども、永く之を聴くに伴れ、漸次に其妙味に感じ、遂には全く其心を奪わるるに至れり。是故に、知覚を復するに至るや、直に自白して曰く、『世に音楽ほど面白きものはなし。我は全く心魂を奪われて、天上に昇りたるが如き心地せり』と。

　一千八百三年、ドクトルヂユワル氏は、三十年間止動病に罹りたる婦人に種々の楽器を応用し、幾回も効験見えざりしが、最後に奇効を奏し、

歩行、舞踏、二階の昇降等自由自在ならしめ、遂に全く平常に復するに
至らしめたるを語れり。

　上記では、17 世紀から 19 世紀までの西洋諸国における音楽療法論が網羅
的に紹介されている。したがって、できる限り典拠同定を行い、原典との比
較を行ってみたい。最初に紹介されている精神疾患患者への音楽療法につい
て言及した「クアレン氏」とは、イギリスの医師ジョージ・チェイン
George Cheyne（1671-1743）のことであると考えられる。チェインは、1733
年に『英国病』という著作を著しており[115]、その中で精神疾患と音楽聴取と
の関連について言及する。『英国病』の出版年も訳文に記されている年と同
一であるため、原著者が参照したのは、おそらく同書で間違いないであろう。
機械論医学に傾倒し、ニュートン的思想を重視するピトケアン学派の中心人
物であったチェインは、音楽の聴取や演奏は、聴神経を経由し、身体のアニ
マル・スピリッツと神経液の流動が促されることで精神疾患への治療に寄与
するとの認識を示した。しかし、同記事では彼のこうした具体的な音楽療法
論には全く触れず、ただ事象のみが紹介されている。

　次いで紹介されている「ブルクマン氏」とは、ドイツ人医師ブリュックマ
ン Brückmannn（18 世紀-19 世紀）のことである。ブリュックマンが 1811 年
に著わした「奇神経疾患（音楽治療）」という論文の中で[116]、原著者が引用し
ている症例を確認することができた。しかし、同記事では、ブリュックマン
が論じる血液循環を主眼に置いた生理学的メカニズム及び神経学的メカニズ
ムに関する言及に触れておらず、ここでも事象のみの紹介に留まっている。

　続いて「マルケー氏」と称されている人物は、フランス人医師の F. M. マ
ルケー F. M. Marquet（18 世紀）のことである。マルケーは 1769 年に『音
価・脈拍簡潔新機能論』を著しており[117]、同書ではメランコリーの治療に関

115　George Cheyne. *English Malady: or a Treatise of Nervous Diseases*, London: Strahan, 1733. pp. 67-81.

116　Brückmann. "Ueber eine merkwürdge Nervenkrankheit［Welche durch Musik geheilt wurde]," in *Archiv für medizinische Erfahrung*. Vol. 21. 1811. pp. 8-10.

117　Marquet, F. M. *Nouvelle Méthode facile et curieuse pour connaître le pouls par les notes de la musique.*（2e edition.）Amsterdam, Paris: Chez P. Fr. Didot, 1769. 216p.

する言及が見られる。同記事で紹介された引用文とマルケーの著した内容は
ほぼ同一であり、ここには音楽が聴神経を含む神経に影響を与え、その結果、
精神的な快楽及び爽快感がもたらされることで心身の治療に繋がっていく様
子が詳述されている。また、同項では、憂鬱を治療する音楽は、悲哀恐怖な
どそのほかの感情傾向も治療しうると述べる。その理由としては、悲哀と憂
鬱とは親類のようなものであるとした上で、医師ヒポクラテスの理論を踏襲
して、悲哀と巨富との混合が憂鬱であるとその根拠を古代ギリシアに帰せる
に至る。

　同項ではさらに、メランコリーの治療についても論じられ、ここでは、メ
ランコリー患者に対する治療での音の選別方法に言及する。具体的には、低
音より徐々に高音に変更していくことを勧めるものの、メランコリーにも種
類があるため、意地悪いメランコリー患者には、活発勇壮な音楽を奏して、
直接的に「心気」を爽快にさせることを提案する。同項では、典拠が示され
ていないため、原文での用語については不明であるが、訳者は「心気」とい
う東洋医学的な用語を用いている。訳者のこしのみねは、米国の経済論に関
する著述もあることから[118]、恐らく医学関係者ではない。したがって、「心
気」という用語がこの部分でのみ使用されていることからも、彼が特別強調
する目的で、この用語を含めたのではなく、彼の持つ言語範囲の中から選択
して用いた用語であったと考えられる。しかし、同記事全体を見ると、この
ような東洋医学的用語は少なく、西洋的な概念がそのまま伝えられているよ
うに見受けられる。

　さて、同項で次に紹介されている「ブルドマーロー氏」とは、フランス人
音楽史研究家のボーデローのことである。1725 年に著わされたボーデロー
の『音楽史』には[119]、精神錯乱の治療について、同項で引用している内容と
同様に、具体的な臨床内容を伴った紹介が行われている。ここに見られる記
述内容は、前述した神津『音楽利害』における第 42 条でも紹介されており、

118　こしのみね「実業上に於ける米国民の雄飛」『商工世界太平洋』第 7 巻第 12 号、1908 年、58-61 頁。
119　P. Bourdelot. *Histoire de la musique, et de ses effets: depuis son origine jusqu' à présent: et en quoi consiste sa beauté.* Amsterdam: Chez Charles Le Cene, 1725. 487p.

当時、広く知られた音楽療法例であったと考えられる。

　また、フランスにおけるほかの音楽療法論も紹介されている。フランス人医師の「フオデレ氏」については、現段階で典拠の同定ができていないものの、音楽の持つ娯楽性と並び、興奮剤的・鎮静剤的な側面に言及している点は、音楽が快楽をもたらすという従来の日本における音楽療法観とは明らかに異なっている。楽器に関する言及に目を向けてみると、ヴァイオリンは殆ど全ての病に適合すると考えられており、弦楽器に続き鍵盤楽器を用いることが良いとされた。

　さらに、止動病患者の例に関して紹介されているロゼルとは、フランス人医師ルイ・ロジェ Louis Roger（?-1761）のことである。同項に掲載されている止動病患者へのヴァイオリンの効能に関する記述は、ロジェが1803年に著わしている『人体への音楽効果論』にその典拠を認めることができる[120]。止動病患者とは、多発性の眩暈を呈する患者のことを指しており、同項では臨床の詳述はあるものの、残念ながらロジェが全体を通じて強調する音楽と身体、その中でも特に血流との影響関係については触れられていない。

　しかしながら、同項では精神疾患に対し、ヴァイオリンが治療に適しているという論を補完するために、ロジェの論が付け加えたと推測され、一連の流れの中で止動病患者への楽器演奏による音楽療法例が紹介されるに至る。このように同項では、全体に亘って精神疾患に対する音楽療法について紹介されており、主としてドイツ・フランス・イギリスにおける受動的な音楽療法論が引用されていた。その中でも大半を占めるのはフランスの音楽療法論であった。また、西洋音楽療法の各説がこれだけ詳細かつ多量に紹介されているのは同記事が初めてであろう。

　最後に、翌月発刊の『修養慰安　心の友』第3巻第7号に掲載された「最新発案　音楽治療法（三）」についても検討していきたい。内容は以下のとおりである[121]。

120　Louis Roger. *Tentamen de vi soni et musices in corpus humanum*. Ave nione: Jacobum Garrigan, 1758. 120p.

音楽治療法と病気の種類（つづき）

　音楽が熱病を癒するに奇効ある事は、左の事実に徴して明なり。有名なる音楽家あり。作曲家としても名高かりしが、遇々熱病に罹り、病勢日に重く、七日目には囈言を吐くに至り、絶えず泣き叫び、終夜眠りに就かず、殆ど奈何ともする能わざるに至れり。然るに、それより尚三日を経、不可思議にも病人自ら小演奏を乞えり。医師之を許さざりしが、強て求むるが故に、遂に其意に任せ、人をしてペルニエ氏の歌を歌わしめたるに、一たび之を耳にするや、顔色忽ち晴れ渡り、眼付次第に落ち付き、痙攣も止み、歓喜の涙を流しつつ、演奏中発熱を見ざりしが、演奏終わると同時に、復た再び最初の状態に陥りたり。是を以て初一回の演奏に斯くも奇効を奏したる方法を其後屡々反覆したるに、演奏中は毎度熱病も囈言も止みたれば、而来音楽は甚だ必要となり、夜間常に人をして其枕頭に歌を歌わしめたり。此如継続すること十日に及び、遂に音楽の為に平癒し、他の何等の医薬を假らざりしと言う。

　音楽の中風に対する奇効に就いては、ショーメー氏の書に左の如き記事あり。『一千八百三十二年、我が親族に一人の医学博士あり。大の音楽好きなりしが、適々中風に罹り、半身不随となり、言語さえ発し得ざるに至り。病勢頗る危篤に見えたりしが、数日を経て、小しく軽快となり、自ら己が志望を言顕わさるるに至るや、直に音楽をききたき旨を語れり。幸にして其娘はピヤノに堪能なりしかば、父の望に応じ、直に之を弾じたるに、病人は今迄昏睡の状態に在りて沈黙せしに、一たびピヤノをきくや忽ち醒起し、喜色満面に顕われ、唇頭に微笑を湛え、手を交差して、言うに言われぬ愉快を感ずるものの如くに見受けられたり。その後屡々、之を継続したるに経過甚だよろしく、漸次快復に赴き、日ならずして遂に全く平癒するに至れり』と。

　此の如き例証を一々引用し来るときは、是日も足らざらんとす。故に

121　ドープレス氏立案、こしのみね翻案「最新発案　音楽治療法（三）」『修養慰安　心の友』第3巻第7号、1907年、22-25頁。

　　而余の病気に就ては、逐一記さざるも、推して知るべし。

　上記では、「最新発案音楽治療法（二）」の最後の項「音楽治療法と病気の種類」の続きが論じられている。ここでは熱病患者、つまり現代医学から見れば、脳炎等の意識障害も伴う熱性疾患の患者に対する歌唱聴取の効能について論じられる。そして、この治療のためには、他の医薬を用いなかったことが明記されており、ここでは補完治療ではなく、完全なる主治療方法として音楽が推奨されていることが分かる。

　続いては中風、現在でいうところの脳卒中に罹った時の音楽療法が紹介される。ここで取り上げられている「ショーメー氏」とは、本書第2章第3節でも取り上げたヘクトール・ショメーのことであり、引用されているのは『音楽衛生論』であろう。紹介された内容は神津も『音楽利害』第45条で引用しているが、神津が「神気」と訳した部分は同項では見当たらず、同記事でも「神気」をも含み「気」と音楽との関連を重視していた明治前期の音楽療法思想との解離が見られる。しかし、神津と同様に、同項でもショメーの唱える「音楽流体論」については触れられておらず、明治後期に至ってもなお、ショメーの「音楽流体論」は、日本では受容されなかった様子が窺える。

　このように、本項でもやはり引用されるのはフランスの医師による音楽療法例であり、内容としては脳の疾患及びそれからもたらされる精神的障害を対象とするものであった。

音楽は情欲治療の良法

　　但だ音楽の喜怒哀楽の情に対する奇効は太古の時代より認められたることを簡単に述べて、音楽は情欲治療の良法なるを示さんに、彼のサウル王のヒステリー的憤慨が青年ダヴイドの琴にて和らげられたるを始となし、ウリスの復仇心が、フエミウスの琴によりて慰撫せられたる事、アムラ四世が音楽によりて既に殺されんとしたる兄弟を許したる事、ソリマン二世がフランソア第一世より楽隊を受け、其演奏をききて己が荒々しき気象を和らぎたる事など、十指屈するに暇あらざる程なり。

　上記は結論に至る前の最後の項にあたるが、ここでは聖書などにおける音楽療法論や音楽効能説が列挙され、音楽と感情及び精神面との繋がりが強調されている。

結論
　今や、上来述べ来りたる所を見て結論を下さんに、音楽は、
（一）血液の循環をたすくる事。
（二）音楽によりて聴神経を刺激せられ、其結果、血の圧力を増減するに大関係ある事。
（三）音楽の人畜に影響するの事実は、心臓の拘攣の著しく改遷するによりて顕わるること。
（四）音楽の影響によりて、血液の変化に応ずる事、前者は後者を離れて単独に行わるると雖も、尚此の如き現象を示す事。
（五）血液の変化は音の高低、振動と強弱に繋る事。
（六）人の個性、就中国民の性格は血液の変化に偉大なる天分を有ること。

　此等の事実によりて、音楽治療法の如何なる効験あるかを知るに足るべし。此法や古代より行われ来りたるものなれども、人多く之に注意を及ばず。音楽治療法という文字すら珍しきが如しと雖も、今日に至りては、学理上実験場其効験の顕著なること愈よ益す解明せられたれば、今後愈よ益す天下の耳目を惹くに至るべきか。
　如上はドープレス氏の音楽治療法に関して研究したる結果なりとす。其所論、単に理屈のみに奔らず、一々之を事実に照して論ずるが故に、一読の価ありと言わざるべからず。
　事実は太古より行われたることなれども、斯の如く理論と事実とに照らして解明したる点より言えば、確かに最新発案として紹介すべき価値ありと信ず。

　これまで概観してきた同記事は、全体をとおして、主として精神疾患への音楽療法について、フランス及びドイツ、イギリスを中心とした各事例が紹

介されていた。その上で筆者が最も強調したのは、上記の結論からも分かるとおり、血液循環と音楽との関連に重きを置き、血液循環の促進が各疾患の治療に役立つと共に、聴神経へも刺激を与えるといった、具現化した神経学的及び生理学的な音楽療法論であったことが窺える。

　以上の検討結果を総体的に鑑みると、明治前期では、東洋医学的思想の枠組みの中で理解されていた、あるいは西洋音楽療法について和漢における予防医学としての音楽と同レベルで扱われていたのに対して、この時期になると、徐々に東洋医学的用語の使用頻度が減り、西洋音楽療法がほぼ純粋な形で翻訳・受容される傾向にある様子が分かる。

第5節　イギリス及びフランス音楽療法論の普及

　1908（明治41）年10月に発刊された『音楽界』第1巻第10号には、著者未詳「精神病と音楽」という題名の記事が掲載されており、内容は以下のとおりである[122]。

　　英国のエツセツクスに在る公立癲狂院にては従来十二歳より二十一歳迄の精神的虚弱なる数多の青年に自立生活の道を教ゆるの目的を以て、種々の商工業の職業を修習せしめたが、左程の効力がなかった。然るに、近頃彼等の間に楽隊を組織させたところ、其進歩著しきのみならず、彼等が精神的健康の回復に向かい、入院当時は到底普通の状態に本復すべき見込がなかった患者ですら、楽隊に加入し、日々奏楽に余念なかったものは忽ち平復して、退院するに至ると言う有様なので、院長も音楽の精神病者に対して頗る治病的効力のあるものであることを覚えり、将来は此手段を以て患者を治療する方針を執ることに決定したと言うことである。

　上記では、イギリスの精神病院での音楽療法について紹介されている。ここでは、明治期におけるほかの記事で多く見受けられる受動的音楽療法ではなく、患者自らが楽隊に加入し、演奏を能動的に行うことにより治療が見込める能動的音楽療法に主眼が置かれている。

　次いで、1909（明治42）年8月発刊の『音楽界』第2巻第8号に掲載された、著者未詳「肺病治療の一新案」という記事内容を見てみたい[123]。

　　歌を唱うと、その影響が肺に及んで、呼吸機病を未発にも防ぎ、又既に罹って居るものをも治療することが出来るという説が、ドクトル、レスリー氏並びにドクトル、ホールスフヲルド氏によって、唱え出された。

122　著者未詳「精神病と音楽」『音楽界』第1巻第10号、1908年、39-40頁。
123　著者未詳「肺病治療の一新案」『音楽界』第2巻第8号、1909年、30頁。

（中略）両氏は、是迄幾多の経験によって、唱歌は特殊の治療法に用いられている。で、先ず次の種類のものに勧めて宜しいと論ずる。

（一）には遺伝的に呼吸気病の系統をもつもの、然らざるも特別に自分のみが胸部に弱点をもち、病的になって居るもので呼吸気病に冒され易き懸念のあるもの。（二）には肺病の極初期で、診音に変化を生じたばかりのもの。（三）には、二よりもいっそう病勢が進んでいるが、まだ急激というには至らず、潰膿などいう現象も呈せぬもの。

右の類である。で此目的を遂げるには、独立してなり。或は既にある音楽学校等の特別附属としてなり。兎に角、公衆用の一の建物を必要とする。斯くてその建物は各病院から適当なる患者として指示されたものを収容し、その用に供することだ。

△唱歌は色々の点で効能あるが、その第一の点は鼻で正しく呼吸することで斯くして肺に入る空気には微菌が居らず、その上又呼吸器の上部を適当に発達させること。第二には胸壁に弾力に富む固有の膨張性を維持させること等だ。必要なる呼吸法というものは、肺は全部を活動させるものでなければならぬので、それには無論肺尖を含んで居る。此肺尖なるものは、既に何人も承知し居る如く、結核は此処から始まるのだ。その理由は疑いもなく、少なくとも普通の場合には、此処の張開が不足であるというに基因するものだ。

△最後には、血液の酸化作用を改善することに効力があるので、唱歌その他肺の呼吸なるものは非常にその力を増進するものだ。歌を唱って肺病を治療するということは兎に角、一寸面白い考で、現時医学者間に問題とせられ居る肺病の治療として先ず一新案であると。

上記の記事では、肺病における音楽療法について紹介されているが、典拠として挙げられている「レスリー」及び「ホールスフヲルド」とは、イギリス人医師の R. M. レスリー R. M. Leslie（19世紀-20世紀）と音楽家の C. ホールスフォード C. Horsford（19世紀-20世紀）である。彼らは、1908年に「肺病への歌唱」という題名で『英国結核雑誌』に論文が掲載されており[124]、同

記事内容は、ほぼ正確に訳し下ろされている。当時、世界的に肺疾患、特に結核は大きな問題となっていた。そこで医者と音楽家が協同で研究を重ねたイギリスでの成果が、その発表のわずか 1 年後に日本に紹介されていることは、明治末期において、このような西洋音楽療法の情報の伝達がかなり敏速になっていたことを示している。

　また、それまでにも歌唱の肺へもたらす効能について翻訳はあったが、そこでは単に歌唱は肺を動かすために、それが肺の強壮に繋がり、健康維持や治療に繋がるといった内容に終始していた。しかし、同記事での主眼は、鼻で正しく呼吸することで肺に入る空気には微菌が居らず、呼吸器の上部を適当に発達させられること、また、胸壁に弾力に富む固有の膨張性を維持させられることである。そして、肺拡張の不足により引き起こされる肺結核の予防としては、肺全体を活動させる肺呼吸を推進するという。さらに、歌唱及び肺呼吸は血液の酸化作用を改善することにも効能を呈すといった、具体的な治療的プロセス及び効能が描かれている。

　このように、同記事で紹介された内容は、音楽関連雑誌であるにも関わらず、かなり具体的に医学的側面が重視されているため、医学関係者が執筆した可能性も否めない。また、その方法論や、症例に留まらず、呼吸器及び循環器と歌唱との関連について生理学的メカニズムを探求しようとする姿勢は、前述した「最新発案　音楽治療法」の記事内容とも相通じる。ただし、「最新発案　音楽治療法」が、どちらかというと血液循環を重視しているのに対し、同記事は肺の機能に注目した論が展開されているという点に違いが認められる。

　続いて、1911（明治 44）年 1 月発刊の『音楽界』第 4 巻第 1 号において掲載されている、著者未詳「音楽で病気を癒した話」という記事にも目を向けてみたい[125]。

124　R. M. Leslie and C. Horsford. "Singing in Its Relation to Pulmonary Consumption," in *British Journal of Tuberculosis*. Vol. 2. No. 1. 1908. pp. 62-63.
125　著者未詳「音楽で病気を癒した話」『音楽界』第 4 巻第 1 号、1911 年、81 頁。

　　　仏国の狂癲病の博士にヴアシヅというがある。それから音楽の人心に
　　与うる感化を研究しているピアノ家にヅウフレーというのがある。二人
　　とも音楽が人間の心意的機関に直接の影響を及ぼす事の大なるを見て、
　　精神病者療法の為めに音楽を応用している。ヴアシヅが病院での実験に
　　よると、第一驚くべき変化を病者の顔の表情の上に及ぼして来る。彼等
　　が音楽を聞いて、其楽かりし時代を想起せしかとも思われる様な愉快な
　　表情を顕して来る。チョッピン、ノクチューンを聴いた十七歳の娘は、
　　自分の幼時を追想し、我を愛せし人の事を想い出し、現在の悪き日を忘
　　れて、ありし昔の幸福なる日に立ち帰ったと言い、又一人の娘は、心の
　　痛みを忘れ、自分に病があるということを全く忘却して了ったと語った
　　という。(後略)

　上記では、フランスの精神疾患に対する音楽聴取の効能について言及され
ており、ここでも医者と音楽家とが協同して音楽療法の研究を行っている様
子が窺える。1900 年前後数年間のイギリス及びフランスでは、短期間なが
ら、こうした医学関係者と音楽関係者による協同の音楽療法の治験のいくつ
かの例が認められる。同記事では、精神疾患を患っている少女が、フレデ
リック・フランソワ・ショパン Frédéric François Chopin（1810-1849）のノク
ターンを聞くことで、幼き頃の幸せな日々や、愛する人々のことをフラッ
シュバックし、治療に繋がったことを紹介している。なお、この音楽による
フラッシュバック効果は、現代の精神病院及び高齢者施設における音楽療法
実践でも回顧を促す際に用いられることが多い。

　このように、明治 40 年に入ると、イギリス及びフランスの音楽療法論の
紹介が積極的に行われるようになっている。

第 6 節　音楽療法効果の測定へ

　次いで、1912（明治 45）年 2 月に発刊された『神経学雑誌』第 11 巻第 2 号に掲載されている、ボルガール著、黒沢良臣訳「興奮及抑鬱状態に対する単純なる音楽刺激の影響に関する研究」という題名の以下の記事を検討してみたい[126]。

　　著者の行える試験は、音楽的刺激、殊に愉快なる旋律が精神病者に快感或いは不快感を惹起するや、又如何なる要約の下に表れるるかを確定せんとしたものである。実験の過程は左の如くである。

　　叡智缺損の著しからざるもの、又は興奮、抑鬱共に高度ならざる者に就いては、右腕の容積曲線、呼吸の曲線を定めて反応を検査した。此際には、レーマン式血圧計及呼吸計を用い、此に強音を発して廻転するキモグラヒオンを連結した。試験中は一言も発しなかった。もっとも試験前に著者は、患者に無害なる実験である事は告げて置いた。

　　試験の成績は下の如くなる。軽度なる抑鬱に際しては、一時性快感反応を呈する。而して之れは抑鬱の度に従って強弱がある。中等度の抑鬱にありては、a 弱き快感を呈するが、不快感が全試験中全く抑制せらるる事はない。b 著名な抗拒反応を呈するものがある。抑鬱の高度なるものにありては、外観上認め得るところでは反応の全く起らぬもの、或いは抗拒反応を呈したもの、或いは不快感の亢進の存したものがある。抑鬱性妄想は音楽によりて、或いは反応なきか、或いは却て不良なる影響を受け、試験が新なる妄想の材料となる事がある。興奮軽度なるものにありては、抑鬱の軽度なるものと同様の快感反応がある。中等度興奮のものでは、音楽によりて僅かなる一時性鎮静を見る事がある。高度の興奮を呈する患者にては、音楽的刺激の影響は高度の抑鬱性患者に於ける

126　ボルガール「興奮及抑鬱状態に対する単純なる音楽刺激の影響に関する研究」『神経学雑誌』第 11 巻第 2 号、1912 年、90-91 頁。

と反応は全く同一である。

　以上の実験に鑑みて、音楽を実地上応用すべきは、軽度なる及び中等度なる抑鬱及び興奮患者に治療的に用い得るにある。但し、注意を要するはいう迄もない。尚、音楽治療は興奮及抑鬱の高度なるものには禁忌である。

上記は、ドイツ人医師ボルガール Borgar（19 世紀-20 世紀）が行った実験結果を紹介するものである。本実験については、ドイツの医学雑誌である『精神医学雑誌』第 15 号に掲載されている[127]。訳者の黒沢は原文の内容を正確に訳しており、原文との違いは見い出せない。同記事では、音楽的刺激の中でも、特に快活な旋律が精神疾患患者に快感あるいは不快感を惹き起すといった神経学的な反応について検討し、血圧及び呼吸により、その反応を見極めるといった明らかなる客観的な測定結果の導き方を紹介している。

　さらに、実験によって明らかとなった軽度・中度・高度の抑鬱患者及び興奮状態を呈する患者における快活な音楽による反応結果から、音楽を治療としての実地上応用すべきは、軽度及び中度の抑鬱患者と興奮患者であると結論付ける。

　同記事における内容は、音楽療法がもたらす効果についての測定実験が、西洋において行われていることが、日本において初めて詳述される資料である。測定とは科学的方法論であるため、この時点で音楽療法が科学の領域に入ったと考えられる。

　科学的見地から考察されたボルガールの論文を紹介した黒沢良臣（1882-1966）は、前述した巣鴨病院の医長、呉秀三のもとで学んだ精神科医であり、呉の退職後、巣鴨病院の後身である松澤病院の医長を務めている。精神医学への専門的な知識があった黒沢であったからこそ、同記事は、神経学的な反応について医学的な内容を省略せず正確に伝えられた。また、それと共に、ここには明治 30 年代に音楽療法実践を推奨した呉の影響が受け継がれてい

127　Borgar. "Studien uber den Einfluss einfacher musikalischer Reize Erregungs und Depressionszust-flunde," in *Journ. f. Psychol. n. Neurol*. Vol. 15. 1910. pp. 1-2.

る様子が顕著にあらわれている。

　このほかにも明治後期には、医学内容を十分に踏まえた上で生理学的及び脳科学・耳鼻咽喉科学的に音楽と身体との関連を検討する事例が複数紹介されている。これらは、治療上の効能にまでは言及していないため、本論において詳細な内容紹介は割愛するが、中でも『音楽界』第 2 巻第 6 号に掲載された「脳の音楽を司る部分」では、歌手の脳波の測定、及び脳の各部位の発達傾向を観察することにより、脳科学的に脳と音楽との影響関係が紹介されている[128]。また、『音楽界』第 3 巻第 2 号に掲載された「音響の生理的性質」や[129]、『音楽界』第 5 巻第 10 号に掲載された「催眠術と音楽」では[130]、生理学的な観点から人体と音及び音響との影響関係について論じられている。さらに、『音楽』第 2 巻第 2 号に掲載された「音声の衛生」では、東京大学耳鼻咽喉科学の初代正教授、岡田和一郎（1864-1938）によって、解剖学及び耳鼻咽喉科学的見地から、発声と衛生との関連について言及されている[131]。

　以上、明治 40 年代においては、主としてドイツ、フランス、イギリスの音楽療法思想が流入されており、それまで主要な位置を占めていたアメリカからの影響は少ないと考えられる。

　音楽療法思想流入の動向がアメリカからその他のヨーロッパ諸国へ移ったことにより、明治後期の日本音楽療法は生理学的、神経学的メカニズム及び実証的な実験に即した音楽療法例の紹介が増加した。それは、アメリカとヨーロッパ諸国での医学形態の違いに端を発す。というのも、経験重視のアメリカ医学は 20 世紀初めまで、基礎医学があまり定着せず、ヨーロッパ的な治療法との違いを強調することで、実践主義的なアメリカ医学の独立を果たそうとしたからである。

　他方、ドイツ、フランス、イギリスなどは生理学的な実験に即した治療を提唱し、病理学などの研究主体で学問としての医学が盛んになっていた。そ

128　著者未詳「脳の音楽を司る部分」『音楽界』第 2 巻第 6 号、1909 年、41 頁。
129　田蹊子「音響の生理的性質」『音楽界』第 3 巻第 2 号、1910 年、20-21 頁。
130　高折美鷹「催眠術と音楽」『音楽界』第 5 巻第 10 号、1912 年、20-23 頁。
131　岡田和一郎「音声の衛生」『音楽』第 2 巻第 2 号、1911 年、4-14 頁。

して、その姿勢が音楽を用いた治療にも相通じ、測定の導入などに繋がっていくこととなる[132]。その基礎医学に基づいた医学思想を、日本は明治期から積極的に導入することになり、特に明治後期は医学関係者により音楽療法思想が言及されることが増えてきた。そのため、こうしたアメリカ医学及び音楽療法との解離が見られるようになったと考えられる。

明治 40 年代には、肺や脳などの各器官に対する音楽の効能についてもさらに詳細な紹介が認められるものの、明治 30 年代と同様、そこでは精神疾患への音楽療法の紹介が多くを占めている。また、それらの音楽療法論を翻訳する際、伝統的東洋医学と西洋音楽療法思想を折衷する姿勢はここでも明らかに弱まっているといえよう。

さらに、西洋音楽療法論を紹介する上で重視されていたのは、単なる音楽の効能面を強調する内容ではなく、実践を見据えた、行程や内容においてより具体化された音楽療法例であると共に、内臓器官のみならず、神経や組織にまで目を向けた医学的メカニズムに焦点を当てた内容に転じている。

では、明治後期の音楽療法思想の影響は、その後どのように展開されるのであろうか。そのことを検討するため、著者は大正期の雑誌及び新聞記事に見られる音楽療法論及び音楽効能説を調査してみた[133]。その結果、関連するものとして新聞 1 記事、雑誌 6 記事が見つかった[134]。

上記の記事は、音楽関係者によるものが比較的多く、そこでは運動としての音楽の効能に言及される傾向が見受けられる。その中で、三田谷啓（1881-1905）や榊保三郎といった、巣鴨病院において呉の影響を受けた医学関係者によって東京以外の地方都市で行われ音楽療法実践についての報告も認められる。さらに、巣鴨病院の後身である松澤病院でも、能動的音楽療法及び受動的音楽療法が継続して行われており、そこには明治期より更なる発展的要素が含まれていることを本書第 3 章第 2 節第 3 項において既に指摘し

132　Ronald L. Numbers and John Harley Warner. "The Muturation of American Medical Science," in *Sickness and Health in America*. Madison WI: University of Wisconsin Press, 1985. pp. 113-125.

133　大正期における記事に関しては、明治期の音楽療法論について調査したと同様の雑誌及び新聞のうち、大正期にも継続して刊行されているものを対象として調査を行った。

た[135]。これらのことから、大正期以降も理論の紹介と並び、実質的な音楽療法の実践が行われていたことは明らかである。

結び

　第 3 章では、明治後期における音楽療法思想について検討した。明治後期に出版された書籍、雑誌及び新聞記事に見られる、音楽の効能及び音楽療法の関連記事を分析した結果、西洋音楽療法の諸理論受容の担い手は、音楽関係者から医学関係者に移って行った様子が明らかとなった。また、明治前期には和漢洋折衷の音楽療法論が展開されていたのに対し、明治後期では、西洋の音楽療法論が東洋思想への変換なく原形のまま受容されるようになる。その結果、生理学的及び神経学的メカニズムに着目した音楽療法論及び音楽効能説の事例が数多く紹介されるようになった。そして、この傾向を加速させたのは、ヨーロッパで西洋の精神医療を直接学んだ呉秀三の東京府巣鴨病院における音楽療法実践である。

　呉は、主としてドイツで行われていた作業療法の一環としての能動的音楽療法と、精神医療の人道主義的見地から行われていた慰楽としての受動的音楽療法を受容し、自身が医長を務める巣鴨病院において実践した。ただし、

134　山本正夫「音楽の力」『音楽界』第 178 号、1916 年、66-67 頁。
　　著者未詳「負傷者の治療に音楽」『音楽界』第 178 号、1916 年、67-68 頁。(『萬朝報』からの
　　　転載)
　　著者未詳「音楽で肺病が癒える」『音楽界』第 178 号、1916 年、68 頁。(『中央新聞』からの転
　　　載)
　　三田谷啓「衛生上より見たる唱歌の価値」『音楽界』第 180 号、1916 年、9-10 頁。
　　小酒井光次「音楽と治療」『治療及処方』第 2 巻第 11 冊第 23 号、1921 年、1267-1268 頁。
　　中村久栄子「大声で歌を歌うと身体が健康になる」『読売新聞』1923 年、10 月 10 日、3 面。
　　小泉洽「シャリアピン及び音楽治療」『音楽界』第 256 号、1923 年、30-33 頁。
　　なお、三田谷による記事の 2 年後には、『音楽界』第 196 号において原田彦四郎が著わした
　　「神経衰弱に対する音楽的療法」という記事がある。しかし、同記事の内容は、題名から推察
　　する内容に反し、精神衰弱に悩む音楽家に対して、運動や食事療法などによる治療を勧めるも
　　のであった。したがって、音楽療法に関する記事として採用しないものとする。これに関して
　　は、以下の文献を参照のこと。
　　原田彦四郎「神経衰弱に対する音楽的療法」『音楽界』第 196 号、1918 年、47-48 頁。
135　これに関しては本書第 3 章第 2 節第 3 項 187-195 頁を参照のこと。

そこで用いられる音楽に関しては、西洋音楽療法を模倣するだけではなく、三味線や琴など和楽器を用いるほか、浄瑠璃や浪花節を聞くことを推奨していることからも、やはり、当時の文化土壌や治療対象者の趣味嗜好に合わせた音楽が用いられていたといえよう。つまり、呉の場合も日本独自の音楽療法思想からの完全な断絶は認められない。

　また、明治40年代においては、実験に即した治療を提唱し、病理学などの臨床研究を重んじるドイツ、フランス、イギリスの医学及び音楽療法思想が主流となり、それまで主要な位置を占めていた実践主義的なアメリカ音楽療法論からの影響は減少した。それに伴い、明治後期の日本音楽療法は生理学的、神経学的メカニズム及び実証的な実験に即した音楽療法例の紹介が増加すると共に、これが測定の導入にも繋がっていくことを明らかにした。

結　　論

　本書では、江戸期・明治期における日本音楽療法思想の変遷過程及び独自性を、江戸期の養生論と明治期西洋医学受容との関係の中で解明しようとした。各章の考察の結果、導き出された結論は以下のとおりである。

　第1章では、江戸期養生論における音楽効能説について検討した。江戸期に出版された養生書を網羅的に調査した結果、貝原益軒『養生訓』、芝田祐祥『人養問答』、八隅景山『養生一言草』、鈴木朖『養生要論』では、明確に健康促進・維持のために音楽が心身に与える効能に言及していることが明らかとなり、そこでは中国古典を基盤とする養生思想の中に音楽が予防医学として用いられていたとの位置づけに至った。

　また、江戸期、とりわけ益軒の音楽効能説では、日本の土壌に根付いた音楽を用いつつ、能動的な詠歌舞踏に焦点が当てられていた。そして、詠歌舞踏の持つ心身双方への働きかけが「気血」を養い、それが養生に繋がるといった能動的な音楽活動の効能が強調されていたことを解明した。なお、同時代のイギリスで展開されていた音楽療法論との比較の結果、イギリスでは音楽による身体への影響に重きが置かれていたのに対して、江戸期日本の養生論においては、音楽の「楽」の要素を重視し、音楽が心に働きかける効能を特に重んじるという特徴があるということが明らかとなった。一方、江戸末期においては、わずかながら西洋の音楽療法の紹介が蘭学の著作に見られる。それと共に、蘭学からの影響を受けて、音楽が内臓器官などの身体面に与える効能にも注目が及ぶようになったことを解明した。

　第2章では、1891（明治24）年以前の明治前期における音楽療法思想について考察した。同章では、まず明治期に刊行された養生書と衛生書のほか、明治前期に刊行された書籍及び雑誌・新聞記事の調査を行った。その結果、音楽療法論や音楽効能説に関する複数の著述を特定することができた。それ

らの内容分析を行ったところ、明治前期は、主として精神に対する効能に主眼が置かれ、主に音楽関係者によって和漢洋の音楽療法論及び音楽効能説が無差別に紹介される様子が認められた。また、明治前期の初めには、江戸期の影響を受けて能動的音楽療法に関する記述が中心であったが、徐々に音楽聴取による効能を見込む受動的音楽療法に傾倒していく。中でも、東京音楽学校存廃論争をきっかけとして著わされた神津仙三郎『音楽利害』「巻之三　音楽の衛生に関する事」では、和書・漢籍・洋書から引用した受動的な音楽療法例や音楽の効能に関する例が多数紹介されている。それに対して、音楽療法例に関しては、神津の留学時に出会った西洋音楽療法関連史料からの引用が多かった。しかし、神津は西洋音楽療法をそのまま受容していたのではなく、西洋側史料の豊富な治療例の中に、江戸期にも重視されていた音楽と「気」との影響関係を治療原理に据えながら、和漢洋折衷の音楽療法論を展開していた。また、西洋音楽への言及と共に、治療としては患者に馴染みのある音楽が推奨されるなど、音楽選択に関しては、当時の文化土壌に着目した論が展開されていた。

　第3章では、1891（明治24）年の『音楽利害』刊行以降の明治後期における音楽療法思想について検討した。明治後期に刊行された書籍や雑誌・新聞記事を調査した結果、明治前期よりもさらに多くの記述があることが判明した。それらの内容を分析した結果、明治後期においては、組織単位で行われる音楽療法実践に目が向けられるほか、音楽療法論の受容の担い手が音楽関係者から医学関係者に移って行った様子が明らかとなった。その傾向を加速させたのは、西洋の精神医療を直接学んだ呉秀三による東京府巣鴨病院での実践である。同章では、巣鴨病院関連史料及び呉の著作の分析をもとに、能動的音楽療法と受動的音楽療法の双方が精神医療の一環として行われていたことを実証した。ただし、その実践では、西洋音楽療法が模倣されるだけではなく、和楽器を用いるほか、浄瑠璃や浪花節の聴取が推奨されるなど、明治後期においてもやはり当時の文化土壌や治療対象者の趣味嗜好に合わせた音楽が用いられていた。

　また、明治40年代においては実験に即した治療を提唱し、病理学などの

臨床研究を重んじるドイツ、フランス、イギリスの医学及び音楽療法思想が主流となり、それまで主要な位置を占めていた実践主義的なアメリカの音楽療法論からの影響は減少していく。それに伴い、明治後期の日本音楽療法は生理学的、神経学的メカニズム及び実証的な実験に即した音楽療法例の紹介が増加すると共に、科学的測定の導入にも繋がっていくことを明らかにした。

　このような変遷過程のもと、江戸期及び明治期音楽療法においては、主として精神面への音楽の効能を重んじる様相が一貫して見られる。この点は、精神面のみならず古くから、循環器系疾患、呼吸器系疾患、疼痛への治療など、身体面への療法的効果も重視する西洋音楽療法の傾向とは、異なる特徴を見せている。

　さて、本書の各章で中心的に検討した益軒・神津・呉は、儒学者・音楽行政官・精神科医といったそれぞれの肩書きを持ち、異なった思想的背景のもとで活躍した人物である。しかし、彼らもまた、共通して音楽による精神への効能を重視する思想が認められ、益軒と神津は著作によって、そして呉は実践を通じて、その姿勢を顕著に示した。この点において、時代や専門分野の垣根を越え、日本音楽療法思想史における基盤形成を担った人物として、3名の接合性を見いだすことができる。

　では、さらに一歩踏み込み、具体的に益軒・神津・呉の音楽効能説及び音楽療法論の共通点とは、如何なるものであろうか。これは言い換えれば、基盤形成期の日本音楽療法に通底する思想が一体何であったのか、という問いにも繋がっていく。

　まず、益軒と神津を比較してみると、両者が治療に有効と考えた具体的な音楽の種類はもとより、能動的あるいは受動的に用いる音楽の使用方法も両者間では差異が認められる。しかしながら、音楽の持つ精神面への影響を強調し、体内の「気」と音楽との影響関係に主軸を置いた治療原理を展開するという部分では、共通点が見られる。

　他方、呉に関しても、精神疾患患者の治療に音楽療法を導入したことからも明らかであるように、益軒や神津と同様、音楽の持つ精神面への治療効果を熟知し、強調している。その中で、呉は留学時の見聞に基づき、能動的音

楽療法と受動的音楽療法の実践を、自身が医長を務める巣鴨病院で定着させた。ただし、呉の音楽療法論には、益軒と神津が重視した東洋的身体観に由来する「気」へのまなざしは見当たらず、音楽効能説及び音楽療法論における「気」を重視した治療原理という括りでは、3者をまとめて語ることは困難である。では、益軒が重視した「楽」思想から3者間の接合性を見いだすことはできないであろうか。

　神津は、『音楽利害』「巻之三　音楽の衛生に関すること」の導入部分において、音楽は悲嘆や苦痛を慰め、安楽を得るのに貢献するが故に、音楽の使用が人生の喜びや幸福に繋がっていくといった内容を記している[1]。音楽と衛生について論じられた同巻の内容に鑑みると、ここで神津が暗に示している「人生の喜びや幸福」とは、音楽による治療や癒しを指すものと考えられる。つまり、音楽によって精神の安楽を得ることが、治療に繋がっていくという神津の考え方は、音楽の「楽」により健康維持・促進を図る益軒の音楽効能説と相通じる思想といえよう。

　さらに、神津は『音楽利害』全体の冒頭部分で、孟子の礼楽思想を引用しながら「楽は孝の本なり」と論じ、自身の儒教思想への着眼を顕著に示す[2]。神津が示した「孝」とは、益軒の養生観にも深く通じており[3]、神津は「楽」が儒教の求める「孝」の徳の実践にあたるとする。そして、『音楽利害』の別名として添えられた題名は、正に「楽道修身論」であった。「楽道」とは、神津が『音楽利害』冒頭で触れている孟子の論ずるところであり、その意味は、人間として行うべき道を、楽しみつつ歩むということである。神津は、あえて「音楽」という用語ではなく「楽」を使用することで、ここでも儒教思想への傾倒を表出し、「楽」の要素をもって身を修める、つまり音楽療法論に限れば、音楽の包含する「楽」の要素でもって治療を行い、そして健康

1　神津仙三郎『音楽利害』巻之三、1頁。
　　なお、神津は「安楽」の他に「快楽」という用語についても、同巻で多用している。
2　儒教思想への着眼と強調は神津に限ったものではなく、当時の音楽取調掛による国楽創成においても、礼楽が非常に重んじられていた。
3　これに関しては本書第1章第3節44頁を参照のこと。

を修めるといった姿勢を示している[4]。

　一方、呉はどのような音楽観を持っていたのであろうか。呉も 1887（明治 20）年頃に著わした直筆雑記の中で、「（音楽によって）感情は、爽快にして楽しみ、奏し歌うと共に回復し、感情移り易い」と音楽の持つ「楽」の要素について既に留学前に言及している[5]。呉の場合は、その素地に加え、留学先で目の当たりにしたドイツのアルトシェルビッツ精神病院や、フランスのサルペトリエール病院で歓楽のために行われていた定期的な音楽鑑賞への感銘によって[6]、音楽の「楽」要素への思想がより強固なものとなったと考えられる。これらの背景の下で、呉は実際の音楽療法実践で用いられる音楽について、比較的快活で楽しい要素のあるものを推奨すると言及するに至っている[7]。また、巣鴨病院での音楽療法実践開始時にも、呉は音楽が「快楽」をもたらすことに言及し、この効果が治療に繋がると論じる。

　一般的に、音楽とはその他の芸術分野と同様に、喜怒哀楽の「楽」のほか、怒りや驚嘆、哀悼、傷みの表出など、あらゆる感情や性質を包摂し得る表現芸術・再現芸術である。したがって、古くから西洋諸国では、患者の精神状態を考慮しながら、楽しい要素の音楽以外にも、音楽が包含する様々な感情や性質を用いて治療的効果が探られてきた[8]。その姿勢は、例えば本書第 1

4　神津仙三郎の音楽観の根幹には儒教思想（「楽」思想）が重視されている。しかしながら、「衛生に関すること」のみに目を向けると、音楽の「楽」要素のほかに、患者の精神に合わせた閑静あるいは悲哀にみちた音楽を使用するという記述が僅かながら見られる。ここには、東京音楽学校存廃問題を受け、音楽の利益を広く伝える目的で『音楽利害』を執筆した神津が、多少の矛盾には目をつむりつつ、最大の目的である東京音楽学校存続の理にかなった議論を積極的に組み込もうとした 1 つの戦略性を見て取ることができる。

5　呉秀三『直筆雑記綴』。（未刊資料　東京大学医学図書館所蔵）

6　呉秀三「癲狂村（精神病者の作業療法に就きて）」岡田靖雄編『呉秀三著作集―第二巻精神病学篇』思文閣出版、1982 年、50-51 頁。
　橋本明「松沢とアルト・シェルビッツ―日独の精神病院プロジェクトの比較研究―」『精神医学史研究』第 15 巻第 112 号、2011 年、81-95 頁。

7　呉秀三『精神療法』青山胤通他編撰『日本内科全書』第 2 巻第 3 冊、吐鳳堂、1916 年、72 頁。

8　例えば、既に古代ギリシアのピュタゴラス（前 6 世紀）、アリストテレス（前 5 世紀）、エンペドクレス（前 5 世紀）、クレイニアス（前 5 世紀）なども、患者の陥っている状態を考慮し、同質、あるいは異質の「鎮静的」「狂乱的」性質を有する楽器や旋法を用いて、音楽療法を行っていた。
　光平有希「楽器を用いた古代ギリシアの音楽療法」公益信託松尾金蔵記念奨学基金編『明日へ翔ぶ 2―人文社会学の新視点―』風間書房、2011 年、185-202 頁。

章で概観したリチャード・ブラウンでも同様に見られるほか、神津や呉が留学した 19 世紀後半から 20 世紀前半の西洋諸国でも顕著に窺える。

　しかしながら、益軒をはじめとして、儒学を修め、その後に洋学を学んだ神津や、蘭学の家に育ちながらも、幼き頃から漢学にも励み、東洋の思想知識も重視した呉が展開した音楽療法論・音楽療法実践では、少なからず東洋的な「楽」思想が通底しており、精神的側面に対して音楽の持つ「楽」を重視する考え方こそが、益軒を含む 3 者を接合する鍵、つまり、基盤形成期の日本音楽療法に通底する思想であったと考えることができる。

　そして最後に、序論において掲げた音楽療法思想における近代と前近代との連続性、非連続性の問題に対する答えについても考えてみたい。明治期日本における西洋音楽療法の受容過程においては、音楽と「気」との影響関係を治療原理に据えることや、精神面に働きかける音楽の効能を重視するといった江戸期から存在していた音楽療法思想が初めから完全に断絶されたのではなく、日本独自の特徴を残しつつ、西洋音楽療法が徐々に受容されてきたことが明らかとなった。これにより、これまでの音楽史、美術史、医学史、思想史などの様々な分野における、近代と前近代の文化や科学は途切れることなく、連続的に発展してきたという先学の研究成果を音楽療法の分野においても裏付けることとなった。

　本書全体を俯瞰してみると、序論で述べたように、これまで日本における音楽療法の幕開けは、戦後 1950 年代後半、アメリカなどの西洋音楽療法を模倣することから始まったとの認識が主流を占めてきた。しかし、本書の各章で分析した音楽療法の事例からも分かるとおり、既に近代以前から日本においても音楽療法思想が存在していたことは明らかである。確かに、蜂矢英彦『音楽療法』（1958 年）や山松質文『ミュージックセラピー』（1966 年）など、昭和後期には音楽療法関連著作が多数刊行された。それにより、音楽療法の一般的認知が進み、その後には学会も組織され、この時期の発展が現在の音楽療法分野の確立にも繋がっていったことは否めない。しかしながら、日本における音楽療法は、戦後、アメリカを中心とした西洋諸国の音楽療法

論の受容により突如始まったのではなく、江戸期から蓄積されてきた日本音楽療法思想の土壌上に付加され、発展しているものであるということも明らかとなった。

［リストⅠ：江戸期に刊行された養生書］

本リストは、調査を行った江戸期刊行の養生書をリスト化し、音楽に関する記述のある著作については、書誌の左端に「〇」を附している[1]。

〇『延寿撮要』 今大路玄朔、慶長 4 年（1599 年）

　『いさめ草』 著者未詳、寛永 3 年（1626 年）

　『福斎物語』 著者未詳、寛永 20 年（1643 年）

　『養生俗解集』 著者未詳、出版年不詳

　『勅撰養生録』 山脇道作、正保 5 年（1648 年）

　『延寿養生論』 曲直瀬玄朔、万治 3 年（1660 年）

　『修養編』 野間三竹、寛文 2 年（1662 年）

　『寿養叢書』 久保元叔、寛文 9 年（1669 年）

　『養生月覧』 曲直瀬玄朔、寛文 13 年（1673 年）

　『歌養生』 中山仙菴、延宝 6 年（1678 年）

　『養寿録』 山脇玄心、延宝 6 年（1678 年）

　『養生簡便録』 立野了木、延宝 9 年（1681 年）

　『医世物語』 雲居斎、延宝 9 年（1681 年）

　『養生主論』 名古屋玄医、天和 3 年（1683 年）

〇『いなご草』 稲生恒軒、元禄 3 年（1690 年）

〇『古今養生録』 竹中通庵、元禄 5 年（1692 年）

〇『通仙延寿心法』 著者未詳、元禄 8 年（1695 年）

　『本朝食鑑』 平野必大、元禄 10 年（1697 年）

〇『養生訓』 貝原益軒、正徳 3 年（1713 年）

〇『人養問答』 芝田祐祥、正徳 5 年（1715 年）

　『老人養草』 香月牛山、正徳 6 年（1716 年）

　『夢寝の説』 跡部光海、享保 8 年（1723 年）

　『夜光珠』 原省菴、享保 13 年（1728 年）

1　本リストは、筆者が本研究遂行にあたり、現段階において調査した養生書を対象にリスト化したものであり、これが全ての限りではない。

『福寿太平記』大旦種尚、享保 14 年（1729 年）

『酒説養生論』守部正稽、享保 14 年（1729 年）

『養生俗解集』松尾道益、享保 16 年（1731 年）

『長命養生訓』香月牛山、享保 16 年（1731 年）

『養生雑話』著者未詳、享保 16 年（1731 年）

『養生要歌』多田悠、宝暦 3 年（1753 年）

『養要論』加藤見益、宝暦 4 年（1754 年）

『夜船閑話』原白隠、宝暦 7 年（1757 年）

『医者談義』異徳斎、宝暦 9 年（1759 年）

『籠の底』幡玄春、明和 5 年（1768 年）

『養生嚢』小川顕道、安永 2 年（1773 年）

『民家養生訓』小川顕道、安永 2 年（1773 年）

『保寿論』畑黄山、安永 5 年（1776 年）

『仙家一家術』大蔵高正、安永 7 年（1778 年）

『養生訓』三浦梅園、寛政元年（1789 年）

『延寿類要』竹田公豊、寛政 5 年（1793 年）

『物覚伝授』丹陽竹水、寛政 6 年（1794 年）

『養生和歌』多紀安元、寛政 6 年（1794 年）

『長生艸』山崎不言、寛政 6 年（1794 年）

『百世養草』圓田得、寛政 7 年（1795 年）

『秘伝衛生論』井子承、寛政 7 年（1795 年）

『秘伝長寿法』井子承、寛政 9 年（1797 年）

『古気奴都延』山口雅楽、寛政 10 年（1798 年）

『養生談』谷了閑、享和元年（1801 年）

『郷里急救方』著者未詳、享和元年（1801 年）

○『寝ぬ夜の夢』柳井三碩、享和 2 年（1802 年）

○『旅行用人集』八隅景山、文化 7 年（1810 年）

『養生録』浅井南皐、文化 9 年（1812 年）

『勧善懲悪手引草』増上寺蓮池宝珠院、文化 11 年（1814 年）

『秋山集』秋山観光、文化 12 年（1815 年）

○『姪事養生解』高井伴寛、文化 12 年（1815 年）

『延寿養生論』曲直瀬玄朔、文化 13 年［改訂］（1816 年）

『求寿論』中川其徳、文化 14 年（1817 年）

○『生々堂養生論』中神琴渓、文化 14 年（1817 年）

『老婆心書』羽左間芝瓢、文化 14 年（1817 年）

『長生養生法』著者未詳、文化 14 年（1817 年）

『養生録』和気惟享、文化 14 年（1817 年）

『養性談』安田松亭、文化 15 年（1818 年）

『病家心得艸』藤井玄芝、文政元年（1818 年）

『養生全訓留飲論』樋山資承、文政 3 年（1820 年）

『延寿養生談』谷了閑、文政 3 年（1820 年）

○『長命衛生論』本井子承、文政 6 年（1823 年）

『田子養生』田中楽山、文政 9 年（1826 年）

『養生論』久保謙亭、文政 9 年（1826 年）

『衣食訓』明道聞書、文政 10 年（1827 年）

『俗家重宝集』著者未詳、文政 10 年（1827 年）

『蘭説養生録』岡研介・高野長英訳、文政 10 年（1827 年）

『養生随筆』河合元碩、文政 10 年（1827 年）

『養生一家春』白瀬養中、文政 13 年（1830 年）

○『養生一言草』八隅景山、天保 2 年（1831 年）

『養生主論』松本遊斎、天保 3 年（1832 年）

『道三翁養生物語』著者未詳、天保 3 年（1832 年）

○『養生要論』鈴木朖、天保 5 年（1834 年）

○『養生訣』平野元良、天保 6 年（1835 年）

『養風消息』杏隠居士、天保 6 年（1835 年）

『避疫要法』高野長英、天保 7 年（1836 年）

『無病長命福貴伝』北山飽道、天保 8 年（1837 年）

○『攝養茶話』伊東如雷、天保 8 年（1837 年）

『坊淫編』多治恭理、天保 12 年（1841 年）

○『能毒養生辨』三雲、天保 12 年（1841 年）

○『養生辨』水野義尚、天保 12 年（1841 年）

『朱雀経験養生弁』水野沢斎、天保 13 年（1842 年）

○『簡易養生記』沼義信、天保 14 年（1843 年）

　『通族病考』朝比奈雷太郎、天保 15 年（1844 年）

　『丙年明辨』楓川、弘化 2 年（1845 年）

　『養老功備』小沢正時、弘化 3 年（1846 年）

　『養生新話』山下玄門、嘉永 3 年（1850 年）

　『無病長寿伝』斎藤彦磨、嘉永 6 年（1853 年）

　『万民心之鑑』築田茂睡、嘉永 7 年（1854 年）

　『知幾約言』平野元良、安政元年（1854 年）

　『玉の卯槌』平野元良、安政元年（1854 年）

　『衛生攬要』松本元泰、安政元年（1854 年）

　『済生一方』小野寺淳訳、安政 3 年（1856 年）

　『胡地養生考』岩谷省達、安政 3 年（1856 年）

　『秘法日用養生訓』上兼養明、安政 4 年（1857 年）

　『養生手引草』山東京山、安政 5 年（1858 年）

　『小夜時雨』源未茂、安政 7 年（1860 年）

　『扶歇蘭度　延今眞訣』訳者未詳、文久元年（1861 年）

　『養生はなし』八隅景山、出版年不詳

　『健全学』杉田玄端訳、文久 3 年（1863 年）

　『養生法』松本良順、元治元年（1864 年）

　『扶氏長生法』辻恕介訳、慶応 3 年（1867 年）

［リストII：明治期に刊行された養生書・衛生書］

本リストは、調査を行った明治期刊行の養生書・衛生書をリスト化し、音楽に関する記述のある著作については、「○」、音楽の効能に関する記述のある著作については「◎」を書誌の左端に附している[2]。

『養生新論』末頗會児・鈴木良輔訳、明治5年（1872年）
『啓蒙養生訓』土岐頼徳編、明治5年（1872年）
『衛生新論』緒方惟準著、明治5年（1872年）
『西洋養生論』横瀬文彦・阿部弘國訳、明治6年（1873年）
『養生手引草』佐野諒元訳、明治6年（1873年）
『民家日用養生新論』江守敬壽・大川渉吉編、明治7年（1874年）
『養生心得草』冷泉豊亮編、明治7年（1874年）
『四民須知養生心得』マルチンダル著・小林義直訳、明治8年（1875年）
『養生のすすめ』浦谷義春著、明治9年（1876年）
『民間四季養生心得』太田雄寧箸、明治10年（1877年）
『養生須知』渋谷良次・吉雄敦抄訳、明治11年（1878年）
『養生談』齋藤隆哉編、明治11年（1878年）
『小学口授養生談』天野皎著、明治11年（1878年）
○『養生訓蒙』神戸文哉編、明治11年（1878年）
『養生終身録』水野南北著、明治11年（1878年）
『衛生新報』川村秀三著、明治11年（1878年）
『小学口授養生談』久保吉人編、明治12年（1879年）
『養生浅説釋解』三田利徳編、明治12年（1879年）
『養生抄言』藤田利勝編、明治12年（1879年）
『養生訓蒙』山崎慎一編、明治12年（1879年）
◎『通俗養生訓蒙』安田敬斉著、明治13年（1880年）
『民間養生説約』村山義行著、明治13年（1880年）

2　本リストは、筆者が本研究遂行にあたり、現段階において調査した養生書・衛生書を対象にリスト化したものであり、これが全ての限りではない。

　『衛生手函』岸田吟香編、明治 23 年（1890 年）

　『民間衛生法』内藤直之編、明治 23 年（1890 年）

　『衛星談』松本公甫著、明治 23 年（1890 年）

　『一夕養生談』紅杏華館主人著、明治 24 年（1891 年）

○『育児談』足立寛著、明治 24 年（1891 年）

　『普通衛生学』坪井次郎著、明治 24 年（1891 年）

　『新纂衛生学』ヒルト著・高阪駒三郎訳、明治 24 年（1891 年）

◎『天寿成敗』フフェランド著・岡田衆輔訳、明治 24 年（1891 年）

　『養生新論』伊東重著、明治 25 年（1892 年）

　『衛生手引草』森友道著、明治 26 年（1893 年）

　『養生新論』著者未詳、明治 27 年（1894 年）

　『衛生学綱目』川原汎編訳、明治 27 年（1894 年）

　『四民須知実用衛生学』登坂林平著、明治 27 年（1894 年）

　『衛生学講本』ゲルドネル著・柴田訳補、明治 28 年（1895 年）

　『養生証言』小川精一郎編、明治 29 年（1896 年）

　『普通衛生新書』独逸帝国衛生院編・中浜東一郎訳補、明治 29 年（1896
年）

　『衛生新篇』森林太郎・小池正直撰、明治 29 年（1896 年）

　『養生哲学』伊東重著、明治 30 年（1897 年）

　『養生新論』伊東重著、明治 30 年（1897 年）

　『斗室法語養生辨』済門敬沖著、明治 30 年（1897 年）

○『通俗小児衛生学』小林信義著、明治 36 年（1903 年）

◎『女子の衛生』下田歌子著、明治 39 年（1906 年）

◎『養生新論』細川潤次郎著、明治 43 年（1910 年）

［リスト III：明治後期の新聞・雑誌などに見られる音楽効能説及び音楽療法論］

本リストは、調査を行った明治後期刊行の書籍、雑誌及び新聞記事のうち、音楽効能説及び音楽療法論に関する記事をリスト化したものである。音楽の効能に関する記事には「○」、音楽療法に関する記事には「◎」を書誌の左端に附している[3]。

○「医学会員の音楽校参観」著者未詳『音楽雑誌』第 31 号、明治 26 年（1893 年）

◎「音楽と医療との関係」著者未詳『音楽雑誌』第 32 号、明治 26 年（1893 年）

◎「音楽と医療との関係」著者未詳『国民之友』第 188 号、明治 26 年（1893 年）

◎「音楽と病との関係」著者未詳『婦人衛生雑誌』第 44 号、明治 26 年（1893 年）

○「人間と音楽の関係を諭す併せて当局者に望む」関多吉著『音楽雑誌』第 35 号、明治 26 年（1893 年）

○「荻生徂徠の音楽談」著者未詳『音楽雑誌』第 42 号、明治 27 年（1894 年）

◎「音楽と疾病。」著者未詳『教育報知』第 544 号、明治 30 年（1897 年）

○「音楽の飲食に於ける影響」著者未詳『朝日新聞』、明治 35 年（1902 年）

◎「病院に於ける音楽」著者未詳『東京市養育院月報』第 14 巻、明治 35 年（1902 年）

◎「瘋癲と音楽」著者未詳『読売新聞』、明治 35 年（1902 年）

◎「瘋癲者に音楽を試む」著者未詳『読売新聞』、明治 35 年（1902 年）

◎「瘋癲者に音楽を試む（昨紙第三面のつづき）」著者未詳『読売新聞』、明治 35 年（1902 年）

◎「瘋癲者に音楽を試む（つづき）」著者未詳『読売新聞』、明治 35 年（1902 年）

◎「雑報」著者未詳『神経学雑誌』第 1 巻第 1 号、明治 35 年（1902 年）

◎「音楽は御薬也（上）」酒井勝軍『衛生新報』第 3 号、明治 38 年（1905 年）

○「音楽は御薬也（下）」酒井勝軍『衛生新報』第 4 号、明治 38 年（1905 年）

◎「音楽療法」山崎恒吉『音楽と其趣味』明治 39 年（1906 年）

◎「精神病と音楽」著者未詳『朝日新聞』、明治 40 年（1907 年）

3　本リストは、筆者が本研究遂行にあたり、現段階において調査した明治後期の新聞・音楽関連雑誌・医学関連雑誌などに見られる音楽効能説及び音楽療法論の有無を記したリストであり、これが全ての限りではない。

○「音楽の効用」成瀬正弘編『西洋古今名訓逸話集』明治40年（1907年）

◎「精神病者と音楽」著者未詳『読売新聞』、明治40年（1907年）

◎「最新発案　音楽治療法（一）」ドープレス氏立案、こしのみね翻案『修養慰安　心の友』第3巻第5号、明治40年（1907年）

◎「最新発案　音楽治療法（二）」ドープレス氏立案、こしのみね翻案『修養慰安　心の友』第3巻第6号、明治40年（1907年）

◎「最新発案　音楽治療法（三）」ドープレス氏立案、こしのみね翻案『修養慰安　心の友』第3巻第7号、明治40年（1907年）

◎「最新発案　音楽治療法（特に夫人に奇功あり）」ドープレス氏立案、こしのみね翻案『読売新聞』、明治40年（1907年）

◎「精神病と音楽」著者未詳『音楽界』第1巻第10号、明治41年（1908年）

◎「肺病治療の一新案」著者未詳『音楽界』第2巻第8号、明治42年（1909年）

◎「音楽で病気を癒した話」著者未詳『音楽界』第4巻第1号、明治44年（1911年）

◎「興奮及抑鬱状態に対する単純なる音楽刺激の影響に関する研究」ボルガール著、黒沢良臣抄訳『神経学雑誌』第11巻第2号、明治45年（1912年）

参考文献

Atlee, Edwin Augustus. *An inaugural essay on the influence of music in the cure of diseases.* Pennsylvania: University of Pennsylvania, 1804. 19p.

Aurelianus, Caelius. *Tardarum passionum* libri V. Vol. II. Edited by G. Bendz and Translated by I. Pape. Berlin: Akademie Verlag Gmb H, 1993. pp. 866-867.

Babb, Lawrence. "The Cave of Spleen," in *The Review of English Studies.* Vol. 12. 1936. pp. 165-176.

Blackman, J. G. "Music and Medicine," in *Medical magazine.* Vol. 1. 1892. pp. 628-637.

Borgar. "Studien uber den Einfluss einfacher musikalischer Reize Erregungs und Depressions-zustflunde," in *Journ. f. Psychol. n.Neurol.* Vol. 15. 1910. pp. 1-2.

Bourdelot, P. *Histoire de la musique, et de ses effets: depuis son origine jusqu'à présent: et en quoi consiste sa beauté.* Amsterdam: Chez Charles Le Cene, 1725. 487p.

Brocklesby, Richard. *Reflections on Ancient and Modern Musick, with the Application to the Cure of Diseases.* London: M. Cooper, 1749. 84p.

Browne, Richard. *Medicina musica: or, A Mechanical Essay on the Effects of Singing, Musick, and Dancing, on Human Bodies. Revis' d and Corrected. To which is annex' d, a New Essay on the Nature and Cure of the Spleen and Vapours.* London: John Cooke, 1729. 125p.

Brückmann. "Ueber eine merkwürdge Nervenkrankheit [Welche durch Musik geheilt wurde]," in *Archiv für medizinische Erfahrung.* Vol. 21. 1811. pp. 8-10.

Burney, Charles. *A General History of Music, from the Earliest Ages to the Present Period. To which is Prefixed, a Dissertation on the Music of the Ancients.* Vol. 1. London: Charles Burney, 1776. pp. 184-185.

Burton, Robert. *The Anatomy of Melancholy.* Oxford: John Lichfield, 1621. 876p.

Capella, Martianus. *De nuptiis Philologiae et Mercurii.* Vol. IX. In M. Meibom, ed. Antiquae Musicae Auctores septem. Vol. II. (Amsterdam, 1652) Facsimile. New York: Broude Brothers, 1977. p. 178. [Monuments of Music and Music Literature in Facsimile. Second Series-Music Literature, L I]

Catlin, George. *Illustrations of the manners, customs, and condition of the North American Indians: with letters and notes written during eight years of travel and adventure among the wildest and most remarkable tribes now existing.* (9 th ed.) London: H. G. Bohn, 1857. p. 39.

Clericuzio, Antonio. "The internal laboratory. The chemical Reinterpretation of medical spirits in England," in *Alchemy and Chemistry in the 16 th and 17 th Centuries.* Ed. by Piyo Rattansi and Antonio Clericuzio. Dordrecht: Kluwer Academic Publishers, 1994. pp. 69-72.

Chambers, William and Chambers, Robert. *Information for the People.* Vol. 1. (5 th ed.) London and Edinburgh : W. & R. Chambers, 1874. p. 733.

Cheyne, George. *English Malady: or a Treatise of Nervous Diseases.* London: Strahan, 1733. pp. 67-81.

Chomet, Hector. *The Influence of Music on Health and Life.* Tr. by Laura A. Flint. New York: G. P. Putnam's sons, 1875. 242p.

Davis, W. B. "Music Therapy in 19 Century America," in *Journal of Music Therapy.* Vol. 24 (2).

1987. pp. 79-81.

Davis, W. B. "The First Systematic Exper imentation in Music Therapy: The Genius of James Leonard Corning," in *Journal of Music Therapy*. Vol. 49 (1). 2012. pp. 102-117.

Deutsch, Helen. "Symptomatic Correspondences―The Author's Case in Eighteenth-Century Britain," in *Cultural Critique*. Vol. 42. 1999. pp. 35-80.

Doughty, Oswald. "The Malady of the 18 th Century," in *The Review of English Studies*. Vol. 2. 1926. pp. 45-56.

Eastcott, Richard. *Sketches of the Origin, Progress and Effects of Music, with an Account of the Ancient Bards and Minstrels*. Bath: S. Hazard, 1793. pp. 57-58.

Empiricus, Sextus. *Against the Musicians*. A New Critical Text and Translation. By D. D. Greaves. Lincoln: University of Nebraska Press, 1986. pp. 130-131.

Engel, Carl. *An Introduction to the Study of National Music*. London: Longmans, 1866. pp. 258-259.

Galen. *On the Doctrines of Hippocrates and Plato*. Edited, translated and commented by Phillip de Lacy. Berlin: Akademie-Verlag, 1984. pp. 330-331. [Corpus Medicorum Graecorum, V 4, 1, 2]

García-Ballester, Luís. *Galen and Galenism*. Ed. by Jon Arrizabalaga, Montserrat Cabré, Lluís Cifuentes, Fernando Salmón. Aldershot: Ashgate, 2002. pp. 105-115.

Galenus, Claudius. *Arsmedica*. In *Opera omnia*. Vol. 1. Ed. and trans. by C. G. Kühn. Hildesheim: Georg Olms, 1997. pp. 367-368.

Gellius, Aulus. *The Attic Nights*. Books I-V. Edited and translated by John. C. Rolfe. Cambridge, Mass.: Harvard University Press, 1954. pp. 352-355. [Loeb Classical Library, 195]

Graziano, A. B., Pech, A., Hou, C. and Johnson, J. K. "Hermann Oppenheim's Observations about Music in Aphasia," in *Journal of the History of the Neurosciences*. Vol. 21. 2012. pp. 1-16.

Graziano, A. B. and Johnson, J. K. "Music as a Tool in the development of Nineteenth-Century Neurology," in *Music and the Nerves 1660-1945*. London: Palgrave Macmillan, 2014. pp. 152-169.

Alezander Haindorf. *Lehrbuch der Störungen des Seelenlebens: Oder, Der Seelenstörungen und ihrer Behandlung, vom rationalen Standpunkt aus entworfen*. Leiptiz: Vogel, 1818. pp. 65-70, 81, 132-154.

Haweis, H. R. *Music and morals*. (9 th ed.) London: Daldy Isbister, 1879. pp. 90-91.

Heller, G. N. "Ideas, Initiatives, and Implementations: Music Therapy in America, 1789-1848," in *Journal of Music Therapy*. Vol. 24 (1). 1987. pp. 35-46.

Hippocrates. *Epidemics* 2, 4-6. Edited and translated by Wesley D. Smith. Cambridge: Harvard University Press, 1994. pp. 262-263. [Loeb Classical Library 477]

Horden, Peregrine. (Ed.) *Music as Medicine― The History of Music Therapy since Antiquity*. Aldershot: Ashgate, 2000. 401p.

Hosokawa Shūhei. "音楽 *Ongaku, Onkyō/Music, Sound*," in *Review of Japanese Culture and Society*. Vol. 25. 2013. pp. 9-12.

Hufeland, Christoph Wilhelm. *Die Kunst das menschliche Leben zu verlängern*. Jena: Akademische Buchhandlung, 1796. 696p.

Hufeland, Christoph Wilhelm. *Enchiridion medicum: oder Anleitung zur medizinischen praxis: vermächtnifs einer funfzigjährigen Erfahrung*. Berlin: Jonas, 1836. 747p.

Hufeland, Christoph Wilhelm. *Enchiridion medicum: handleiding tot de geneeskundige praktijk: erfmaking van eene vijftigjarige ondervinding*, naar de laatste vermeerderde en verbeterde Hoogduitsche uitgave vertaald, door H. H. Hageman, Jr. Amsterdam: C. G. Sulpke, 1841. p. 252.

Iamblichus. *On the Pythagorean Way of Life*. Text, Translation, and Notes. By J. Dillon and J. Hershbell. Atlanta: Scholars Press, 1991. pp. 134-135.

Ikuno, Rika. "Music Therapy Growth in Japan," in *Contemporary Voices in Music Therapy*. Ed. by Carolyn Kenny. Oslo: Oslo Academic Press, 2002. pp. 187-192.

Jarcho, Saul. "Galen's Six Non-Naturals: A Bibliographic Note and Translation," in *Bulletin of the History of Medicine*. Vol. 44. 1970. pp. 372-377.

Johnson, J. K., Graziano, A. B. and Hayward, J. "Historical Perspectives on the Study of Music in Neurology," in *Neurology of Music*. Ed. by F. C. Rose. London: Imperial College Press, 2010. pp. 17-30.

Kraepelin, Emil Hundert. *Jahre Psychiatrie: ein Beitrag zur Geschichte menschlicher Gesittung*. Berlin: Julius Springer, 1917. p. 53.

Kümmel, W. F. *Music und Medizin— Ihre Wechselbeziehungen in Theorie und Praxis von 800 bis 1800*. München: Verlag Karl Alber Freiburg, 1977. 462p.

Leake, John. *Medical Instructions Towards the Prevention and Cure of Chronic Diseases Peculiar to Women*. Vol. 1. London: R. Baldwin and H. Payne, 1781. pp. 278-281.

Leslie, R. M. and Horsford, C. "Singing in Its Relation to Pulmonary Consumption," in *British Journal of Tuberculosis*. Vol. 2. No. 1. 1908. pp. 62-63.

Marquet, F. M. *Nouvelle Méthode facile et curieuse pour connaître le pouls par les notes de la musique*. Amsterdam, Paris: Chez P. Fr. Didot, 1769. 216p.

Mason, Lowell. *Manual of the Boston Academy of Music, for Instruction in the Elements of Vocal Music, on the System of Pestalozzi*. (5 th ed.) Boston: J. H. Wilkins and R. B. Carter, 1839. pp. 18-20.

Mathews, Samuel. *On the effects of music in curing and palliating diseases*. Pennsylvania: University of Pennsylvania, 1806. 18p.

Mead, Richard. *A Mechanical Account of Poisons in Several Essays*. London: Balph Smith, 1708. pp. 137, 142.

Moore, J. W. *Complete Encyclopedia of Music*. Boston: John P. Jewett, 1854. pp. 291-292.

Numbers, Ronald L. and John Harley Warner. "The Muturation of American Medical Science," in *Sickness and Health in America*. Madison WI: University of Wisconsin Press, 1985. pp. 113-125.

Philodemus. *De musica librorum quae exstant*. Ed. By J. Kemke. Leipzig: Teubner, 1884. pp. 58, 16-31.

Podolsky, Edward. *Music therapy*. New York: Philosophical Library, 1954. 335p.

Rather, L. J. "The 'Six Things Non-Natural': A Note on the Origins and Fate of a Doctrine and a Phrase," in *Clio Medica* 3. 1968. pp. 337-347.

Roger, Louis. *Tentamen de vi soni et musices in corpus humanum*. Avenione: Jacobum Garrigan, 1758. 120p.

Rush, Benjamin. *Thoughts upon female education: accommodated to the present state of society, manners and government, in the United States of America: Addressed to the visitors of the Young Ladies'Academy in Philadelphia*. Boston: Printed and sold by John W. Folsom, 1787. p. 10.

Ruud, Evan. *Meta-Musiktherapie*. Stuttgart: Gustav Fischer Verlag, 1992. p. 22.

Schneider, Peter Joseph. *Die Musik und Poesie: Nach ihren Wirkungen historich-kritisch dargestellt, oder Systematisch geordneter Versuch einer genauen Zusammenstellung und möglichst richtigen Erklärung derselben: Eine auf Belehrung und Unterhaltung abzweck-ende Familien-lektüre für die gebildete Welt*. Erstes Buch. Bonn: Carl Georgi, 1835. p. 352.

Schullian, Dorothy M. and Schoen, Max. (Ed s.) *Music and Medicine*. New York: H. Schuman, 1948. 499p.

Smith, C. U. M. *The Animal Spirit Doctrine and the Origins of Neurophysiology*. Oxford: Oxford University Press, 2012. pp. 34-38.

Tarchanohh, I. de. "influence de la musique sur l'homme et sur les animaux," in *Atti d. 11 .Cong med. Internaz*. Vol. 2., 1894. pp. 153-157.

Verbeke, G. *L' évolution de la doctrine du pneuma du stoicisme à S. Augustin*. (Paris, 1945) Reprint. New York: Garland Publishing, 1987. pp. 62-90, 206-219.

Vescelius, Eva. "Music and health," in *Musical Quarterly*. Vol. 4. No. 3. 1918. pp. 376-401.

Völkel, E. *Die spekulative Musiktherapie zur Zeit der Romantik: Ihre Traditionen und ihr Fortwirken*. Düsseldorf: Triltsch, 1979. pp. 42, 61.

Wilson, Erasmus. *Hufeland's Art of Prolonging Life*. Philadelphia: Lindsay & Blakiston, 1867. 298p.

秋元波留夫・富岡詔子『新 作業療法の源流』三輪書店、1991 年、376 頁。

アッカークネヒト、エルヴィン『ヨーロッパ臨床精神医学史』石川清・宇野正人共訳、医学書院、1962 年、115 頁。

アルヴァン、ジュリエット『音楽療法』桜林仁・貫行子共訳、音楽之友社、1969 年、31-70 頁。

韋絢撰『劉賓客嘉話録』『景印文淵閣四庫全書』第 1035 冊子部 341（小説家類）、臺灣商務印書館、1986 年、466-467 頁。

伊沢修二「元気即精神説」『伊沢修二教育演説集第二』明治館、1891 年、1-11 頁。

伊沢修二「音楽の功用を論ず」信濃教育会編『伊沢修二選集』信濃教育会、1958 年、317-326 頁。

石田秀実「〈解説〉竹中通庵『黄帝内経素問要語集註』」石田秀実他監修・解説『黄帝内経素問要語集註』オリエント出版社、1990 年、463-472 頁。

石田秀実『気流れる身体』平河出版社、1993 年、100-122 頁。

石田秀実『こころとからだ―中国古代における身体の思想―』中国書店、1995 年、104-297 頁。

石田秀実他訳『黄帝内経素問』上巻、東洋学術出版社、1991 年、490 頁。

石田秀実他訳『黄帝内経素問』中巻、東洋学術出版社、1992 年、448 頁。

石田秀実他訳『黄帝内経素問』下巻、東洋学術出版社、1993 年、623 頁。

石田秀実他訳『黄帝内経霊枢』上巻、東洋学術出版社、1999 年、546 頁。

石田秀実他訳『黄帝内経霊枢』下巻、東洋学術出版社、2000 年、538 頁。

礒山雅「バロック音楽」下中邦彦編『音楽大事典』第 4 巻、平凡社、1982 年、1956-1957 頁。

伊東達彦「智徳上に及ぶ音楽の勢力を諭す」『音楽雑誌』第3号、1890年、3-4頁。

伊東達彦「智徳上に及ぶ音楽の勢力を諭す」『音楽雑誌』第4号、1890年、9頁。

井上忠『貝原益軒』吉川弘文館、1989年、56-330頁。

井上正「貝原益軒の音楽教育思想―熊沢蕃山との比較を通して―」『帝京大学文学部教育学科紀要』第30号、2005年、19-26頁。

稲生恒軒『いなご草』第1冊、1690年、7-8頁。(国立国会図書館所蔵)

今大路玄朔『延寿撮要』出版科学総合研究所、1976年、49-50、53頁。

ヴェーグナー、マックス『ギリシア』音楽之友社、1985年、12頁。(人間と音楽の歴史第IIシリーズ：古代音楽・第4巻　所収)

浦野シマ編『写真と年表に見る東京都立松沢病院100年史―わが国精神医療史の原点―』牧野出版、1995年、61頁。

益軒会編『益軒全集』第1巻、益軒全集刊行部、1911年、11-71頁。

江崎公子「国楽創成思想の成立過程についての一考察―明治七年から二十年までを中心として―」『国立音楽大学研究紀要』第14集、1980年、1-14頁。

海老沢敏『音楽の思想―西洋音楽思想の流れ―』音楽之友社、1972年、255-269頁。

王冰註『黄帝内経　素問』冊1、臺灣中華書局、1965年、14-19頁。

王文尤・魏玉亭「《黄帝内経》里的音楽医療思想」『科技信息』第11期、2010年、565頁。

大塚敬節・矢数道明責任編集『近世漢方医学書集成』第1巻-第116巻、名著出版、1979年-1984年。

緒方洪庵訳『扶氏経験遺訓』上巻、適塾記念会緒方洪庵全集編集委員会編、大阪大学出版会、2010年、147頁。(緒方洪庵全集第1巻　所収)

岡田和一郎「音声の衛生」『音楽』第2巻第2号、1911年、4-14頁。

岡田衆輔訳『天寿成敗』秀英舎、1891年、76頁。

岡田靖雄『呉秀三―その生涯と業績―』思文閣出版、1982年、223-266頁。

岡田靖雄「日本での精神科作業治療ならびに精神疾患患者院外治療の歴史（敗戦前）」長山泰政先生著作集刊行会編『長山泰政先生著作集』精神科医療史研究会、1994年、341-378頁。

岡田靖雄・吉岡真二・金子嗣郎・長谷川源助「呉秀三先生生誕100年祭をまえに」精神医療史研究会編『呉秀三先生―その業績』呉秀三先生業績顕彰会、1974年、472頁。

奥中康人『国家と音楽―伊澤修二がめざした日本近代―』春秋社、2008年、239頁。

小田敏花「近代日韓唱歌教育と西洋音楽―日本と韓国の音楽の近代化をめぐって―」『アジア太平科論集』第18号、2009年、431-450頁。

オックマン、ジャック『精神医学の歴史』阿部惠一郎訳、白水社、2007年、155頁。

音楽取調掛『音楽取調成績申方要略』文部省、1884年、143-156頁。

貝原益軒『音楽紀聞』1702年。(国立国会図書館所蔵)

貝原益軒『頤生輯要』益軒会編『益軒全集』第7巻、益軒全集刊行部、1911年、753頁。

貝原益軒『楽訓』益軒会編『益軒全集』第3巻、益軒全集刊行部、1911年、617頁。

貝原益軒『自娯集』益軒会編『益軒全集』第2巻、益軒全集刊行部、1911年、191頁。

貝原益軒『養生訓』益軒会編『益軒全集』第3巻、益軒全集刊行部、1911年、476-503頁。

貝原益軒『和俗童子訓』益軒会編『益軒全集』第3巻、益軒全集刊行部、1911年、217頁。

貝原益軒『養生訓・和俗童子訓』岩波文庫、1961年、212頁。

貝原益軒『慎思録』図書刊行会編『益軒全集』第3巻、図書刊行会、1973年、53頁。

貝原益軒『貝原益軒　室鳩巣』岩波書店、1990 年、136 頁。（日本思想大系 34　所収）

貝原益軒『養生訓　全現代語訳』伊藤友信訳、講談社、2002 年、430 頁。

貝原益軒『養生訓』松宮光伸訳註、日本評論社、2008 年、13 頁。

葛洪『抱朴子』本田済訳、平凡社、1994 年、3-94 頁。（中国古典文学大系 8　所収）

梶原性全『頓医抄』科学書院、1986 年、758 頁。

梶原性全『万安方』科学書院、1986 年、1752 頁。

河口道朗『近代音楽教育論成立史研究』音楽之友社、1996 年、145-155 頁。

北中淳子「鬱の病」栗山茂久・北澤一利編『近代日本の身体感覚』青弓社、2004 年、
　　361-390 頁。

吉川英史「『音楽』という用語とその周辺」『東京芸術大学音楽学部年誌』第 2 集、1975 年、
　　37-62 頁。

吉川英史『日本音楽の美的研究』音楽之友社、1984 年、111-128 頁。

吉川英史「日本の音楽思想―近世を中心に―」山口修他編『岩波講座　日本の音楽・ア
　　ジアの音楽』第 1 巻、岩波書店、1988 年、72-79 頁。

九州史料刊行会編『益軒資料』第 4 巻、九州史料刊行会、1957 年、88-94 頁。

九州資料刊行会編『益軒資料』第 5 巻、九州資料刊行会、1959 年、3 頁。

汲田克夫「わが国における養生観の歴史的展開」『愛媛大学紀要［教育科学］』第 5 部、
　　1966 年、11-28 頁。

国安洋「日本の古代における音楽と『遊び』」『横浜国立大学教育紀要』第 27 号、1987 年、
　　128-130 頁。

国安洋「音楽―音楽という言葉―」平野健次・上参郷祐康・蒲生郷昭監修『日本音楽大
　　事典』平凡社、1989 年、9 頁。

クレインス、フレデリック『江戸時代における機械論的身体観の受容』臨川書店、2006 年、
　　442 頁。

呉秀三『直筆雑記綴』。（未刊行資料　東京大学医学図書館所蔵）

呉秀三『箕作阮甫』大日本図書株式会社、1915 年、114 頁。

呉秀三『精神病学集要　前篇（第二増訂版）』吐鳳堂書店、1916 年、919 頁。

呉秀三『精神療法』青山胤通他編撰『日本内科全書』第 2 巻第 3 冊、吐鳳堂、1916 年、
　　15-74 頁。

呉秀三「年譜」呉秀三先生顕彰会編『呉秀三先生顕彰記念誌』呉秀三先生顕彰会、1981 年、
　　26-29 頁。

呉秀三『シーボルト　其生涯及び功業』岡田靖雄編『呉秀三著作集―第一巻精神病学
　　篇』思文閣出版、1982 年、3-81 頁。

呉秀三『シーボルト翁の伝』岡田靖雄編『呉秀三著作集―第二巻　精神病学篇』思文閣
　　出版、1982 年、82-94 頁。

呉秀三「アルトシェルビッツ癲狂院」岡田靖雄編『呉秀三著作集―第二巻　精神病学
　　篇』思文閣出版、1982 年、57-72 頁。

呉秀三「癲狂村（精神病者の作業療法に就きて）」岡田靖雄編『呉秀三著作集―第二巻　精
　　神病学篇』思文閣出版、1982 年、29-56 頁。

呉秀三「中欧に於ける癲狂院の近況」岡田靖雄編『呉秀三著作集―第二巻　精神病学
　　篇』思文閣出版、1982 年、73-98 頁。

クレペリン、エミール『精神医学百年史』岡不二太郎・山鼻康弘訳、金剛出版、1977 年、

89-90 頁。

小泉洽「シヤリアピン及び音楽治療」『音楽界』第 256 号、1923 年、30-33 頁。

神津専三郎「第十一問 風教に対する国家の責任 第十二問 国立音楽学校を必要とする理由」『国家教育』第 5 号、1891 年、22-24 頁。

神津仙三郎『音楽利害――名楽道修身論―』大空社、1991 年。(音楽基礎研究文献集第 11 巻所収)

胡仔『漁隠叢話』『景印文淵閣四庫全書』第 1480 冊集部 419 (詩文評類)、臺灣商務印書館、1986 年、424 頁。

小酒井不木『小酒井不木全集』第 6 巻、改造社、1929 年、237-245 頁。

小酒井光次「音楽と治療」『治療及処方』第 2 巻第 11 冊第 23 号、1921 年、1267-1268 頁。

こしのみね「実業上に於ける米国民の雄飛」『商工世界太平洋』第 7 巻第 12 号、1908 年、58-61 頁。

小曽戸洋『漢方の歴史―中国・日本の伝統医学―』大修館書店、1999 年、54 頁。

古典研究会編『漢書 (和刻本正史)』第 1 巻、汲古書院、1972 年、422 頁。

小中村清矩『歌舞音楽略史』岩波書店、1928 年、190 頁。

小林信義『通俗小児衛生学』瀧澤利行編『近代日本養生論・衛生論集成』第 14 巻、大空社、1993 年、154-155 頁。

小林靖彦『日本精神医学小史』中外医学社、1963 年、53-86 頁。

酒井勝軍「音楽は御薬也 (上)」『衛生新報』第 3 号、1905 年、2 頁。

酒井勝軍「音楽は御薬也 (下)」『衛生新報』第 4 号、1905 年、3 頁。

桜林仁「音楽療法」浅香淳編『新音楽辞典 楽語編』音楽之友社、1977 年、113-114 頁。

佐々木猛綱『天寿要談』瀧澤利行編『近代日本養生論・衛生論集成』第 19 巻、大空社、1993 年、18-19 頁。

幸絵美加「日本の精神病院における音楽療法史の探求 第 1 報：明治時代」『音楽療法』第 10 号、2000 年、11-19 頁。

幸絵美加「日本の医療福祉における小児分野の音楽活動の歴史の探求 第 1 報:明治時代の養育院周辺」『日本芸術療法学会誌』第 35 (1) 号、2006 年、130 頁。

幸信歩「我が国の精神科作業療法の導入における呉秀三の役割：日本の精神科作業療法における歴史的一考察」『福祉図書文献研究』第 15 号、2016 年、35-43 頁。

幸信歩「我が国の精神科領域の源流に関する歴史的研究: 呉秀三が精神科領域を選択するまでの一考察」『福祉図書文献研究』第 16 号、2017 年、59-68 頁。

塩谷百合子「音楽療法の歴史と現状」『洗足論叢』第 21 号、1992 年、179-193 頁。

芝信祐祥『人養問答』教育新潮研究会編『日本衛生文庫』第 5 巻、1917 年、41-93 頁。

篠田知璋「音楽療法の歴史とわが国における展望」『日本バイオミュージック研究会誌』第 3 巻、1989 年、5-11 頁。

下田歌子『女子の衛生』瀧澤利行編『近代日本養生論・衛生論集成』第 16 巻、大空社、1993 年、111 頁。

ジョスト、ジャック『音楽療法と精神音楽技法―フランスにおける実践―』永田丕訳、春秋社、2001 年。708 頁。

鈴木晃仁「医学と文学は何を共有しているのか―『身体医文化論研究会』について」『三色旗』第 636 号、2001 年、2-8 頁。

鈴木晃仁「近代日本におけるジフテリア疾病統計の分析」『三田学会雑誌』第 97 巻第 4 号、

499（37）-515（53）頁。

鈴木晃仁「医学史の過去・現在・未来」『科学史研究』第 269 号、2014 年、27-35 頁。

鈴木朖『養生要論』教育新潮研究会編『日本衛生文庫』第 1 巻、1917 年、103-144 頁。

妹尾繁松「音楽の風教上に及ぼす影況」『音楽雑誌』第 3 号、1890 年、3-4 頁。

関多吉「人間と音楽の関係を諭す併せて当局者に望む」『音楽雑誌』第 35 号、1893 年、4-6 頁。

孫思邈『備急千金要方』国立中国医薬研究所、1990 年、479 頁。

高御堂愛子「音楽療法の歴史と概要」『一宮女子短期大学紀要』第 29 号、1990 年、115-131 頁。

高折美鷹「催眠術と音楽」『音楽界』第 5 巻第 10 号、1912 年、20-23 頁。

瀧澤利行「学校保健指導の体系化に関する考察 (2) ─修身科・生徒心得の養生観と「衛生訓練」の成立・展開を中心に─」『東京大学教育学部紀要』第 27 巻、1987 年、447-456 頁。

瀧澤利行「近代日本における養生思想の展開」東京大学博士学位論文、1992 年、269 頁。

瀧澤利行『近代日本健康思想の成立』大空社、1993 年、134-234 頁。

瀧澤利行「養生思想の展開とその公衆衛生的機能─健康文化形成のための理論的基礎─」『日本公衛誌』第 44 巻第 12 号、1997 年、911-912 頁。

竹内俊一「神津仙三郎」日本音楽教育学会編『日本音楽教育事典』音楽之友社、2004 年、362-363 頁。

竹内照夫『礼記』中巻、明治書院、1977 年、564-581 頁。（新釈漢文大系　第 28 巻所収）

竹中通庵『黄帝内経霊枢要語集註』第 2 巻、石田秀実他監修・解説、オリエント出版社、1990 年、21-26 頁。

竹中通庵『古今養性録』自然と科学社、1985 年、127-149 頁。

田中直子「環境音楽のコト的・道具的存在性─日本の音文化から─」小川博司他編『波の記譜法・環境音楽とはなにか』時事通信社、1986 年、143-146 頁。

田辺尚雄「神津仙三郎伝」『教育』3-7、1935 年、92-101 頁。

田甫桂三『近代日本音楽教育史Ⅰ─西洋音楽の導入─』学文社、1980 年、218-222 頁。

丹波康頼撰『医心方』第 1 巻-第 6 巻、オリエント出版社、1991 年。

著者未詳「謡歌は肺疾を療するの力あり」『朝日新聞　朝刊』1883 年 3 月 10 日、2 面。

著者未詳「音楽と動物」『音楽雑誌』第 4 号、1890 年、4 頁。

著者未詳「医学会員の音楽校参観」『音楽雑誌』第 31 号、1893 年、15 頁。

著者未詳「音楽と医療との関係」『音楽雑誌』第 32 号、1893 年、7-8 頁。

著者未詳「音楽と医療との関係」『国民之友』第 188 号、1893 年、40 頁。

著者未詳「音楽と病との関係」『婦人衛生雑誌』第 44 号、1893 年、26 頁。

著者未詳「荻生徂徠の音楽談」『音楽雑誌』第 42 号、1894 年、5-6 頁。

著者未詳「音楽と疾病。」『教育報知』第 544 号、1897 年、15 頁。

著者未詳「病院の蓄音器使用」『読売新聞　朝刊』1900 年 12 月 12 日、3 面。

著者未詳「音楽と瘋癲病院」『読売新聞　朝刊』1902 年 1 月 5 日、4 面。

著者未詳「瘋癲病院音楽演奏の延期」『読売新聞　朝刊』1902 年 1 月 11 日、4 面。

著者未詳「音楽の飲食に於ける影響」『朝日新聞　朝刊』1902 年 9 月 15 日、7 面。

著者未詳「病院に於ける音楽」『東京市養育院月報』第 14 巻、1902 年、8-9 頁。

著者未詳「瘋癲と音楽」『読売新聞　朝刊』1902 年 1 月 13 日、4 面。

著者未詳「瘋癲者に音楽を試む」『読売新聞　朝刊』1902 年 1 月 14 日、2 面。

著者未詳「瘋癲者に音楽を試む（昨紙第三面のつづき）」『読売新聞　朝刊』1902 年 1 月 15 日、4 面。

著者未詳「瘋癲者に音楽を試む（つづき）」『読売新聞　朝刊』1902 年 1 月 16 日、4 面。

著者未詳「雑報」『神経学雑誌』第 1 巻第 1 号、1902 年、85 頁。

著者未詳「精神病者の園遊会」『朝日新聞　朝刊』1903 年 6 月 8 日、3 面。

著者未詳「巣鴨病院の園遊会」『朝日新聞　朝刊』1903 年 8 月 10 日、2 面。

著者未詳「音楽の麻酔経過に及ぼす作用」『中外医事新報』第 584 号、1904 年、62 頁。

著者未詳「巣鴨瘋癲病院の慈善演芸会（上）」『朝日新聞　朝刊』1905 年 2 月 14 日、6 面。

著者未詳「巣鴨瘋癲病院の慈善演芸会（下）」『朝日新聞　朝刊』1905 年 2 月 15 日、6 面。

著者未詳「巣鴨病院の大園遊会」『朝日新聞　朝刊』1905 年 10 月 28 日、6 面。

著者未詳「巣鴨病院園遊会」『読売新聞　朝刊』1905 年 10 月 29 日、3 面。

著者未詳「巣鴨病院の秋季園遊会」『朝日新聞　朝刊』1905 年 10 月 30 日、6 面。

著者未詳「巣鴨病院　昨日の園遊会」『朝日新聞　朝刊』1905 年 10 月 30 日、3 面。

著者未詳「精神病と音楽」『朝日新聞朝刊』1907 年 3 月 14 日、7 面。

著者未詳「精神病者と音楽」『読売新聞　朝刊』1907 年 7 月 29 日、3 面。

著者未詳「精神病者慰籍演芸会」『読売新聞　朝刊』1907 年 11 月 11 日、3 面。

著者未詳「巣鴨病院の園遊会」『読売新聞　朝刊』1908 年 5 月 25 日、3 面。

著者未詳「精神病と音楽」『音楽界』第 1 巻第 10 号、1908 年、39-40 頁。

著者未詳「脳の音楽を司る部分」『音楽界』第 2 巻第 6 号、1909 年、41 頁。

著者未詳「肺病治療の一新案」『音楽界』第 2 巻第 8 号、1909 年、30 頁。

著者未詳「狂人一日の遊楽―巣鴨病院の慰安会」『読売新聞　朝刊』1911 年 10 月 30 日、3 面。

著者未詳「負傷者の治療に音楽」『音楽界』第 178 号、1916 年、67-68 頁。

著者未詳「音楽で肺病が癒る」『音楽界』第 178 号、1916 年、68 頁。

著者未詳「音楽療法」『音楽年鑑　大正 9 年版』1920 年、34-35 頁。

塚原康子「ビブリオグラフィ『風教と音楽』―『音楽利害――名楽道修身論』全四冊―」江崎公子編『音楽基礎研究文献集』別巻、1991 年、111-117 頁。

塚原康子『十九世紀の日本における西洋音楽の受容』多賀出版株式会社、1993 年、640 頁。

塚原康子「明治期の日本音楽史研究―神津専三郎を中心に―」小島美子・藤井知昭編『日本の音の文化』第一書房、1994 年、581-598 頁。

塚原康子『明治国家と雅楽―伝統の近代化／国楽の創成』有志舎、2009 年、107-134 頁。

筒井末春「音楽療法の歴史と発達」『人間総合科学』第 2 号、2001 年、71-81 頁。

筒井末春「本邦における音楽療法の歴史と発達」『人間総合科学』第 3 号、2002 年、107-124 頁。

デッカー・フォイクト、ハンス・ヘルムート他編『音楽療法事典』阪上正巳他訳、1999 年、人間と歴史社、44-57 頁。

田蹊子「音響の生理的性質」『音楽界』第 3 巻第 2 号、1910 年、20-21 頁。

東京府巣鴨病院編『○○○○○殿挙動帳』（未刊資料　東京都立松沢病院内「日本精神医療資料館」所蔵）

東京府巣鴨病院編『明治三十五年東京府巣鴨病院年報』1903 年。（国立国会図書館所蔵）

東京府巣鴨病院編『明治四十四年東京府巣鴨病院年報』1912 年。（国立国会図書館所蔵）

東京府巣鴨病院編『明治四十五年東京府巣鴨病院年報』1913年。(国立国会図書館所蔵)

東京府立松澤病院編『東京府立松澤病院　病者運動会其他慰安会　書類綴』(未刊資料　東京都立松沢病院「日本精神医学資料館」所蔵)

東京府立松澤病院編『東京府立松澤病院　病院慰安書類綴』(未刊資料　東京都立松沢病院「日本精神医学資料館」所蔵)

東京府立松澤病院編『昭和十年東京府立松澤病院年報』(東京都立松沢病院「日本精神医学資料館」所蔵)

ドープレス氏立案、こしのみね翻案「最新発案　音楽治療法（一）」『修養慰安　心の友』第3巻第5号、1907年、27-29頁。

ドープレス氏立案、こしのみね翻案「最新発案　音楽治療法（二）」『修養慰安　心の友』第3巻第6号、1907年、25-27頁。

ドープレス氏立案、こしのみね翻案「最新発案　音楽治療法（三）」『修養慰安　心の友』第3巻第7号、1907年、22-25頁。

ドープレス氏立案、こしのみね翻案「最新発案　音楽治療法（特に夫人に奇功あり）」『読売新聞　朝刊』1907年4月18日、5面。

豊原統秋『体源鈔』正宗敦夫纂校訂『日本古典全集』日本古典全集刊行会、1933年、160-168頁。

鳥越けい子「『音の文化』を発掘する『音の風景』の思想―《ねりまを聴く、し・ず・け・さ10選》を中心に―」小島美子・藤井知昭編『日本の音の文"』第一書房、1994年、62-63頁。

鳥越けい子『サウンドスケープ―その思想と実践―』鹿島出版会、1997年、212頁。

ドリーシュ、ハンス『生気論の歴史と理論』米本昌平訳、書籍工房早山、2007年、112-127頁。

トリヤ、エティエンヌ『ヒステリーの歴史』安田一郎訳、青土社、1998年、66-147頁。

仲万美子「神津仙三郎著『音楽利害』の研究（其の一）」『音楽学』第26巻第1号、1981年、66-67頁。

仲万美子「神津専三郎『音楽利害』の研究（其の二）―神津専三郎の修学過程についての調査報告―」『音楽学』第26巻第2・3号、1981年、109-125頁。

成瀬正弘編「音楽の効用」『西洋古今名訓逸話集』警醒社、1907年、130-131頁。

二宮陸雄『ガレノス　霊魂の解剖学』平河出版社、1993年、339-451頁。

日本精神衛生会編『図説　日本の精神保健運動の歩み―精神病者慈善救治会設立100年記念―』日本精神衛生会、2002年、46-71頁。

貫行子『高齢者の音楽療法』音楽之友社、1996年、174頁。

野呂田純一『幕末・明治の美意識と美術制作』宮帯出版社、2015年、495頁。

ハイデルブルグ、ヤンツァリック『ドイツ精神医学史』大橋正和訳、創造出版、1996年、4-74頁。

狛朝葛『続教訓鈔』正宗敦夫編纂校訂『日本古典全集』日本古典全集刊行会、1933年、441頁。

橋本明「松沢とアルト・シェルビッツ―日独の精神病院プロジェクトの比較研究―」『精神医学史研究』第15巻第1・2号、2011年、81-95頁。

八隅景山『養生一言草』教育新潮研究会編『日本衛生文庫』第1巻、1917年、259-310頁。

蜂屋邦夫訳『老子』岩波書店、2008年、236頁。

林道倫「呉秀三先生生誕百周年記念講演　日本精神医学の過去と展望」『呉秀三先生生
　　誕百年　記念会誌』呉秀三先生生誕百年記念会、1965年、16-21頁。

バリュク、アンリ『フランス精神医学の流れ―ピネルから現代へ―』中田修監修・影山
　　任佐訳、東京大学出版会、1982年、250頁。

ピショー、ピエール『精神医学の二十世紀』帚木蓬生・大西守共訳、新潮社、1999年、
　　37-44頁。

平田公子「明治20年代の日本音楽観―東京音楽学校存廃論争を通して―」『福島大学人
　　間発達文化学類論集』第8巻、2008年、45-54頁。

平田公子「音楽取調掛の日本音楽観」『福島大学人間発達文化学類論集』第16巻、2012年、
　　35-44頁。

平野健次「歴史【近世期】」平野健次・上参郷祐康・蒲生郷昭監修『日本音楽大事典』
　　平凡社、1989年、13-14頁。

福永光司訳『荘子―内篇』監修・吉川幸次郎、朝日新聞社、1966年、116-121頁。（新
　　訂　中国古典選7　所収）

福光由布「『養生訓』に見られる『養生』と『楽』」『藝術研究』第21・22号、2009年、
　　179頁。

藤井専英『荀子』明治書院、1969年、601-602頁。（新釈漢文大系6　所収）

富士川游『日本医学史』形成社、1972年、280-729頁。

藤浪剛一『日本衛生史』日新書院、1942年、183頁。

ブラッキング、ジョン『人間の音楽性』徳丸吉彦訳、岩波書店、1978年、217頁。

プラット、ジョージ「歴史的背景」アントニー・バートン編『バロック音楽―歴史的背
　　景と演奏習慣』角倉一朗訳、音楽之友社、2011年、34-35頁。

ペリシエ、イヴ『精神医学の歴史』三好暁光訳、白水社、1974年、179頁。

細川周平「近代日本音楽史・見取り図」『現代詩手帳』第41巻第5号、1998年、24-34頁。

細川潤次郎『養生新論』瀧澤利行編『近代日本養生論・衛生論集成』第10巻、大空社、
　　1993年、36-37頁。

ホッフ、パウル『クレペリンと臨床精神医学』那須弘之訳、星和書店、1996年、117-235頁。

ボルガール「興奮及抑鬱状態に対する単純なる音楽刺激の影響に関する研究」『神経学
　　雑誌』黒沢良臣抄訳、第11巻第2号、1912年、90-91頁。

マイヤー・シュタイネック、テオドール『図説医学史』小川鼎三他訳、1982年、142-153頁。

牧野英一郎「日本人のための音楽療法」『日本バイオミュージック研究会誌』第6巻、
　　1991年、62-71頁。

牧野英一郎「日本的音楽療法試論」『国立音楽大学音楽研究所年報』第14集、2000年、
　　21-33頁。

牧野英一郎「音楽療法からみた『音楽利害』と『音楽衛生論』」『国立音楽大学音楽研究
　　所年報』第17集、2003年、15-46頁。

牧野英一郎「日本文化と音楽療法講義―クラシックモデルから、多くの日本人に受け入
　　れられるモデルへ―」『国立音楽大学音楽研究所年報』第20集、2006年、49-89頁。

牧野英一郎「日本人の感性になじむ音楽療法―現場の「あれ？」から伝統を確認し日本
　　音楽的な技法を提案する―」『日本音楽療法学会誌』第13巻第1号、2013年、43-55頁。

松下正明編『精神医療の歴史』中山書店、1999年、357頁。

参考文献

松田宏一郎『江戸の知識から明治の政治へ』ぺりかん社、2008 年、288 頁。

丸山眞男『日本政治思想史研究』東京大学出版会、1952 年、25 頁。

三田谷啓「衛生上より見たる唱歌の価値」『音楽界』第 180 号、1916 年、9-10 頁。

光平有希「ピュタゴラスの音楽療法について―イアンブリコス『ピュタゴラス伝』を手
　　懸かりに―」『エリザベト音楽大学研究紀要』第 30 号、2010 年、27-40 頁。

光平有希「R. バートンの音楽療法に関する一考察―『メランコリーの解剖』第 2 巻を
　　中心に―」『音楽学』第 56 巻 1 号、2010 年、52-65 頁。

光平有希「楽器を用いた古代ギリシアの音楽療法」公益信託松尾金藏記念奨学基金編
　　『明日へ翔ぶ 2―人文社会学の新視点―』風間書房、2011 年、185-202 頁。

光平有希「『医療音楽』にみるリチャード・ブラウンの音楽療法思想」『総研大文化科学
　　研究』2013 年、125-127 頁。

三宅鑛一「救治会の想い出で」『救治会会報』第 52 号、1932 年、2 頁。

麥谷邦夫「中国養生文化の伝統と益軒」横山俊夫編『貝原益軒―天地和楽の文明学』
　　平凡社、1995 年、242 頁。

村井満恵「音楽療法的に観た東大寺修二会の古代的世界」『音楽文化研究』第 1 号、
　　2001 年、129-142 頁。

村井靖児『音楽療法の基礎』音楽之友社、1995 年、19-45 頁。

目賀田種太郎・伊沢修二「学校唱歌に用うべき音楽取調の事業に着手すべき、在米国目
　　賀田種太郎、伊沢修二の見込書」東京芸術大学百年史編集委員会編『東京芸術大学
　　若年史東京音楽学校篇』第 1 巻、音楽之友社、1987 年、14 頁。

森節子「神津専三郎」東京芸術大学音楽取調掛研究班編『音楽教育成立への軌跡』音楽
　　之友社、1976 年、53-75 頁。

安田敬斉編『通俗養生訓蒙』瀧澤利行編『近代日本養生論・衛生論集成』第 4 巻、大空社、
　　15-16 頁。

安田寛『唱歌と十字架―明治音楽事始め―』音楽之友社、1993 年、186-203 頁。

吉田寛「神津仙三郎『音楽利害』（明治 24 年）と明治前期の音楽思想―19 世紀音楽思想
　　史再考のために―」『東洋音楽研究』第 66 号、2000 年、17-35 頁。

山口修「音楽―漢語としての音楽―」平野健次・上参郷祐康・蒲生郷昭監修『日本音楽
　　大事典』平凡社、1989 年、9 頁。

山崎恒吉『音楽と其趣味』同労会、1906 年、158 頁。

山住正己校注『洋楽事始音楽取調成績報告書』平凡社、1971 年、320 頁。

山本正夫「音楽の力」『音楽界』第 178 号、1916 年、66-67 頁。

葉夢得『避暑録話』『景印文淵閣四庫全書』第 863 冊子部 169（雑家類）、臺灣商務印書館、
　　1986 年、657 頁。

吉元昭治『養生外史―日本篇―』医道の日本社、1994 年、305 頁。

栗竹民「漢語の意味変化について―『心神』を一例として―」『国文学攷』第 142 号、
　　1994 年、34-55 頁。

陸揖『古今説海』『景印文淵閣四庫全書』第 885 冊子部 191（雑家類）、臺灣商務印書館、
　　1986 年、337 頁。

劉郁撰『西使記』中華書局出版、1985 年、3 頁。

劉餗撰『隋唐嘉話』程毅中張點校『歴代史料筆記叢刊』中華書局出版、1979 年、24 頁。

ルード、エヴァン『音楽療法―理論と背景―』村井靖児訳、岩波書店、2000 年、12 頁。

呂不韋『呂氏春秋』中巻、楠山春樹訳、明治書院、1997 年、121-122 頁。(新編漢文選　思想・歴史シリーズ 2　所収)

渡辺和靖『明治思想史—儒教的伝統と近代的認識論—』ぺりかん社、1978 年、370 頁。

渡辺恭子『芸術と芸術療法』風間書房、2013 年、68-72 頁。

https://www.youtube.com/watch?v=WQzCeo16ZZg

あとがき

　本書は、総合研究大学院大学文化科学研究科国際日本研究専攻に提出した学位論文「江戸期・明治期日本音楽療法思想—養生論及び西洋医学理論の受容史を中心に—」に基づき、「日文研叢書」出版経費の助成を受けて刊行されるものである。

　本書に収録した論文の初出は次のとおりである。第 1 章については、貝原益軒の音楽療法思想に焦点を当てた論文として、「貝原益軒の養生論における音楽」の題名で『日本研究』第 52 集、33-59 頁に掲載された。また、貝原益軒の思想と比較したリチャード・ブラウンの音楽療法思想については、「『医療音楽』にみるリチャード・ブラウンの音楽療法思想」という題名で『総研大文化科学研究』第 10 号、251-271 頁に掲載されている。次いで、第 2 章で論じた神津仙三郎の音楽療法思想に関しては、「神津仙三郎『音楽利害』の音楽療法思想にみる東洋的身体観」という題名で『「心身／身心」と環境の哲学—東アジアの伝統思想を媒介に考える—』（出版：汲古書院）403-418 頁に掲載されている。そして、第 3 章で中心的に扱った呉秀三の音楽療法実践に関しては、「呉秀三の音楽療法とその思想的背景」という題名で『日本研究』第 56 集、95-119 頁に掲載された。

　なお、本書第 3 章における研究成果の一部は、平成 28 年度に採択された科学研究費助成事業「戦前期日本音楽療法実践の実像—松沢病院所蔵資料『病者慰安書類綴』を中心に（研究活動スタート支援)」〔研究代表者：光平有希〕、及び研究分担者として参画させていただいている科学研究費助成事業「20 世紀日本の長期療養型疾患の歴史—ハンセン病・精神疾患・結核の比較統合的検討（基盤研究 A)」〔研究代表者：鈴木晃仁〕の助成を受けて加筆したものである。

　本書の執筆にあたり、下記の資料所蔵先に大変お世話になった。厚く御礼を申し上げる。北里大学東洋医学総合研究所附属図書館、京都大学附属図書

あとがき

館、慶應義塾大学医学メディアセンター、国際日本文化研究センター図書館、
国立国会図書館、大英図書館、武田科学振興財団杏雨書屋、東京藝術大学附
属図書館、東京大学医学部図書館、東京大学総合図書館、東京大学大学院法
学政治学研究科附属近代日本法政史料センター（明治新聞雑誌文庫・原資料
部）、東京都立松沢病院附属「日本精神医学資料館」、日本新聞博物館、明治
学院大学図書館付属日本近代音楽館、早稲田大学図書館。また、画像掲載を
許可くださった東京都立松沢病院、及び東京都立松沢病院附属の「日本精神
医学資料館」に重ねて御礼申し上げる。

　そして、本書が成るにあたっては、多くの方々より多大な御協力・御支援
をいただいた。深く謝意を表したい。その中でも特に、総合研究大学院大学
文化科学研究科在学中から今日に至るまで懇篤な御指導を賜っている同研究
科及び国際日本文化研究センター准教授、フレデリック・クレインス先生の
学恩に深い感謝と尊敬を表したい。その学恩にもかかわらず、本書は深遠な
御学識には到底及ばなかったことを深く反省する次第である。また、学位論
文の審査にあたってくださった同研究科及び国際日本文化研究センター教授
の伊東貴之先生と細川周平先生からも長きに亘り懇篤な御指導をいただいた。
伊東先生には、とりわけ儒教及び日本思想史に関する御知識をお与えいただ
き、細川先生からは、本研究の核となる「音楽」の捉え方や日本における洋
楽受容史について非常に有意義な御指導を賜った。改めてこの場をお借りし
て御礼申し上げたい。外部審査員として関わってくださった東京藝術大学教
授の塚原康子先生と、慶應義塾大学教授の鈴木晃仁先生にも多くの御助言を
いただき、その後の研究における非常に大きな糧を与えていただいた。エリ
ザベト音楽大学元教授の片桐功先生、広島大学教授の権藤敦子先生、武蔵野
中央病院院長の牧野英一郎先生には、音楽療法史と向き合いはじめた最初期
より、音楽学、音楽教育学及び音楽療法学について多大なる御指導を賜った
ことに、この場を借りて改めて御礼申し上げる。そして、調査・分析の過程
においては、上杉治雄氏、故・澤藤甲氏、小泉友則氏、屋部操氏、山村奨氏、
山本由紀子氏に大きな御助力をいただいた。さらに、校正の過程で、宋琦氏、
プラダン・ゴウランガ・チャラン氏にも御協力いただき、大変ありがたかっ

268

た。また、国際日本文化研究センター図書館資料利用係の江上敏哲氏、高垣
真子氏、中川陽子氏、荒木のり子氏、塩田花代氏にも、資料収集にあたり多
大な便宜を与えていただき、出版編集室の松尾有希子氏にも大変お世話に
なった。

　加えて、「日文研叢書」として刊行していただくにあたり、御推薦くだ
さったフレデリック・クレインス先生、御審査くださった編集長のマルク
ス・リュッターマン先生、各委員の先生方、並びに小松和彦所長や執行部の
先生方の御理解、及び御協力によって本書の出版が実現可能となった。改め
て心より厚く御礼を申し上げる。本書の出版を引き受けて下さった臨川書店
の片岡敦社長、及び編集担当者の小野朋美氏にも全面的にご協力していただ
いた。特に、小野氏には出版に至るまでの長きに亘ってひとかたならぬ御厚
意を賜り、ゴールに辿り着くまで導いてくださったことに深甚の謝意を表し
たい。

　最後に、いつも温かく見守り、支え続けてくれた家族へ心からの感謝の気
持ちを伝え、結びとしたい。

2018 年 9 月

光平有希

主要索引

凡　例

・本索引は事項、人名、書名の三つの項目からなる。

・配列は基本的にそれぞれの項目を五十音順に並べた。

【事項】

【人名】

【書名】

光平　有希（みつひら　ゆうき）

1982 年、広島県生まれ。2016 年、総合研究大学院大学文化科学研究科国際日本研究専攻博士後期課程修了（博士：学術）。現在、国際日本文化研究センター機関研究員。主著に『国際日本文化研究センター所蔵日本関係欧文図書目録』第 4 巻（共著、2018 年、臨川書店）「R. バートンの音楽療法に関する一考察」（『音楽学』第 56 巻第 1 号、2010 年）「『医療音楽』にみるリチャード・ブラウンの音楽療法思想」（『総研大文化科学研究』第 10 号、2014 年）「呉秀三の音楽療法思想」（『日本研究』第 56 集、2017 年）などがある。

日文研叢書
「いやし」としての音楽
江戸期・明治期の日本音楽療法思想史

2018 年 9 月 30 日　初版発行
2019 年 8 月 30 日　第 2 版発行

著　者　光平有希
発行者　片岡　敦
印　刷　亜細亜印刷株式会社
発行所　株式会社 臨川書店

〒 606-8204
京都市左京区田中下柳町八番地
電話(075)721-7111
郵便振替 01070-2-800